Fritz Poustka und Gera van Goor-Lambo

Fallbuch Kinder- und Jugendpsychiatrie

Fritz Poustka
Gera van Goor-Lambo

Fallbuch Kinder- und Jugendpsychiatrie

Erfassung und Bewertung belastender
Lebensumstände von Kindern nach
Kapitel V(F) der ICD-10

Ein Lese- und Lernbuch

Verlag Hans Huber
Bern · Göttingen · Toronto · Seattle

Adresse des Erstautors
Prof. Dr. med. Fritz Poustka
Klinikum der Johann-Wolfgang-Goethe-Universität Frankfurt
Klinik für Psychiatrie
Deutschordenstraße 50
D-60590 Frankfurt a. Main

Die Deutsche Bibliothek – CIP-Einheitsaufnahme

Poustka, Fritz:
Fallbuch Kinder- und Jugendpsychiatrie : Erfassung und Bewertung belastender Lebensumstände von Kindern nach Kapitel V(F) der ICD-10 ; ein Lese- und Lernbuch / Fritz Poustka ; Gera van Goor-Lambo. – 1. Aufl. – Bern ; Göttingen ; Toronto ; Seattle : Huber, 2000.
ISBN 3-456-83421-7

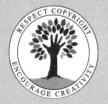

Das Werk einschließlich aller seiner Teile ist urheberrechtlich geschützt. Jede Verwertung außerhalb der engen Grenzen des Urheberrechtsgesetzes ist ohne Zustimmung des Verlages unzulässig und strafbar. Das gilt insbesondere für Vervielfältigungen, Übersetzungen, Mikroverfilmungen und die Einspeicherung und Verarbeitung in elektronischen Systemen.

Erste Auflage 2000
© Verlag Hans Huber, Bern 2000
Satz: Sbicca & Raach sagl, Lugano
Druck: AZ Druck und Datentechnik, Kempten
Printed in Germany

Inhalt

Zielsetzung	7
1. Der Junge, der kein Junge sein durfte	17
2. «Papa, du kannst gut Ohren schlecken»	27
3. Was für ein hässliches Kind!	39
4. Das vertauschte Kind	49
5. Ein verhängnisvoller Sprung	59
6. «Mensch, ärgere dich nicht»	65
7. Hin- und Hergerissen	71
8. Ein deutsch-deutsches Migrantenschicksal	77
9. Von der Schwierigkeit, immer der Beste zu sein	83
10. Alles klemmt	89
11. Gameboy statt Klavier	95
12. Heiße und kalte Güsse	101
13. Das Mädchen, das immer fortläuft	107
14. Angst als letztes Bollwerk gegen Drogen	113
15. Einmal Türkei hin und zurück	123

16. «Wenn ich tot bin, kann ich nicht mehr hungern…» 133

17. AIDS ist überall 139

18. Ich mag dich, ich mag dich nicht 145

19. Hans im Unglück 153

20. Der Junge, den keiner mehr riechen konnte 159

21. Der Jüngste, der beschloss, der Dünnste zu werden 165

22. Das Schweigen der Anklage 173

23. Mit der Straßenbahn in das Land der Abenteuer 181

24. Der Baum, der nicht wachsen darf – oder:
    Der Vater verschimmelt 187

25. Lisa, der Rowdy 193

26. Kein «Münchhausen by proxy»? 201

27. Zu viel ist zu wenig 213

28. Ein Königreich für ein Pferd 223

29. Scheiden tut weh 229

30. Ich kann meine tote Mutter nicht mehr sehen 237

Anhang 1
Übersicht über die Kategorien der psychozialen Achse
in den dargestellten Fällen 245

Anhang 2
Kurzglossar: Assoziierte aktuelle abnorme psychosoziale Umstände 253

Glückwunsch
wir alle wünschen jedem alles gute:
dass der gezielte schlag ihn just verfehle;
dass er, getroffen zwar, sichtbar nicht blute;
dass, blutend wohl, er keinesfalls verblute;
dass, falls verblutend, er nicht schmerz empfinde;
dass er, von schmerz zerfetzt, zurück zur stelle finde
wo er den ersten falschen schritt noch nicht gesetzt –
wir jeder wünschen allen alles gute

(Ernst Jandl: Der gelbe Hund. Gedichte. Luchterhand)

Zielsetzung

Dieses Buch soll eine Hilfe zur Klassifikation psychisch belastender, abnormer Situationen und Ereignissen sein, die die Entwicklung von Kindern gefährden können. Als Grundlage dafür dient das Glossar zur psychosozialen Achse V (Assoziierte aktuelle abnorme psychosoziale Umstände) zur Klassifikation in der Kinder- und Jugendpsychiatrie, die 1988 von der WHO herausgegeben wurde (deutsch: Poustka et al. 1994). Das Fallbuch soll die Leser mit dieser Klassifikation vertraut machen und ihnen helfen, wie man aus Gesprächen mit Kindern und ihren Bezugspersonen die dazu wesentlichen Informationen gewinnen kann. Differentialdiagnostische Erwägungen werden mit einbezogen wie auch Hinweise zur Relevanz für die Behandlung bestimmter psychischer Störungen. Damit kann eine Basis für eine angemessene Therapieplanung und der Erstellung einer Prognose über die künftige Entwicklung geschaffen werden. Wenn es darum geht, auch Umwelteinflüssen und nicht nur der Psychopathologie einen der Realität entsprechenden Stellenwert zu gewähren, sollte die Achse V genau gelernt und im therapeutischen Kontext angewandt werden.

Auch die genetische Forschung in der Psychiatrie des Entwicklungsalters kann nicht auf die Bedeutung von Umwelteinflüssen für die psychischen Störungen verzichten (Poustka 1995). Die Verwendung von Begriffen wie «geteilte» bzw. «nicht-geteilte Umwelt» (shared / non-shared environment) bei der Bewertung der Umwelteinflüsse auf Kinder zeigt dies deutlich. Kinder werden nach Meinung der Eltern wesentlich gleichförmiger von diesen behandelt, als dies der Meinung der Kinder oder der Jugendlichen und der objektiven Einschätzung entspricht;

daher kommt es zu vielfältigen Interaktionen wie auch Reaktionen mit konstitutionellen (sehr früh erworbenen oder angeborenen) Elementen der sich entwickelnden Persönlichkeit (Plomin 1994). Dies zeigt ebenfalls, dass es sich hier nicht um einfache kausale Beziehungen zwischen Umfeldeinflüssen und der Psychopathologie handelt. Manche psychiatrischen Störungen wie die Essstörungen sind kausal kaum durch Umfeldeinflüssen, eher durch extreme, dennoch aber nur subtil von außen erkennbare Merkmale der Persönlichkeit erklärbar (Fairburn et al. 1999). Dennoch bilden ernste Probleme im mittelbaren oder engeren Umfeld des betroffenen Kindes oder Jugendlichen wichtige, wenn auch für die Entstehungsgeschichte häufig unspezifische Faktoren, die aber eine sinnvolle Therapie ernstlich stören, ja verhindern können, wenn sie nicht bewältigt werden. Sie sind deshalb neben den symptomorientierten Vorgehensweisen oft von ausschlaggebender Bedeutung für eine Therapie und damit selbst Bestandteil derselben.

Diese Überlegungen sind gewiss nicht neu. Neu daran ist aber die Präzisierung bzw. Operationalisierung der auf das Kind einwirkenden, meist von ihnen unabhängigen Verhaltensweisen seines Umfelds. Es sind dies ja nicht nur frühe abnorme Einwirkungen, sondern die aktuellen, die keineswegs nur auf den familiären Rahmen alleine beschränkt sind und u. a. zum Beispiel auch schulische Gegebenheiten berücksichtigen (Rutter et al. 1980). Wie hier die Gewichtung tatsächlich ist, bleibt allerdings oft immer noch kontrovers (Tress 1993, Ernst 1993) oder zumindest nicht einfach zu verstehen (Champion et al. 1995). Rutter und Maughan (1997) äußern sich skeptisch, ob unsere Kenntnisse über die Bedeutung von aktuellen gegenüber chronischen Stresseinwirkungen, über floride negative gegenüber positiven Erfahrungen und über die kognitive Bewältigung von Belastungen ausreichen, um von gesicherten Langzeitauswirkungen auf das Erwachsenenleben oder die Entwicklungspsychopathologie (Rutter et al. 1997) einigermaßen sicher schließen zu können. Auch die Herausforderungen weitergehender Therapieforschungen sind daher von klaren Definitionen nicht nur der psychopathologischen Symptomatik, sondern auch von denen des Umfelds eines Kindes abhängig. Die Einschätzung, was sich gegenseitig bedingt und wie, und welche Veränderungen zum Ziel geführt haben, ist ohne die Voraussetzung einer klaren Klassifikation auf verschiedenen Ebenen nicht denkbar.

Hier ist die Mehrebenendiagnostik der ICD-10 der Weltgesundheitsorganisation in der Modifikation für die Kinder- und Jugendpsychiatrie (Multiaxiales Klassifikationssystem) dem des amerikanischen DSM-Systems eben wegen der präziser und klarer strukturierten Grundlagen der abnormen psychosozialen Kategorien der Achse V weit überlegen. Diese Kategorien in der Praxis sicher beherrschen zu können und die ihnen zu Grunde liegende «Philosophie» besser zu verstehen, ist das Anliegen der hier vorgelegten Falldarstellungen.

Aufbau des Buches

Sein Hauptteil umfasst 30 konzentrierte Fallbeschreibungen, die die Gesamtheit der Kategorien des Glossars der psychosozialen Belastungen zur Darstellung bringen. Dazu gehören auch ihre Variabilität im Zusammenhang mit verschiedenen psychischen Problemen von Kindern und Jugendlichen und die unspezifische wie mitunter spezifische Bedeutung im Verlauf und für die Behandlung.

Die Darstellungsart der Fallgeschichten folgt einer gleichbleibenden Einteilung:

Sie beginnt – wie auch (hoffentlich) in der Praxis – immer mit dem *Aufnahmegrund:* Hier wird Auskunft gegeben über den Anlass einer Zuweisung in eine Behandlungssituation und über die Darstellung der Probleme zu Hause oder in verschiedenen anderen Situationen sowie über Alter und Geschlecht des Kindes. Besonders illustrative Vorfälle können erwähnt werden.

Dann folgen die *Anamnestischen Daten: Vorgeschichte des Kindes, Angaben über Mutter, Vater oder andere wichtige Bezugspersonen.* Dabei soll genau unterschieden werden zwischen Mitteilung und Interpretation.

Hier geht es um eine kurze Übersicht über die Entwicklung und die Lebensumstände des Kindes in Bezug auf Familie, Schule und Freunde sowie die Entstehung der Probleme. Die derzeitige familiäre Konstellation, die Beschreibung der Eltern und die wichtigsten demographischen Daten gehören dazu. Details über aktuelle wie auch vergangene Umfeldereignisse sollen hier deutlich beschrieben werden und erkennbar sein, sodass sie eine klare Grundlage für die Zuschreibung verschiedener Klassifikationskriterien bilden.

Die *Untersuchung des Patienten* bezieht sich auf die körperliche, psychopathologische und testpsychologische Befundung und oft auch auf Observationen in der Klinik. Die diagnostischen Darstellungen beziehen auch die Beschreibungen der Symptome und der diagnostischen Zuordnung entsprechend der ersten Achse und zuweilen (wenn zum besseren Verständnis notwendig) auch die der anderen Achsen mit ein.

Wenn alle dafür wesentlichen Daten beschrieben sind, werden die *Diagnosen*, eventuelle Differentialdiagnosen und Überlegungen zum Schweregrad entsprechend den Forschungskriterien der ICD-10 dargestellt. Einige Male kann es dabei vorkommen, dass erst im Therapieverlauf auch weitere zusätzliche therapeutisch bedeutungsvolle Kategorienzuschreibungen bekannt wurden. Es wird dann im Diagnostikteil darauf verwiesen.

Einen breiten diagnostischen Raum, entsprechend den Intentionen dieses Buches, nimmt die Begründung für die Erläuterung der Achse-V-Kriterien ein. In den nachfolgenden Abschnitten werden diese Zuschreibungen dann für die Überlegungen der *Zusammenhangsanalyse* verwendet. Dabei soll, wenn möglich, ein plausibles Zusammenhangsgefüge deutlich werden (z. B. zwischen der Art und Weise einer psychischen Störung eines Elternteils und bestimmten psychosozialen Kategorien). Es bleibt aber meist offen, ob es sich dabei um kausale, spezifische Verkettungen handelt. Aber auch wenn es nach begründeter Darstellung um unspezifische Begleiterscheinungen der psychischen Störung des Kindes geht, wird aus der Beschreibung einsichtig, dass dies bedeutsam ist für die Therapieplanung und Prognose (was nicht oft genug betont werden kann).

Den Abschluss jeder Falldarlegung bilden die *Therapeutischen Überlegungen und Verlauf*. Die Darstellungen hier werden die Bedeutung der Achse V für die Therapie veranschaulichen.

Generell handelt es sich hier nicht um eine bloße Wiedergabe aus einem Therapieprotokoll. Es geht vielmehr darum, den weiteren Verlauf zu übersehen und zwar in Hinsicht darauf, in wieweit die Diagnose auf den verschiedenen Achsen prognostisch relevant war oder ob frühere Annahmen korrigiert werden mussten, weil sie für die Therapie irrelevant waren. Es kann z. B. deutlich gemacht werden, dass eine Mutter, die anfangs sehr egozentrisch, depressiv und ablehnend gewirkt hat, nach ihrer Entlastung durch die stationäre Aufnahme des Kindes einen völlig anderen Eindruck vermittelt.

Nicht Bestandteil dieses Buches können verschiedene Elemente psychotherapeutischer Grundvoraussetzungen sein, z. B. wie in der Praxis die Datenerhebung durchgeführt wird; ferner wie die Erstkontakte und auch die Gesprächsführung mit den Eltern, dem Kind oder mit allen gemeinsam gestaltet werden. Auch die Art, wie faktische Informationen über die Symptomatik eines Kindes gewonnen werden und Gefühle, Stimmungen, Beziehungsstrukturen oder die Charakteristika der Persönlichkeit wie das Temperament erfasst werden, kann hier nicht dargestellt werden (Poustka 1988).

Zu den Darstellungen

Die dargestellten 30 Fallgeschichten bilden eine Reihe von typischen Krankheitsbildern in der Kinder- und Jugendpsychiatrie (psychiatrische Diagnostik der Achse I) und alle Kategorien der psychosozialen Achse ab. Die Ausprägungen der einzelnen Kategorien werden im Detail begründet. Einige Male schien es sinnvoll, auch eine negative (normale) Ausprägung zu kommentieren, wenn es differentialdiagnostisch notwendig schien. Der Leser kann sich dabei an der gerafften und strukturiert veranschaulichten Kurzform des Glossars orientieren (Anhang 2).

Weiter entsprechen die Häufigkeiten der einzelnen Kategorien bzw. die Häufigkeiten der Kategorien pro Fall – wie dies im Anhang 1 tabellarisch zusammengefasst dargestellt ist – durchschnittlichen Erwartungswerten in der kinder- und jugendpsychiatrischen Klientel, wenn auch eher den (stationären) klinischen Bereichen (Englert 1993, van Goor-Lambo et al. 1994). Die ausgewählten Falldarstellungen sind daher durchaus repräsentativ. Es ist auch deswegen zu hoffen, dass dies so der Orientierung dienen kann und eine weitere Grundlage für die Sicherheit in der Anwendung dieser Achse bildet.

Exkurs:
Die Achse V: Übersicht über die Kategorien, Einteilung, Gruppierung, historische Entwicklung

Kurze historische Entwicklung

Eine Reihe wissenschaftlicher Untersuchungen konnte aufzeigen, dass psychosoziale Umstände eine wichtige Rolle spielen in der Entstehung und im Verlauf vieler kinder- und jugendpsychiatrischer Störungen (Goodyer et al. 1987, Hetherington & Martin 1986, Mattejat 1984, Sines 1987, Voll et al. 1982) und dass sie ferner in einem bedeutenden Zusammenhang mit der Prognose und dem Verlauf von Störungen sowie mit Behandlungseffekten stehen (Jacob 1987, Schmidt 1993).

Wenn es für die Feststellung der Umstände keine eindeutigen Richtlinien gibt, sind Aussagen darüber zu sehr subjektiv beeinflussbar und damit die Ergebnisse der Untersuchung in vielen Fällen zweifelhaft (Poustka 1988, Tramontana 1980). Ziel der Klassifikation ist eine eindeutige, gemeinsame, differenzierte Terminologie.

1967 wurde unter den Auspizien der World Health Organisation (WHO) mit einer Multiaxialen Klassifikation von Störungen in der Kinder- und Jugendpsychiatrie ein Anfang gemacht, und in 1975 wurde das mittlerweile fünffachsige System von Rutter, Shaffer und Sturge beschrieben.

Heute werden für die ersten vier Achsen (I Klinisch-psychiatrisches Syndrom; II Umschriebene Entwicklungsrückstände; III Intelligenzniveau; IV Körperliche Symptomatik) die entsprechenden Kategorien der ICD-10 benutzt (WHO 1996).

1988 wurde im Anschluss an der Entwicklung der ICD-10, von der WHO das Glossar einer revidierten Achse V (Associated abnormal psychosocial situations) herausgegeben (van Goor-Lambo et al. 1990, 1994), und 1994 erschien die deutsche Übersetzung: «Assoziierte aktuelle abnorme psychosoziale Umstände» (Poustka 1994). Daneben wurde für schnelle Orientierung ein verkürztes Glossar angefertigt (Poustka 1994). Auch wurde ein semistrukturiertes Elterninterview zur Achse V entwickelt (Poustka 1990) und ein ebenfalls semistrukturiertes Kinderinterview (Denner and Poustka 1991). 1996 erschien die «Multiaxial classification of child and adolescent psychiatric disorders» (WHO 1996), ergänzt mit einer Achse VI Global Assessment of Psychosocial Disability (als «Globalbeurteilung der psychosozialen Anpassung» Bestandteil der deutschen multiaxialen Klassifikation; Remschmidt und Schmidt 1994, Englert et al. 1998).

Übersicht

Die Achse V beschreibt methodisch diejenigen Aspekte der psychosozialen Situation eines Kindes, welche signifikant von der Norm abweichen in Bezug auf den Entwicklungsstand des Kindes, seinen Erfahrungsschatz und die herrschenden soziokulturellen Umstände.

Das verkürzte Glossar (siehe Anhang 2) zeigt die ganze Struktur des Kodierungsschemas, die Subkategorien innerhalb jeder Hauptkategorie und die diagnostischen Richtlinien jeder Subkategorie.

Einteilung

Die Achse fängt an mit einer 00-Kategorie (Keine deutlich gestörte oder inadäquate psychosoziale Situation), sodass Normalität direkt kodiert werden kann.

Es gibt 9 Hauptkategorien:

- Die Kategorien 1 bis 5 beschreiben verschiedene Arten von abnormen und nicht üblichen Familienumständen: 1 Abnorme intrafamiliäre Beziehungen, 2 Psychische Störung, abweichendes Verhalten oder Behinderung in der Familie, 3 Inadäquate oder verzerrte intrafamiliäre Kommunikation, 4 Abnorme Erziehungsbedingungen und 5 Abnorme unmittelbare Umgebung.

- Die Kategorien 7 und 8 beziehen sich auf den weiteren Umkreis des Kindes, nämlich 7 Gesellschaftliche Belastungsfaktoren und 8 Belastungen in Zusammenhang mit Schule oder Arbeit.

- Die Kategorien 6 und 9 betreffen die distinkten Kategorien Akute belastende Lebensereignisse und Belastende Lebensereignisse / Situationen infolge von Verhaltensstörungen / Behinderungen des Kindes.

Die Anzahl der Subkategorien ist auf höchstens sechs pro Hauptkategorie beschränkt; dazu kommt in jedem Fall eine Subkategorie «Andere», um Situationen, die mit den allgemeinen Kriterien für eine Hauptkategorie übereinstimmen, aber nicht in eine der Subkategorien passen, unterzubringen. Insgesamt ergeben sich 39 Kategorien.

Zuordnungskriterien

In jeder Hauptkategorie gibt es allgemeine Kriterien, die von allen Subkategorien erfüllt werden müssen.

In jeder Subkategorie werden genaue Richtlinien für die Einordnung in diese Subkategorie aufgeführt. Hier ist die Spezifizierung des Schweregrades notwendig, denn viele abnorme psychosoziale Umstände sind abnorm in der Quantität und nicht in der Qualität.

Am Ende der Beschreibung jeder Kategorie werden Richtlinien für die Ausschlusskriterien einer Subkategorie aufgeführt und dafür, in welcher Kategorie die jeweils ausgeschlossene Situation eventuell sonst untergebracht werden kann.

Bedeutung der Kodierungen für jede Kategorie

2 = trifft sicher zu: Die Umstände in dem spezifizierten Zeitraum waren mit Sicherheit gegeben und von der Art und dem Schweregrad, die eindeutig von den diagnostischen Richtlinien definiert werden.

1 = fraglich: Die Umstände in dem spezifizierten Zeitraum waren mit Sicherheit gegeben, und die Art der Umstände genügte den Zuordnungskriterien, der Schweregrad entsprach jedoch gerade nicht dem von den spezifizierten Kriterien geforderten Ausmaß.

0 = nicht zutreffend, normal: Die psychosoziale Situation des Patienten lag innerhalb breit definierter normaler Grenzen und die Umstände trafen in dem spezifizierten Zeitraum nicht zu.

8 = logisch nicht möglich: Der Patient hätte nicht in diese Situation kommen können, z. B. ein Kind, das keine Geschwister hat, in Kategorie 2.2. Wem die Benutzung der Kodierung 8 zu aufwendig erscheint, kann in solchen Fällen natürlich die Kodierung 0 benutzen.

9 = unbekannt, mangelnde Information: Die Informationen sind unzureichend, um die Situation einschätzen zu können.

Zeitrahmen

Der Beurteilungszeitraum ist explizit festzulegen. Frühere Untersuchungen zeigten, dass Meinungsverschiedenheiten zwischen Beurteilern zum Teil durch Unterschiede in der Wahl des Zeitrahmens hervorgerufen wurden.

Einige Möglichkeiten, die alle ihre Vor- und Nachteile haben, sind:
- Die ganze Lebensperiode des Kindes.
- Die Zeit direkt vor dem Auftreten der klinisch-psychiatrischen Symptomatik.
- Die Zeit direkt vor der Untersuchung.

Nach einigen Voruntersuchungen wurde die Periode von 6 Monaten direkt vor der Untersuchung vorgezogen und empfohlen. In diesem Fallbuch wird auch diese Periode angewendet.

Bei Felduntersuchungen stellte sich heraus, dass die Verständlichkeit und Brauchbarkeit des Glossars überwiegend sehr positiv beurteilt wurde, dass aber viele Kliniker anfangs dazu neigen zu häufig und etwas voreilig positiv (2 oder 1) zu kodieren (Burk und Poustka 1993). Eine gründliche Schulung im Gebrauch des Glossars ist deswegen erforderlich, um befriedigende Ergebnisse zu erreichen. Dazu soll dieses Buch eine Hilfe sein.

Danksagung und Hinweis

Die Darstellungen beruhen auf tatsächlichen Geschehnissen. Besonderen Dank gebührt den ärztlichen und psychologischen Mitarbeitern der Klinik für Psychiatrie und Psychotherapie des Kindes- und Jugendalters, Universitätsklinikum, Frankfurt/M. Sie haben den weitaus größten Teil der Krankengeschichten beigesteuert: Bettina Bieber-Martig, Beate Burk, Silvia Denner, Alexandra Dombrowsky, Sabine Feineis, Karin Hauffe, Sabine Rohde, Doro Rühl, Gabi Schmötzer, Karen Stoll, Anette Tormin, Ekkehart Englert und Bernd Meyenburg.

Alle Krankengeschichten wurden aber so weit anonymisiert und verändert, dass eine Identifizierung der einzelnen Personen nicht mehr möglich erscheint. Etwaige Parallelen mit bestimmten Personen sind daher rein zufällig und sicher nicht Bestandteil dieser Dokumentationen.

Literatur

Burk, B., Poustka, F. (1993): Multizentrische Untersuchung zur psychosozialen Achse der WHO unter besonderer Berücksichtigung des West-Ost-Vergleiches in Deutschland. In F. Poustka, U. Lehmkuhl (Hrsg.), *Gefährdung der kindlichen Entwicklung.* Quintessenz, München.

Champion, L. A., Goodall, G., Rutter, M. (1995): Behaviour problems in childhood and stressors in early adult life I. A 20 year follow-up of London school children. *Psychol. Med.* 2: 231–246.

Englert, E. (1993): Klinische Untersuchungen zur psychosozialen Achse der WHO. In F. Poustka, U. Lehmkuhl (Hrsg.), *Gefährdung der kindlichen Entwicklung*. Quintessenz, München.

Englert, E., Jungmann, J., Lam, L., Wienand, F., Poustka, F. (1998): Pilotstudie Basisdokumentation in der Kinder- und Jugendpsychiatrie. In K. Schmeck, F. Poustka, H. Katschnig (Hrsg.), *Von der Qualitätssicherung zur Lebensqualität in der Kinder- und Jugendpsychiatrie* (S. 83–92). Springer, Wien.

Ernst, C. (1993): Die Bedeutung der Frühkindheit im Licht von Realzeit-Longitudinalstudien. In F. Poustka, U. Lehmkuhl (Hrsg.), *Gefährdung der kindlichen Entwicklung. Psychotherapeutische und psychosoziale Grundlagen der Kinder- und Jugendpsychiatrie* (S. 34–38). Quintessenz, Berlin.

Fairburn, C. G., Cooper, Z., Doll, H. A., Welch, S. L. (1999): Risk factors for anorexia nervosa: Three integrated case-control comparisons. *Arch. Gen. Psychiatry* 56 (5): 468–76.

Goodyer, I. M., Kolvin, I., Gatzanis, S. (1987): The impact of recent undesirable life events on psychiatric disorders in childhood and adolescence. *British Journal of Psychiatry* 151: 179–184.

Goor-Lambo, G. van, Orley, J., Poustka, F., Rutter, M. (1990): Classification of abnormal psychosocial situations: Preliminary report of a revision of a WHO scheme. *Journal of Child Psychology and Psychiatry* 31: 229–241.

Goor-Lambo, G. van, Orley, J., Poustka, F., Rutter, M. (1994): Multiaxial classification of psychiatric disorders in children and adolescents, Axis five: Associated abnormal psychosocial situations. Preliminary results of a WHO and a German multicenter study. *European Child and Adolescent Psychiatry* 3: 229–241.

Hetherington, E. M., Martin, B. M. (1986): Family factors and psychopathology in children. In H. C. Quay, J. S. Werry (Eds.), *Psychopathological disorders of childhood* (3rd ed.). Wiley, New York.

Jacob, T. (1987): *Family interaction and pathology: Theories, methods and findings*. Plenum Press, New York.

Mattejat, F. (1984): Psychische Störungen bei Kindern und Jugendlichen als Ausdrucksformen familiärer Beziehungsmuster und Systemmerkmale. In H. Remschmidt (Hrsg.), *Psychotherapie mit Kindern, Jugendlichen und Familien* (Bd. 1). Enke, Stuttgart.

Plomin, R. (1994): The Emanuel Miller Memorial Lecture 1993. Genetic research and identification of environmental influences. *J. Child Psychol. Psychiatry* 5: 817–834.

Poustka, F. (1988): Diagnostik psychischer Störungen bei Kindern und Jugendlichen. In H. Remschmidt, M. H. Schmidt (Hrsg.), *Kinder- und Jugendpsychiatrie in Klinik und Praxis* (Bd. 1). Thieme, Stuttgart.

Poustka, F. (1990): Elterninterview zur Achse V des multiaxialen Klassifikationsschemas für psychiatrische Erkrankungen im Kindes- und Jugendalter / Parent interview schedule. Division of Mental Health WHO, Geneva.

Poustka, F. (1991): Kinderinterview zur Achse V / Interview schedule for children. Division of Mental Health WHO, Geneva.

Poustka F. unter Mitarbeit von B. Burk, M. Bästlein, S. Denner, G. van Goor-Lambo, D. Schermer (1994): Assoziierte Aktuelle Abnorme Umstände. Achse Fünf des Multiaxialen Klassifikationsschemas für psychiatrische Erkrankungen im Kindes- und Jugendalter (ICD-10). Glossar der WHO in deutscher Übersetzung mit Interview für Eltern (Life-Time-Fassung) und Kindern. SwetsTest, Frankfurt/M.

Poustka, F. (1995): Kinderpsychiatrie und Genetik (Editorial). *Zeitschrift für Kinder- und Jugendpsychiatrie* 4: 3–5.
Reister, G., Tress, W. (1993): Die frühkindliche Erfahrung und seelische Gesundheit. Ein Beitrag zur Bedeutung protektiver Faktoren. In F. Poustka, U. Lehmkuhl (Hrsg.), *Gefährdung der kindlichen Entwicklung. Psychotherapeutische und psychosoziale Grundlagen der Kinder- und Jugendpsychiatrie* (S. 220–229). Quintessenz, Berlin.
Remschmidt, H., Schmidt, M. (1994): *Multiaxiales Klassifikationsschema für psychische Störungen des Kindes- und Jugendalters nach ICD-10 der WHO*. Verlag Hans Huber, Bern.
Rutter, M., Maughan, B., Mortimore, P., Ouston, J. (1980): *15 000 Stunden*. Beltz, Weinheim.
Rutter, M., Maughan, B. (1997): Psychosocial adversities in childhood and adult psychopathology. *J Personal. Disord.* 1: 4–18.
Rutter, M., Dunn, J., Plomin, R., Simonoff, E., Pickles, A., Maughan, B., Ormel, J., Meyer, J., Eaves, L. (1997): Integrating nature and nurture: Implications of person-environment correlations and interactions for developmental psychopathology. *Dev. Psychopathol.* 2: 335–364.
Schmidt, M. H. (1993): Was trägt das Umfeld zur Entstehung psychischer Störungen bei und wie beeinflussbar ist es? In: F. Poustka, U. Lehmkuhl (Hrsg.), *Gefährdung der kindlichen Entwicklung* (S. 16–26). Quintessenz, München.
Sines, J. O. (1987): Influence of the home and family environment on childhood dysfunction. In B. B. Lahey, A. E. Kazdin (Eds), *Advances in clinical child psychology* (Vol. 10). Plenum Press, New York.
Tramontana, M.G. (1980): Critical review of research on therapy outcome with adolescents 1967–1977. *Psychological Bulletin* 88: 429–450.
Voll, R., Allehof, W. H., Esser, G., Poustka, F., Schmidt, M. H. (1982): Widrige familiäre und soziale Bedingungen und psychiatrische Auffälligkeit bei Achtjährigen. *Zeitschrift für Kinder- und Jugendpsychiatrie* 10: 100–109.
WHO (1988): *Draft multiaxial classification of child psychiatric disorders. Axis five: Associated abnormal psychosocial situations* (MNH/PRO/86.1, Rev.1). World Health Organization, Geneva.
WHO (1991): *Internationale Klassifikation psychischer Störungen*. ICD-10 Kapitel V (F). Klinisch-diagnostische Leitlinien. Herausgegeben von H. Dilling, W. Mombour, M. H. Schmidt, Verlag Hans Huber, Bern.
WHO (1992): *The ICD-10 Classification of Mental and Behavioural Disorders. Clinical Descriptions and Diagnostic Guidelines*. World Health Organization, Geneva.
WHO (1996): *Multiaxial classification of child and adolescent psychiatric disorders. The ICD-10 classification of mental and behavioural disorders in children and adolescents*. Cambridge University Press, Cambridge.

1. Der Junge, der kein Junge sein durfte

Aufnahmegrund

Alex ist ein 6½-jähriger Junge, der vom Hausarzt wegen emotionaler und Verhaltensschwierigkeiten in der Schule und zu Hause in der Klinikambulanz angemeldet worden ist.

Seine Mutter erläutert die Anmeldung: Die Grundschule, die Alex seit einem halben Jahr besucht, findet ihn schwer zu handhaben. Er ist lustlos, unkonzentriert, manchmal abwesend, seine Leistungen sind enttäuschend schlecht, er weint viel, ist ab und zu unerwartet aggressiv und fordert viel zu viel Aufmerksamkeit der Lehrerin. Dabei ist man der Meinung, dass er intelligent genug ist, um ein sehr guter Schüler zu sein.

Außerhalb der Schulzeit besucht er eine Tagesstätte, wo er so lange verbleibt, wie die Mutter arbeitet. Auch von dort kommen Warnungen, dass er sich in letzter Zeit zu seinem Nachteil verändert hat. Er macht einen unglücklichen Eindruck, zieht sich zurück und ist zuweilen unberechenbar aggressiv. Zu Hause ist er ebenfalls schwieriger geworden, auch hier zieht er sich zurück und nässt wieder ein.

Alex wohnt bei der Mutter und ihrer Freundin Miek, für Alex Tante Miek. Die Eltern sind seit vier Monaten geschieden.

Anamnestische Daten

Vorgeschichte

Die Eltern heirateten wegen der Schwangerschaft der Mutter mit Alex. Laut Mutter war er dennoch ein erwünschtes Kind.

Schwangerschaft und Geburt verliefen ohne Besonderheiten. Die Mutter stillte ihn nur kurz, da sie wieder zu arbeiten anfing und es auch mit der Flasche problemlos funktionierte. Die frühkindliche Entwicklung verlief normal, insoweit die Mutter sich erinnert. Alex hat lediglich sehr viel und lange Daumen gelutscht, wie jetzt wieder. Er war immer ein liebes, etwas schüchternes, anhängliches Kind. Er verehrte seinen Vater, der, wenn er zu Hause war – meist am Wochenende – mit ihm spielte und der ihn auch verwöhnte.

Die Mutter ist Lehrerin für Französisch, der Vater ist ein vielbeschäftigter Geschäftsmann, der häufig auf Reisen ist. Sobald die Mutter ihre Arbeit wieder aufgenommen hatte, wurde Alex in einer Krippe untergebracht. In der Krippe war sein Benehmen abhängig von den Erzieherinnen. Aber er wurde im Allgemeinen als ein normales, aktives, oft aber auch schnell eingeschüchtertes und empfindliches Kind betrachtet.

Als Alex 5 Jahre alt war, lernte die Mutter ihre heutige Freundin kennen. Durch sie entdeckte die Mutter, dass sie eigentlich lesbisch sei, was sie nie zuvor geahnt hatte. Es gab heftige Szenen mit dem Vater, und schließlich ließen sich die Eltern scheiden, als Alex 6 Jahre alt war. Die Freundin, Tante Miek für Alex, zog bei der Mutter ein. Alex weinte oft in dieser Zeit, aber viel mehr weiß die Mutter nicht zu erzählen, so sehr wurde sie von ihren eigenen Problemen beschlagnahmt. Sie sagt, sie sei in Bezug auf die Scheidung sehr ambivalent gewesen, weil sie ihren Mann eigentlich doch liebte.

Die zweiwöchentlichen Kontakte von Alex mit seinem Vater verliefen mühsam, weil Tante Miek fand, dass der Vater einen unguten Einfluss auf seinen Sohn ausübte und ihn übermäßig verwöhnte. Es irritierte die Mutter auch, dass Alex immer wieder nach seinem Vater fragte und sich Tante Miek gegenüber stets abweisender benahm.

Mutter

Die Mutter (32) ist eine schöne junge Frau, die aber bleich und müde aussieht, einen sehr nervösen Eindruck vermittelt und zuweilen ihre Tränen nicht zurückhalten kann. Sie ist als Nesthäkchen in einer harmonischen Familie aufgewachsen, stark dominiert von ihren drei älteren Brüdern. Das störte sie nicht, denn die Brüder waren mitunter sehr beschützend. «Ich war keine Heldin und fühlte mich sicher dabei».

Sie konnte gut lernen, war ein folgsames Mädchen und eine gute Schülerin ohne Probleme. Ihre Freizeit war, wie üblich in ihrem Milieu, mit Klavierspielen, Tennis, Hockey, Tanzstunden und Freundinnen ausgefüllt. Alles verlief ohne Auffälligkeiten. Ein «Au pair»-Aufenthalt in Frankreich fiel ihr schwer, sie hatte Heimweh, aber sie hielt durch mit Hilfe ihrer Mutter, zu der sie regelmäßig ausführlich telefonisch Kontakt hatte und die sie einige Male besuchte.

Zurück in der Heimat hatte sie viel Freude an ihrem Französischstudium an der Universität und sie vollendete es mit großem Erfolg. Sie trat eine Stelle als Lehrerin an einer Oberschule an, konnte sich aber gegenüber den Schülern nicht durchsetzen. Sie fand dann eine Anstellung in einem Privatinstitut, in dem Erwachsene Intensivkurse in verschiedenen Sprachen absolvieren konnten. Sie unterrichtete dort sehr gerne und empfand darin viel Befriedigung. Ihre Mutter ermutigte und unterstützte sie sehr. «Meine Mutter hatte Recht, es machte mich selbständiger und ich bekam mehr Selbstgefühl.»

In diesem Institut lernte sie ihren Mann kennen, der im Hinblick auf seine französischen Geschäftsverbindungen diese Sprache verbessern wollte. Zwischen beiden war es Liebe auf den ersten Blick. Als sie ein wenig übereilt heiraten mussten, weil die junge Frau schwanger war, fanden es beide nicht schlimm. Auch ihre noch lebenden Mütter sahen darin keine Probleme, und die gegenseitigen Beziehungen waren bald herzlich, obwohl man weit auseinander wohnte.

Ihr Mann hatte Verständnis dafür, dass seine Frau ihre Arbeit, in der sie so viel Befriedigung fand, nicht aufgeben wollte, und zusammen wählten sie eine gute Kinderkrippe aus. Er war ein liebevoller Ehemann und Vater. Aber er war sehr häufig auf Geschäftsreisen und er fehlte der Mutter dann ungeheuer, nicht nur weil sie seine Anwesenheit angenehm und erfreulich fand, sondern weil sie sich im Alltag sehr auf ihn verließ. Dann starb ihre Mutter, wodurch ihr dieser Halt verloren ging. «Ich fühlte mich hilflos und wie verloren.»

Schließlich lernte sie über den Tennisklub Tante Miek kennen, und die beiden Frauen wurden schnell Freundinnen. Tante Miek ist einige Jahre älter als Mutter, arbeitete in einer Bank und war eine sehr selbständige Frau. Sie war ein enormer Rückhalt für die Mutter und die Freundschaft wurde immer fester. Schließlich entdeckten sie, dass sie eigentlich wie füreinander geschaffen waren. Für die Mutter war das eine schreckliche Konfliktsituation – sie liebte ihren Mann, aber er war zu oft abwesend. Tante Miek war immer da, wenn die Mutter sie brauchte.

Die Mutter ist nun verzweifelt über die ganze Situation und fragt sich, was sie falsch gemacht hat. Sie braucht ihre Freundin Miek, gleichzeitig muss sie sich aber eingestehen, dass sie nicht mit ihrer Meinung übereinstimmte, Alex' Vater sei alleine schuld. Sie fühlt sich in der entstandenen Situation selbst schuldig und sehr unglücklich und weiß keinen Ausweg.

Vater

Der Vater (36) ist ein gut aussehender, typischer Geschäftsmann, der einerseits versucht sachlich zu reden, andererseits einen verzweifelten Eindruck macht.

Er erzählt, er habe eine angenehme, sorglose Jugend erlebt und eine fröhliche Studentenzeit, die mit dem plötzlichen Tod seines Vaters jäh endete. Er übernahm das Geschäft, da davon die Familie (seine Mutter, seine jüngeren Geschwister und er selbst) leben musste. Er war darauf völlig unvorbereitet gewesen, und es kostete ihn viel Mühe, sich schnell einzuarbeiten. Im ersten Jahr gingen ihm viele Kunden verloren. Er arbeitete «Tag und Nacht» und allmählich hatte er das Geschäft im Griff. Als das gelungen war, absolvierte er in den Abendstunden noch sein Studium. Für etwas anderes als Arbeit gab es kaum Zeit, bis er eben im Sprachkurs seine zukünftige Frau kennen lernte. Er verliebte sich schlagartig. Sie war für ihn die ideale Frau: lieb, hübsch, intelligent, gebildet und «sehr weiblich» (damit meinte er abhängig und folgsam).

Nach seinen Angaben war die Ehe sehr glücklich, bis Tante Miek erschien. Anfangs freute er sich für seine Frau, dass sie eine so gute Freundin gefunden hatte, die sie so hilfreich unterstützte, wenn er auf Reisen war. Er hatte gemerkt, dass sie bei Schwierigkeiten der Verantwortung nicht gewachsen war, und als ihre Mutter gestorben war, war sie ohne ihn, besonders während seiner Abwesenheit, ziemlich hilflos. Zwar fand er auf die Dauer, dass Tante Miek ein wenig zu viel Einfluss auf seine Frau bekam, «aber ich wollte mich nicht kindisch benehmen».

Mutters Mitteilung, dass sie entdeckt habe, lesbisch zu sein, und mit Tante Miek zusammenleben wolle, traf ihn «wie ein Blitz aus heiterem Himmel». Er wollte es nicht glauben, versuchte es der Mutter auszureden, «aber sie ist völlig im Bann dieser abscheulichen Frau, sie hat keinen eigenen Willen mehr». Nach zahlreichen Szenen verließ er schließlich die Wohnung, wütend, betrübt und erniedrigt.

Er ist überzeugt, dass die zweiwöchentlichen Kontakte mit Alex von Tante Miek hintertrieben werden. Zuerst habe sie versucht, ihm Vorschriften zu machen, was er mit Alex tun durfte und was nicht. Als er ihre Vorschriften nicht einhielt, sabotierte sie die Besuche. Sogar Besuche am Wochenende bei Vaters Mutter, die wieder in ihrem Geburtsdorf wohnte und worauf Alex sich immer sehr freute, waren dem Kind untersagt worden.

Weitere Bezugsperson

Tante Miek (34) ist eine dralle, wohlgepflegte, resolute Dame, die in freundlicher Weise sehr dominierend wirkt. Sie spricht liebevoll in ruhigem, beschützendem Ton über Mutter, die ihrem egoistischen Mann in keiner Weise gewachsen sei. Der Vater habe, wie die meisten Männer, diese Unterlegenheit zu seinem Vorteil ausgenützt. Immer fügte sie sich nach seinen Wünschen, und trotzdem war er viel zu wenig für sie da. Im Übrigen, meinte sie, sei es gar nicht so sicher, ob Geschäftsreisen von Männern immer nur geschäftlich bleiben, «das bezweifelt doch ein jeder, der die Männer kennt».

Sie meint auch, dass Alex von frühester Jugend auf zu schlaff erzogen wurde und dass er jetzt noch von seinem Vater übermäßig verwöhnt wird. Dass es in der Schule nicht gut geht, findet sie nicht verwunderlich – es sind nie Anforderungen an ihn gestellt worden, folglich kann er keine Leistungen erbringen.

Untersuchung von Alex

Alex ist ein körperlich gesunder, zarter, hellblonder, $6^1/_2$-jähriger kleiner Junge mit fehlerhaftem Biss rechts (vom Daumenlutschen). Er wirkt furchtsam, angespannt, noch ein wenig kleinkindlich und vermittelt den Eindruck, jeden Augenblick in Tränen ausbrechen zu können. Es kostet viel Mühe, ihn zu beruhigen. Er kann oder wagt es nicht, selbst ein Spiel auszuwählen. Er geht zögernd auf ein Angebot, einen Mensch zu zeichnen, ein – und es wird dann eine neutrale Figur, weder männlich noch weiblich.

Gefragt, ob er weiß, weswegen er hierher kommt, flüstert er nach einigem Zaudern: «Weil ich ein Junge bin» und schweigt dann erschrocken. Es benötigt einige Zeit, ihn von neuem zum Spielen zu bringen, aber nach einem etwas lustlosen Beginn geht er doch auf das Angebot ein, zusammen mit dem Untersucher mit den Autos zu spielen.

In den nächsten Sitzungen ist er nach und nach entspannter. Im Puppenspiel kommen heftige Ängste und viele Aggressionen zum Ausdruck. Sowohl im Spiel als auch in Gesprächen äußert er sich allmählich offener: Er fühlt sich von Tante Miek als unfähig eingeschätzt, weil er das falsche Geschlecht hat, und er fühlt sich dadurch in seiner Position der Mutter gegenüber bedroht. Es ist ihm völlig klar, dass weibliche Personen viel besser und liebenswerter sind als männliche. Leider gehört er zu der letzteren Kategorie. Er empfindet eine machtlose Wut über seine Situation. Dabei fühlt er sich sowohl von der Mutter, die alles tut, was Tante Miek sagt, als auch vom Vater, der das Haus verlassen hat, im Stich gelassen.

Nach den Ergebnissen der testpsychologischen Untersuchung hat er eine weit überdurchschnittliche Intelligenz, die im krassen Gegensatz zu seinen Schulleistungen steht. Es gibt keine Zeichen spezifischer Entwicklungsrückstände. Er benimmt sich lustlos und regressiv. Im projektiven Material zeigt sich, wie unglücklich und abgewiesen er sich fühlt und mit wieviel Aggression er kämpft.

Diagnose auf der Achse I

F43.23 Anpassungsstörung mit vorwiegender Beeinträchtigung von anderen Gefühlen

Die Störung setzt eine identifizierbare psychosoziale Belastung von einem nicht ungewöhnlichen oder katastrophalen Ausmaß voraus mit dem Beginn der Symptome innerhalb eines Monats.

Die Symptome betreffen zumeist verschiedene affektive Qualitäten, wie Angst, Depression, Sorgen, Anspannung und Ärger. Die ängstlichen und depressiven Symptome können die Kriterien für die gemischte Angst- und depressive Störung (F41.2) oder andere gemischte Angststörungen (F41.3) erfüllen, aber sie sind nicht so vorherrschend, dass andere, mehr spezifische depressive oder Angststörungen diagnostiziert werden können. Diese Kategorie soll auch für Reaktionen von Kindern mit regressivem Verhalten, wie etwa Bettnässen oder Daumenlutschen, verwendet werden.

Zutreffende Kategorien auf Achse V

5.1 Abweichende Elternsituation «2»

i: Abweichende Elternsituationen schließen folgendes mit ein: Erziehung durch ein homosexuelles Paar (männlich oder weiblich).

6.0 Verlust einer liebevollen Beziehung «2»

b: Verlust sollte nur kodiert werden, wenn er eine emotional enge Beziehung betrifft und wenn das Ausmaß des Verlustes groß genug ist, um ein echtes psychisches Risiko für die meisten Kinder derselben Altersgruppe und unter denselben Umständen zu bedeuten. Ein Verlust sollte als bedeutsam angesehen werden bei einem / einer permanenten oder zeitweisen Verlassen eines soziologischen Elternteils als Folge einer Scheidung, Trennung oder einer anderen Form einer Auflösung der Familie (b) (unabhängig davon, ob weiterhin ein durch ein Besuchsrecht geregelter Kontakt besteht oder nicht).

6.2 Negativ veränderte familiäre Beziehungen durch neue Familienmitglieder «2»

c, d: Elterliche Wiederverheiratung kann das Kriterium für eine veränderte Beziehung erfüllen, wenn sie begleitet ist von einer größeren Veränderung der familiären Kommunikations- und Interaktionsmuster bei Fragen der Disziplin und in der Kindererziehung (c) oder der Annahme einer Elternrolle durch ein Stiefelternteil, bevor eine stabile Beziehung zu dem Kind entstanden ist (d).

Analog treffen dieselben Kriterien dann zu, wenn geschiedene / getrennte Eltern eine neue Beziehung eingehen, die zu keiner Heirat führt; die Einschätzung sollte durch die Kriterien, wie sie für die Heirat der Eltern beschrieben sind, erfolgen.

6.3 Ereignisse, die zur Herabsetzung der Selbstachtung führen «1»

B: Am meisten zutreffend wäre hier B. Ein derartiger Verlust des Selbstwertgefühls kann entstehen durch eine ernsthafte öffentliche Demütigung. Die Demütigung ist zwar ernsthaft (dem Kind wird sehr deutlich gemacht, dass er vom falschen Geschlecht ist), aber nicht öffentlich.

2.0 Psychische Störung eines Elternteils «2»

Die Störung des Elternteils muss auf das Kind in einem gewichtigen Ausmaß eingewirkt haben.

Für die Mutter kommt die Diagnose F60.7 Abhängige Persönlichkeitsstörung in Betracht. Unter den diagnostischen Richtlinien für F60 Spezifische Persönlichkeitsstörungen steht: Für die Diagnose der meisten Untergruppen müssen mindestens drei der jeweils genannten Eigenschaften oder Verhaltensweisen vorliegen (hier treffen vier zu, die im folgenden angeführt werden).

F60.7 Abhängige Persönlichkeitsstörung

Persönlichkeitsstörung charakterisiert durch (s. ICD-10):

1. Überlassung der Verantwortung für wichtige Bereiche des eigenen Lebens an andere;

> 2. Unterordnung eigener Bedürfnisse unter die anderer Personen, zu denen eine Abhängigkeit besteht, und unverhältnismäßige Nachgiebigkeit gegenüber deren Wünschen;
> 4. Unbehagliches Gefühl, wenn die Betroffenen alleine sind, aus übertriebener Angst, nicht für sich selbst alleine sorgen zu können.
> 6. Eingeschränkte Fähigkeit, Alltagsentscheidungen zu treffen, ohne zahlreiche Ratschläge und Bestätigungen von anderen.

Zusammenhangsanalyse

Man könnte sich fragen, ob der Schweregrad dieser Abhängigkeit der Mutter für eine derartige Diagnose ausreicht. Aber die Folgen ihrer Unselbständigkeit sind für das Familienleben von größter Bedeutung gewesen. Diese Abhängigkeit der Mutter ist aller Wahrscheinlichkeit nach Ursache dafür, dass sie nach dem Tod ihrer Mutter eine neue Mutterfigur gesucht hat, die die Verantwortung für die größeren und kleineren Probleme in ihrem Leben übernehmen kann.

Dass sie wirklich lesbisch sein sollte, wurde von allen Untersuchern ernsthaft bezweifelt. Dass sie es unter dem Einfluss ihrer Freundin selbst geglaubt und sich der Freundin völlig unterworfen hat, hat zu der tief eingreifenden Veränderung in der Familiensituation geführt. In diesem Sinne hat die Störung der Mutter auf das Kind in einem gewichtigen Ausmaß eingewirkt. Eigentlich sind die oben aufgeführten psychosozialen Faktoren der Kategorien 5.1, 6.0, 6.2 und 6.3 alle mehr oder weniger Folgen der Abhängigkeit der Mutter.

Therapeutische Überlegungen

Da sowohl Alex als auch seine Mutter ziemlich am Ende ihrer Belastbarkeit waren, musste schnell eine Lösung für die akute Situation gefunden werden. Nach einigen sehr mühsamen Gesprächen mit allen Beteiligten wurde entschieden, dass Tante Miek einstweilig Mutters Wohnung verließ und wenn möglich eine andere Vertrauensperson eine Zeit lang bei Mutter und Alex einziehen sollte. Es war zunächst sehr schwierig gewesen, von Tante Miek eine Zustimmung für dieses Arrangement zu bekommen.

Auf Vorschlag der Mutter zog Alex' Großmutter (Vaters Mutter), in die gemeinsame Wohnung. Sie hatte sich schon große Sorgen über die ganze Situation gemacht, aber sie wollte sich als Schwiegermutter aus Angst, die Sache zu verschlimmern, nicht einmischen. Sie war eine etwas ältliche, einfache, freundliche

Frau, ein rechter Großmuttertyp im guten Sinn, die unverkennbar ein warmes Herz für ihre Schwiegertochter hegte. Sie erzählte, dass sie alles gut verstehen konnte, weil ihr eigener Mann auch geschäftlich viel unterwegs gewesen war, obwohl nicht so häufig wie ihr Sohn («aber die Zeiten sind anders, nicht wahr?»), und dass dieser Umstand ihr selbst oft schwer gefallen war. Als sie zur großen Freude von Alex eingezogen war, beruhigte sich die Lage, und es konnten weitere therapeutische Maßnahmen getroffen werden.

2. «Papa, du kannst gut Ohren schlecken»

Aufnahmegrund

Die 9,8 Jahre alte Anja wurde vorgestellt von den Erzieherinnen einer Tagesheimgruppe, die Anja seit etwa 3 Jahren nach der Schule und in den Ferien besuchte.

Ihre Bezugsperson (Frau S.) erzählte: Ein Problemkind war Anja schon sehr lange. Seit ihrer Geburt nässte sie fast täglich tagsüber und nachts ein. Abends konnte sie oft stundenlang nicht einschlafen und am nächsten Morgen war sie übermüdet. Als sie 6 Jahre alt war, wurde sie zusammen mit ihrer Schwester wegen des Einnässens, diffuser Kopfschmerzen und Ängstlichkeit ambulant psychiatrisch untersucht und behandelt. Anschließend kam sie in die Tagesheimgruppe.

Anfangs schien eine Verbesserung einzutreten, aber allmählich kamen allerhand neue Probleme dazu. Ihr Umgang mit anderen Kindern war nicht altersadäquat, und es waren viele Verhaltensdefizite in der Gruppe zu beobachten. Oft kroch sie unter den Tisch, weil sie allein sein wollte oder eingeschnappt war. Sie schlug dann ohne Vorwarnung zu, wenn andere ihr zu nahe traten. Wenn Anja neuen Kindern auf dem Heimgelände begegnete, bemühte sie sich ausschließlich um deren Zuneigung und ignorierte alle anderen Kinder. Die damit verbundene Ablehnung verstärkte ihre Rückzugstendenz.

In letzter Zeit hatte sie sich auf ihre Arme mit rotem Filzstift blutige Wunden gemalt und sich an denselben Stellen mit allen möglichen scharfen Gegenständen geritzt. Dazu äußerte sie schließlich Suizidwünsche.

Anamnese

Vorgeschichte des Kindes

Die Vorgeschichte wurde von Anjas Bezugsperson im Tagesheim mitgeteilt. Anja war das dritte Mädchen von vier Kindern und hatte noch einen jüngeren Bruder. Bis auf ihre älteste 15-jährige Halbschwester, welche die 34-jährige Mutter mit in die Ehe brachte, hatten alle Kinder denselben (33-jährigen) Vater. Der Vater war im Heim aufgewachsen und als ungelernter Arbeiter seit vielen Jahren ohne Beschäftigung, die Mutter war ganztägig im Haushalt. Das familiäre Leben spielte sich vor dem Fernsehapparat ab, und die Eltern ließen sich dabei von den Töchtern bedienen. Der Vater war sozial äußerst unsicher und trank – begünstigt durch die häufige Gesellschaft arbeitsloser Nachbarn – täglich zuviel Alkohol. Er war auch schon wegen finanzieller Vergehen (betrügerische Käufe) wiederholt im Gefängnis gewesen. Solche Ereignisse waren tagelang Gesprächsthema in der Wohnsiedlung. Die oft schlecht gelaunte Mutter war stark adipös und daher in ihren Bewegungen eingeschränkt. Sie hatte die Neigung, ihre schlechte Laune an den Töchtern abzureagieren, vor allem an Anja.

Seit drei Jahren lebte die Familie mit zahlreichen Haustieren in einer kleinen Fünf-Zimmer-Wohnung. Ehe die damals 12-jährige Schwester durch ihr Verhalten psychiatrisch ebenfalls auffiel, hatten sie in einer Behelfswohnung mit zwei Zimmern / Küche ohne Bad gelebt.

Die Schwangerschaft, Geburt und frühkindlichen Entwicklungsschritte Anjas verliefen ohne Komplikationen, soweit die Mutter sich erinnern konnte. Anja sei jedoch immer sehr zart und eine schlechte Esserin gewesen. Laut Bericht der Psychiatrischen Klinik war der Pflegezustand des Mädchens damals im Alter von 6 Jahren mäßig und ihre Sprache dysgrammatisch. Sie verfügte über eine gut durchschnittliche Intelligenz bei sehr geringem Wortschatz. Nach dem Besuch eines Sprachheilkindergartens und der Vorschule erfolgte die verspätete Einschulung in eine Sprachheilschule.

In der Schule und manchmal auch im Heim wurde Anja gehänselt wegen der Adipositas und Bewegungseinschränkung der Mutter. In ihrer Heimgruppe befanden sich Nachbarskinder aus demselben sozialen Brennpunkt, von denen manche häufig bei ihr zu Hause fernsahen, wenn die Mütter sich dort trafen. Anja war aber mit keinem dieser Kinder befreundet – es gab immer Streit, weil Anja sich so eifersüchtig und aggressiv benahm. Beide Elternteile nahmen sich keine Zeit für Anja und waren stark mit sich selbst beschäftigt. In der Erziehung aller Kinder waren sie inkonsequent, es gab keine deutlichen Regeln und es wurde nach der Stimmung und Laune der Eltern einmal überhart, dann wieder überraschend milde oder gar nicht bestraft. Die Eltern hatten die Erziehung Anjas weitgehend an die Hortbetreuerinnen abgegeben und verhielten sich immun gegenüber deren Ratschlägen.

Was Anjas Bezugsperson in letzter Zeit auch Sorgen bereitete, war, dass Anja trotz Verbot einen älteren Mann in der Nachbarschaft besuchte. Sie ist ein sehr hübsches Mädchen, das gerne mit Männern kokettiert. Nachbarn haben gesehen, dass sie manchmal aufgeregt und mit Geschenken seine Wohnung verließ. Kein Nachbar traute sich aber, gegen den Mann etwas zu unternehmen, und niemand war bereit, gegen ihn auszusagen. Anja, meinte die Horterzieherin, würde wissen, dass sich die Leute vor dem «Josef» fürchten und ihr nichts glauben. Deswegen, argwöhnte die Erzieherin, sei es nicht möglich, mit Anja darüber ins Gespräch zu kommen. Sie blocke alle Andeutungen sofort ab und verkrieche sich dann umso mehr.

Die Mutter

Die Mutter war eine 34-jährige, stark adipöse Frau, die sich mühsam bewegte und einen wenig intelligenten Eindruck machte. Sie erzählte, dass sie sich häufig überlastet fühlte und dann schon mal so außer Kontrolle geriet, dass sie «zu stark hinlangte». Sie werde durch ihre gesamte Lebenssituation erdrückt und sei froh, dass sich das Heim um die Erziehung ihrer Töchter kümmere. Sie verlasse die Wohnung nur noch zum wöchentlichen Großeinkauf, weil das Treppensteigen zu viel Mühe mache. Ohne Auto sei die Fahrt in die Stadt sowieso zu umständlich und mit lediglich einer Unterstützung durch die Sozialhilfe sei Bummeln reizlos.

Ihre Ehe war eine dauernde Enttäuschung. Ihr Mann habe sich nie richtig angestrengt, Arbeit zu finden, und sei ein fauler Alkoholiker. Er habe sogar ein paarmal im Knast gesessen wegen Geldbetrugs und so Schande über seine Familie gebracht.

Oft habe er andere Weiber. Zurzeit habe er eine Beziehung zu einer Nachbarin, die sich mit ihren Kindern fast täglich in ihrer (Anjas Mutter) Küche aufhielt. Nach Streitigkeiten mit der Mutter, die oft – auch nachts – mit Prügeleien einhergingen, übernachtete er bei der Nachbarin und kam nur zum Wechseln der Kleidung in die eigene Wohnung und sagte dann kein Wort. Das machte sie wütend und führte zu neuem Streit. Sie habe regelmäßige Trennungsversuche von ihm unternommen, aber diese seien immer irgendwie gescheitert.

Sie beschrieb Anja allgemein als überängstlich. Vor der Schule habe sie manchmal große Angst und schiebe dann Bauchschmerzen und Kopfweh vor. Sie schwänzte auch schon 1 bis 2 Tage den Unterricht, streunte herum und habe etwas im Kaufhaus mitgehen lassen. Lügen konnte sie sehr überzeugend («im Lügen ist sie die Beste»). Auch das ewige Bettnässen und Weinen gab viel Ärger – sie musste zugeben, dass es ihr manchmal zuviel wurde und dass sie dann mal außer Kontrolle geriet. Sie wüsste nicht, welchen Umständen sie ein so missratenes Kind verdanke. Ihr Mann sei zu faul, um sich um die Kinder zu kümmern. Aber es kam auch vor, dass er in ihren Augen zu weitgehend mit Anja schmuste. Die musste dann gegen ihren Willen auf seinen Bauch liegen, seinen Bart streicheln, ihn küssen und weiß Gott was noch mehr machen, was ihn aufregte. Um nicht wieder verprügelt zu werden, kniff die Mutter dann die Augen zu.

Gefragt nach Anjas Besuchen bei einem Mann in der Nachbarschaft, sagte sie, darauf keinen Einfluss nehmen zu können – die Anja gehorche ihr sowieso nicht.

Außerdem sollte man mit diesem Nachbarn besser keinen Streit anfangen, weil alle Angst vor ihm hätten.

Der Vater

Der Vater war nur mit viel Mühe dazu zu bewegen, für ein Gespräch in die Klinik zu kommen. Er war ein schlecht gepflegter, etwas verlottert aussehender, 33-jähriger Mann, der nicht einsehen könne, wozu «all das Gequatsche» nütze. Aber wenn es denn unbedingt nötig sei für die Anja, dann wäre er bereit, seine Meinung dazu zu äußern.

Es sei alles deutlich die Schuld seiner Frau. Sie sei eine faule Schlampe, die den ganzen Tag naschend vor dem Fernsehapparat saß. Sie kümmerte sich nicht um die Kinder, aber wenn es ihr zuviel wurde, konnte sie hart zuschlagen, besonders bei Anja. Das ging mit der Faust oder mit herumliegenden Schuhen – da gab es manchmal Verletzungen mit blauen Flecken. Dann wolle sie mal Trost bei ihm suchen. Gefragt, ob und in welcher Weise er ihr Trost gab, sagte er, dass sie dann schmusen wollte und dass er nichts dagegen hatte – sie sei ja ein hübsches, süßes Mädel. Aber die ewigen Schwierigkeiten gingen ihm auf die Nerven. Als Mann hatte er sowieso kein Verständnis für Kinder – das könne man auch nicht von ihm erwarten.

Über seine Frau könne er noch sagen, dass sie auch nicht mit Geld umgehen konnte. Die Sozialfürsorge wurde zweimal im Monat ausgezahlt, und oft gab es gegen Monatsmitte und -ende kein Geld mehr für Lebensmittel oder was auch sonst.

Untersuchung von Anja

Anja war ein zartes, hübsches Mädchen, das einen sehr unsicheren Eindruck vermittelte. Im Kontakt war sie anfangs ambivalent. Einerseits zeigte sie sich sehr aufmerksamkeitsbedürftig, andererseits sprach sie sich nicht aus. Ihre sprachlichen Mängel spielten dabei gewiss eine Rolle. Anja schämte sich sehr, wenn es ihr nicht gelang, sich verständlich auszudrücken. Es fiel ihr schwer, einfache eigene Gedanken in grammatikalisch richtigen Sätzen zu formulieren. Sie antwortete beim ersten Treffen auf die meisten Fragen gewohnheitsmäßig mit «weiß ich doch nicht», um Anforderungen und Misserfolgen aus dem Weg zu gehen. Bei späteren Terminen wurde der Kontakt aber besser, und mittels Zeichnungen und Puppenspiel äußerte sie viele Bereiche ihrer Problematik.

Das Einnässen bedrückte Anja sehr, besonders wenn es mitunter in der Schule passierte und sie deswegen ausgelacht und gehänselt wurde. Dies war sicher für ihre stark ausgeprägte soziale Unsicherheit mitverantwortlich. Sie hatte keine Freundin und manchmal fühlte sie sich sehr alleine. Es wurde deutlich, wie traurig und böse sie war – sie fühle sich unbeliebt und käme überall zu kurz; immer würden ihr andere vorgezogen, zu Hause, im Heim, in der Schule, überall. Die Mutter sei fast immer böse auf sie, bedrohe sie mit Schuhen und Besen, und manchmal habe sie auch damit zugeschlagen. Zu Hause würde nur der Vater mit ihr schmusen, aber nur wenn es ihm passte. Beim Schmusen lag sie auch auf ihm und im Puppenspiel, wenn nach heftigem familiären Streit der Vater sehr intensiv mit seiner Tochter schmuste, sagte sie: «Papa, du kannst gut Ohren schlecken.» Die ganze Atmosphäre war dabei objektiv schlecht einschätzbar. (Die Mutter meinte, dieses Schmusen mit der Tochter würde den Vater erregen.)

Gefragt, ob es dann keinen Menschen gab, bei dem sie sich wohl fühlte, sagte sie erst nein und schwieg dann eine Weile. Schließlich sagte sie, na ja, beim Josef wäre sie eigentlich gern. Er sei ein sehr netter Mann, und am liebsten würde sie bei ihm wohnen. Er sei immer froh, wenn sie zu ihm kam, und er sei immer lieb zu ihr. Er habe ihr nie wehgetan, wie der Vater manchmal. Errötend und mit verärgertem Unterton sagte sie, sie hätte auch nichts dagegen, mal mit seinem Schwanz zu spielen, weil er das so gern hätte. Sie bekäme dann auch immer Schokolade und manchmal Geschenke. Vom Vater bekäme sie die nie. Das vom Josef durfte aber nicht weitererzählt werden – dann wären alle wieder böse und eifersüchtig und sie bekäme Haue.

In der testpsychologischen Untersuchung erreichte sie Werte für ein knapp durchschnittliches intellektuelles Leistungsvermögen mit deutlichen Problemen im sprachlichen Ausdrucksvermögen und leicht unterdurchschnittlichen Werten für den Untertest, der den passiv verfügbaren Wortschatz misst.

Diagnose auf der Achse I (klinisch-psychiatrische Diagnose)

F92.0 Störung des Sozialverhaltens mit depressiver Störung

Diese Kategorie verlangt die Kombination einer Störung des Sozialverhaltens im Kindesalter (F91.-) mit anhaltender und eindeutiger depressiver Stimmung, wie ausgeprägte Traurigkeit, Interessenverlust und Freudlosigkeit bei üblichen Aktivitäten, Schuldgefühle und Hoffnungslosigkeit. Schlafstörungen und Appetitstörungen können ebenfalls vorhanden sein.

Beispiele für Verhaltensweisen, die «Störungen des Sozialverhaltens (F91)» begründen, sind: häufiges Lügen, Schule schwänzen, aufsässiges, provokatives Verhalten und anhaltender, schwerwiegender Ungehorsam. Jedes dieser Beispiele ist bei erheblicher Ausprägung ausreichend für die Diagnose. Bei der Unterkategorie «Unsozialisierte Verhaltensstörung (F91.1)» ist der Mangel an wirksamer Integration in eine Gruppe gleichartiger Altersgenossen der Hauptunterschied zur «sozialisierten» Verhaltensstörung. Beeinträchtigte Beziehungen zu den gleichartigen Altersgenossen werden hauptsächlich deutlich durch Isolierung und / oder Zurückweisung oder durch Unbeliebtheit bei anderen Kindern, weiter durch einen Mangel enger Freunde oder dauerhafter einfühlender, wechselseitiger Beziehungen zu Gleichaltrigen.

F98.02 Enuresis nocturna et diurna

Einnässen tags- und nachtsüber ohne organische und andere Ursachen wie geistige Behinderung.

Diagnose auf der Achse II

F80.1 Expressive Sprachstörung

Die Fähigkeit des Kindes, die expressive, gesprochene Sprache zu verwenden, liegt deutlich unterhalb des dem Intelligenzalter angemessenen Niveaus.... Schwierigkeiten beinhalten ein eingeschränktes Vokabular, zu häufigen Gebrauch weniger einzelner allgemeiner Begriffe, Schwierigkeiten in der Auswahl zutreffender Worte und Synonyme; kurze Sätze, unreife Satzstruktur; syntaktische Fehler, besonders das Weglassen von Wortendungen oder Präfixen; falscher oder fehlender Gebrauch grammatikalischer Einzelheiten wie Präpositionen, Pronomina, Artikel, Beugungen von Verben und Substantiven.

Zutreffende Kategorien der Achse V

1.0 Mangel an Wärme in der Eltern-Kind-Beziehung «2»

a, b, d: Beide Elternteile zeigten einen Mangel an Wärme ihr gegenüber, sie ließen Anja meist links liegen und es bestand kein adäquater Körperkontakt: Sie waren uneinfühlsam (a), nicht an ihren Bedürfnissen interessiert (b) und lobten sie fast nie (d).

1.1 Disharmonie in der Familie zwischen Erwachsenen «2»

a, c, g, h, i: Die Ehe der Eltern verlief äußerst disharmonisch. Zwischen den Eltern herrschte selten eine entspannte Atmosphäre (i). Bei Streit mit seiner Ehefrau, der oft mit harten handgreiflichen Auseinandersetzungen einherging (a), verließ der Vater in Wut die Wohnung (c) oder er übernachtete bei der Nachbarin (h) und hüllte sich dann in Schweigen (g), wenn er zum Wechseln der Kleidung in die eigene Wohnung kam. Die Mutter Anjas unternahm mit Unterstützung der Horterzieherinnen regelmäßige vergebliche Trennungsversuche von ihm.

1.2 Feindliche Ablehnung oder Sündenbockzuweisung gegenüber dem Kind «2»

d: Die Mutter hackte bei schlechter Laune meist auf Anja herum, und ihre impulsiven Gefühlsausbrüche wandten sich von allen vier Kindern am meisten und am ehesten gegen sie.

1.3 Körperliche Kindesmisshandlung «1»

a, b: Die Mutter misshandelte Anja. Wenn die häusliche Spannung ihr unerträglich war, konnte sie sich nicht kontrollieren und schlug sie mit der Faust oder zufällig verfügbaren Gegenständen wie Besen oder Schuhen (b), und dann führten auch vermeintlich leichtere Schläge aufgrund ihrer körperlichen Stärke und ihres Temperaments zu Verletzungen wie blauen Flecken oder Aufschürfung (a). Die Verletzungen waren aber nicht sehr ernstlich und offensichtlich. Das Verwenden harter Gegenstände für das Schlagen wurde von Anja wie auch der Mutter ebenfalls nicht ausdrücklich geschildert, sondern als Drohung angegeben mit eher ausnahmsweiser, tatsächlicher Ausführung.
   Deshalb Kodierung mit «1» = zutreffend, aber mit nicht ausreichendem Schweregrad.

1.4 Sexueller Missbrauch (innerhalb der engeren Familie) «1»

f: Das Mädchen lag manchmal auf den Bauch des Vaters und musste dabei seinen Bart streicheln und ihn küssen – laut Mutter rege das ihn an. Auch Anjas Wiedergabe vom Schmusen mit dem Vater wies auf mehr als ein normales Vater-Kind-Verhalten hin («Papa, du kannst gut Ohren schlecken»).

Der Kontakt ging aber offenbar nicht sehr weit, deshalb Kodierung mit «1» = zutreffend, aber mit nicht ausreichendem Schweregrad.

2.0 Psychische Störung / Abweichendes Verhalten eines Elternteils «2»

b: Der Vater trank täglich zu viel Alkohol und war schon mehrmals wegen finanzieller Vergehen im Gefängnis. Er kümmerte sich nicht oder nur in negativer Weise um die Kinder.

2.1 Behinderung eines Elternteils «2»

D a, b: Die Mutter litt an einer schweren Adipositas und verließ selten die Wohnung. Sie konnte Anja deshalb nur eingeschränkt versorgen und nicht beaufsichtigen (b). Anja wurde wegen der Adipositas und Unbeweglichkeit der Mutter gehänselt (a).

3 Inadäquate oder verzerrte Kommunikation «2»

b, c: Der intrafamiliäre Kommunikationsstil war wegen der mangelnden Problemlösefähigkeiten bei allen Familienmitgliedern verzerrt. Es wurden keine wirklichen Gespräche geführt, Schwierigkeiten wurden immer auf das Konto der anderen geschoben und keiner ging auf den anderen ernsthaft ein (b). Seit Jahren, wie auch zur Zeit der Untersuchung, fanden fruchtlose Auseinandersetzungen statt, z. B. wegen der bloßen Versorgungshaltung des Vaters oder seinen wechselnden Freundinnen, ohne dass je Übereinstimmung erreicht wurde (c).

4.1 Unzureichende elterliche Aufsicht und Steuerung «2»

A a, b; B a, c, d, e; C a: Anjas Eltern kümmerten sich nicht um deren Aktivitäten außerhalb der Wohnung (A a) und wussten nicht, welche Freunde sie hatte (A b). Die Eltern gaben keine feststehenden Alltagsregeln vor (B a), ihre spärlichen, erzieherischen Maßnahmen waren ungenau (B c) und erfolgten nach Stimmung und Laune (B e). Wie in allem bestand auch in der Erziehung zwischen den Eltern keine Übereinstimmung (B d). Der Mutter war bekannt, dass Anja gelegentlich einen wesentlich älteren Nachbarn häufig in seiner Wohnung besuchte, jedoch fühlte sie sich außerstande, dies zu unterbinden (C a). Insgesamt war die elterliche Aufsicht und Steuerung unzureichend und unwirksam: Beide Elternteile hatten die Erziehung völlig an die Hortbetreuerinnen abgegeben und waren immun gegenüber deren Ratschläge.

6.4 Sexueller Missbrauch (außerhalb der Familie) «2»

A, B b: Anja besuchte regelmäßig einen älteren Mann in der Nachbarschaft und «spielte mit seinem Schwanz, weil er das so gern hatte». Dies geschah zwar nicht offensichtlich durch Ausnutzung der Autoritätsstellung des Erwachsenen, aber de facto doch, da er eine Furcht einflößende Stellung gegenüber der Nachbarschaft des Kindes einnahm und das Aufmerksamkeits- und Zuwendungsbedürfnis des affektiv verwahrlosten Kindes ausnützte, ohne Gewalt anzuwenden. Deshalb doch Bewertung mit «2».

Zusammenhangsanalyse

Anjas Verhaltensdefizite, Ängste und Depression waren vermutlich auf die bei soziokulturell deprivierten und unterprivilegierten Familien häufig anzutreffende emotionale und finanzielle Mangelsituation zurückzuführen. Dabei kam den unkontrollierbaren und unvorhersagbaren Reaktionen der Eltern sowie der reizarmen Umgebung eine Schlüsselfunktion zu. Durch die affektive Verwahrlosung und ihr großes Aufmerksamkeitsbedürfnis war sie ein leichtes Opfer für einen sexuellen Missbrauch. Sie war erheblichen Erziehungsdefiziten ausgesetzt, und durch die zahlreichen persönlichen Probleme der Eltern stand ihr kein orientierungsgebendes Modell zur Verfügung. Unter diesen Umständen konnte sie keine Selbstkontrolltechniken zur Erhöhung der Frustrationstoleranz erwerben.

Therapeutische Überlegungen

Eine vorläufige Aufnahme von Anja in die Klinik schien wegen des zunehmenden Schweregrades und des Ernstes ihrer Symptome und wegen des sexuellen Missbrauchs notwendig. Letzterer sollte mit Anja im Zusammenhang mit ihren weiteren Schwierigkeiten bearbeitet werden. Dabei sollten nach Möglichkeit auch die Eltern mit einbezogen werden. Schließlich sollte mit dem «Josef» gesprochen werden, nicht zuletzt auch wegen der juristischen Konsequenzen aus dieser Situation.

Eine systematische und zu Konsequenzen führende Einsichtsvermittlung in Bezug auf die Eltern schien aber nicht durchführbar. Erst sollte daher auf die besonderen Nöte der Mutter eingegangen werden (ihre Auseinandersetzungen mit dem Vater, ihre Unbeweglichkeit wegen der Adipositas, ihr unglückliches Leben). Auf diesem Weg wäre die Möglichkeit zu eröffnen, dass sie sich besser in die Situation der Tochter versetzen und auf ihre Nöte eingehen könnte.

Für Anja wurde mit drei anderen Kindern ihrer Tagesheimgruppe ein ambulantes Training für sozial unsichere Kinder geplant, das Einzel- und Gruppensitzungen und trainingsbegleitende Kontakte mit den Bezugspersonen (Erziehern, Eltern, Lehrern) umfasste, ferner In-vivo-Übungen im Anschluss an jede Trainingsstunde, wöchentliche Post mit Hausaufgaben und Unterrichtsbeobachtung vor dem Gruppentraining.

Die trainingsbegleitenden Kontakte mit den Eltern konnten anstelle der nicht realisierbaren systematischen Elternberatung stattfinden.

Therapie und Verlauf

Die sexuellen Misshandlungssituationen konnten erst nach einiger Zeit mit Anja, nicht aber mit den Eltern, die sich taub stellten, und auch nicht mit dem «Josef» besprochen werden. Anja selbst betonte wiederholt während der Therapie (im Gegensatz zu ihrem sonstigen Verhalten in einer entschiedenen und überlegten Art), dass sie gegen den «Josef» weder vor dem Jugendamt noch vor der Polizei und schon gar nicht vor Gericht oder den Eltern aussagen werde. Sie wollte andererseits weiterhin Kontakt mit ihm haben, allerdings ohne die «anderen Dinge». Es waren einige therapeutische Bemühungen notwendig unter Einbeziehung erheblicher so genannter Übertragungsarbeit, um diesen Kontakt für Anja entbehrlich zu machen.

Nach relativ kurzer Zeit konnte das ambulante Training für sozial unsichere Kinder einsetzen, an dem Anja noch von der Klinik aus teilnahm.

Zur Integration des neu gelernten Verhaltens im Alltag wurden die Familienmitglieder durch Hausaufgaben und Hausbesuche mit einbezogen. Der Mutter wurden anhand von konkreten Beispielen die wichtigsten Verstärkerprinzipien vermittelt, während die Lehrerin und Erzieherinnen über jeden einzelnen Trainingsschritt informiert waren. Anja versäumte während des acht Monate dauernden Trainings keine einzige Unterrichtsstunde.

Es dauerte mehrere Wochen, bis sie die zeitliche und formale Struktur des Trainings verstand und zuverlässig mit den Hausaufgabenmaterialien umging. Während der Einzelstunden machte sie immer wieder auf ihre Traurigkeit aufmerksam, indem sie die Trainingsbögen mit Tränen bedeckte. Aber allmählich machte sie Fortschritte. Nach der 6. Stunde trat das Einnässen nachts nur noch vereinzelt auf und war tagsüber nicht mehr zu beobachten.

Der Übergang in die Gruppensituation fiel ihr von allen Kindern am schwersten.

Mit dem Durchbrechen ihres monotonen Alltags konnten Anja alternative Inhalte aufgezeigt werden. In der Schule hatte sie sich zu einem aufgeweckten Kind entwickelt und einer Mitschülerin angeschlossen, in der Tagesheimgruppe war insgesamt eine erhöhte Zufriedenheit und emotionale Beruhigung festzustellen. Für die Mutter war es sehr befriedigend, dass sie im Zuge dieser umfassenden Therapie mit ihren eigenen Problemen auf einfühlsame Weise Aufmerksamkeit erhielt. Dadurch konnten der Mutter Zusammenhänge bezüglich Anjas Verhaltensmuster vermittelt werden. Sie bemühte sich, ihr impulsives Wesen zu kontrollieren, und erlebte, dass Anja bei mehr Zuwendung und kleinen Erfolgserlebnissen großen Ehrgeiz entwickelte. Sie veränderte ihre Einstellung gegenüber Anjas Symptomen und verstärkte ihre Hilfsangebote.

3. Was für ein hässliches Kind!

Aufnahmegrund

Bei der Aufnahme des achtjährigen Florians in die Tagesklinik schildern der leibliche Vater und seine Lebensgefährtin die Situation: Florian lügt wie gedruckt und sie können ihm nichts mehr glauben. In der Schule sei Florian aggressiv und habe eine Mitschülerin im Gesicht verletzt. Dauernd kommen Anrufe der Schule, dass Florian wieder als Drahtzieher seine Mitschüler zu irgendwelchen Dummheiten angestiftet habe.

Zu Hause arten die häufigen Auseinandersetzungen zwischen Florian und seiner Ersatzmutter zu regelrechten Machtkämpfen aus. Außerdem nimmt Florian manchmal zu Hause Süßigkeiten weg und hat auch bereits einmal 100 DM geklaut, von denen er sich Bildchen und Süßigkeiten kaufte, die er dann an so genannte «Freunde» verteilte. Auch in Geschäften hat er bereits Eis, Radiergummis und Comic-Hefte gestohlen und in der Schule seinen Klassenkameraden Dinge weggenommen. Die Eltern schließen abends das Wohnzimmer ab, damit Florian ihnen nicht am nächsten Morgen den letzten Pfennig aus dem Portemonnaie nimmt.

Florian hält sich nicht an Abmachungen und darf deshalb nicht mehr alleine draußen spielen. Er kommt nicht rechtzeitig nach Hause und der Vater hat ihn bereits einmal ca. einen Kilometer weit von zu Hause zusammen mit einem anderen Jungen «streunend» wiedergefunden. Manchmal traut er sich auch nicht nach Hause, weil er in die Hose gemacht hat.

Florian kotet besonders tagsüber in der Schule ein, wenn er das Gefühl hat, man kümmert sich nicht genug um ihn. Zu Hause versteckt er seine verschmierte Unterwäsche. Deshalb lässt sich seine neue Mutter nun mittags immer erst die Unterwäsche von Florian zeigen, bevor er in die Wohnung darf. Florian nässt auch nachts mit wechselnder Häufigkeit ein.

Anamnestische Daten

Vorgeschichte des Kindes

Florian wurde termingerecht nach vorzeitigem Blasensprung und protrahiertem Geburtsverlauf infolge eines relativen Missverhältnisses (von Beckenausgang und Kopfumfang) durch Sectio geboren. Die Mutter stillte ihn nicht. Laufen und Sprechen erlernte er zeitgerecht. Die Sauberkeitserziehung ist noch heute nicht abgeschlossen, und er nässt und kotet immer noch ein.

Mit 6 Monaten brachte seine Mutter Florian in die Kinderkrippe und ging wieder Vollzeit arbeiten. Mit 3 Jahren kam Florian in den Kindergarten. Nach der zeitgerechten Einschulung besuchte er nachmittags einen Hort. Trotz seiner vielfältigen Kindergruppenerfahrungen schloss Florian niemals wirklich Freundschaft oder längerfristige Beziehungen mit anderen Kindern. Dennoch war Florian im Kindergarten ein beliebter Anführer und Spielinitiator.

In den letzten Jahren hatte er in der Schule häufig mit anderen Kindern Streit, wirkte im Unterricht oft geistig abwesend und wurde schnell müde. Insgesamt schwankten seine Konzentration und sein Durchhaltevermögen beträchtlich. Florian wirkte durchgängig und rasch ablenkbar. Die Lehrerin beschrieb, Florian habe Schwierigkeiten, sich auf andere Kinder einzustellen, Verantwortung zu übernehmen und zuverlässig zu handeln. Der Junge wirkte sehr anlehnungsbedürftig, suchte häufig Körperkontakt bei der Lehrerin. Ansonsten war er der Anstifter von jeglichen Dummheiten, wie beispielsweise Anzünden von Toilettenpapier in der Schultoilette. Dies hatte dazu geführt, dass fast täglich Anrufe der Schulleitung zu Hause eingingen wegen Untaten, zu denen Florian angeblich jedes Mal seine Mitschüler angestiftet hatte. Die Schule hatte infolge seiner Verhaltensauffälligkeiten eine Vorstellung des Jungen beim schulpsychologischen Dienst vorgeschlagen und Florian selbst mitgeteilt, dass er wegen seines augenblicklichen Verhaltens nicht an der bevorstehenden Klassenfahrt teilnehmen könne.

Florian ist der einzige Sohn einer 32-jährigen Mutter und eines 33-jährigen Vaters, beide sind Bankangestellte. Die leiblichen Eltern trennten sich bereits vor 4 Jahren, die Scheidung erfolgte vor einem halben Jahr. Florian lebte die ersten drei Jahre nach der Trennung bei der Mutter, die auch das Sorgerecht für den Jungen hatte.

Mit Beginn der Scheidungsformalitäten begann Florian erstmals und für seine Mutter völlig überraschend, massiv zu fordern, bei seinem Vater leben zu wollen. Florians Mutter konnte diesen Wunsch ihres Sohnes überhaupt nicht verstehen, zumal der Junge nie eine engere Beziehung zu ihm aufgebaut hatte. Sie wollte sich seinem Wunsch aber nicht widersetzen. So beschloss man, dass Florian nach Beendigung des laufenden Schuljahres zu seinem Vater ziehen dürfe, wenn dies sein großer Wunsch sei.

Doch kaum war diese Entscheidung gefällt, wurde Florian bei seiner Mutter wider Erwarten schier unerträglich: Er gehorchte ihr nicht mehr, provozierte endlos und verhielt sich ihr gegenüber extrem aggressiv. Diese hatte das Gefühl, jegliche Kontrolle über ihren Sohn zu verlieren und sah sich nicht in der Lage, diese Situation ein halbes Jahr lang bis Schuljahresende zu ertragen. So rief die Mutter zwei Wochen später beim Vater an und erklärte ihm, wenn er Florian zu sich nehmen wolle, so sei das in Ordnung, aber dann solle er den Jungen sofort nehmen, denn sie könne die augenblickliche Situation nicht länger ertragen.

Daraufhin setzte sie Florian samt Koffer in der Wohnung seines Vaters ab. Seit einem knappen Jahr lebt der Junge nun mit seinem Vater und dessen Lebenspartnerin (Frau M.), einer 34-jährigen ehemaligen Krankenschwester, zusammen. Die Mutter gab auch das Sorgerecht völlig an den Vater ab.

Das Familiengericht entschied, dass die Besuchskontakte Florians bei seiner leiblichen Mutter nach den Bedürfnissen des Kindes zu gestalten seien. Seither erwartet Florians Mutter, dass sich ihr Sohn bei ihr meldet, wenn er zu ihr kommen möchte. Sie selbst ruft ihn nie an, schreibt ihm auch nie und besucht ihn nie. Im vergangenen Jahr nach der Trennung hat Florian seine Mutter insgesamt fünfmal gesehen. Seinem Vater hat er erzählt, dass er gar nicht verstehen kann, warum sich seine Mutter nicht bei ihm meldet. «Eigentlich wollte ich doch gar nicht von ihr weg. In Wirklichkeit habe ich doch immer nur gehofft, dass sie mich nicht gehen lassen wird!»

Stattdessen hat Florians Mutter den Jungen regelrecht aus ihrem Leben ausradiert: Sein Zimmer wurde sofort nach seiner Übersiedelung zum Vater ausgeräumt, seine Bilder abgehängt, und Florian muss sich nun längerfristig bei ihr anmelden, wenn er ein Wochenende mit ihr verbringen wollte. Florians Mutter fühlt sich noch immer schwer verletzt durch die Forderung ihres Sohnes, bei seinem Vater leben zu wollen, obwohl sie durchaus eine tiefe emotionale Beziehung zu Florian hat.

Vater

Der Vater, so berichteten übereinstimmend Florian wie auch Frau M., litt an einem ernsten Alkoholabusus, der den Jungen stark verunsicherte. Der Vater werde «so anders», wenn er getrunken habe, er sei dann gar nicht mehr er selbst und nicht richtig ansprechbar. Frau M. berichtete, ihr Partner trinke bis zu viermal wöchentlich 25 Flaschen Bier außer Haus. Der Vater und mehrere Geschwister ihres Partners seien ebenfalls massiv alkoholkrank. Der Vater Florians ertränke jegliche Probleme mit Bier und sei völlig uneinsichtig bezüglich dieser Problematik, die zu Hause auch inzwischen «totgeschwiegen» werde. Frau M. wünschte sich dringend eine Aussprache zu diesem Thema im Rahmen eines Elterngespräches.

Außerdem sei ihr Partner regelrecht von ihr abhängig in Bezug auf seine Alltagsbewältigung. Er alleine sei mit Florian völlig hilflos und könne den Jungen auch unmöglich alleine erziehen. Sie selbst habe schon oft heimlich überlegt, die Familie zu verlassen, aber sie wisse nicht, was dann aus ihrem Partner und Florian werden solle.

Die neue Mutter

Frau M., die Lebensgefährtin des Vaters und «neue Mutter» von Florian, mit der der Junge nun seit 12 Monaten zusammen lebt, ist in ihrer Herkunftsfamilie selbst das älteste von 4 Geschwistern. Ihre Eltern arbeiteten beide hart, um ein neues Haus abzubezahlen. Frau M. hatte deshalb die Aufgabe, ihre drei jüngeren Geschwister zu betreuen und zu beaufsichtigen und insbesondere ihren 10 Jahre jüngeren Bruder praktisch alleine zu erziehen. Sie hat nur negative Erinnerungen an ihre eigene Kindheit, verbunden mit dem Gefühl, dass sie immer habe funktionieren müssen und ihre eigenen Bedürfnisse als Kind nie wahrgenommen wurden. So hatte sie sich als Kind teilweise totgestellt und gehofft, die Eltern würden sie ansprechen, was los sei. Doch der Vater zeigte nur Unverständnis und schimpfte sie aus. So habe sie schließlich ihren jüngsten Bruder öfter in einen dunklen Raum eingesperrt und ihn erst herausgelassen, wenn er laut nach ihr um Hilfe rief. Dann habe sie ihn getröstet.

Als Frau M. mit Florian erstmals in unserer Ambulanz vorstellig wurde, erzählte sie, dass der Junge in den ersten 6 Monaten, die er in seiner «neuen Familie» verbrachte, ein überangepasstes, schreckhaftes Kind gewesen sei, das bei jeder Form von Kritik sofort den Kopf einzog. Doch nach einem halben Jahr änderte sich Florians Verhalten Frau M. gegenüber schlagartig. Er begann massiv zu provozieren und verhielt sich extrem oppositionell. Florian schaffte es zuletzt, sie innerhalb von Sekunden «zur Weißglut zu bringen». Besonders seine Unglaubwürdigkeit, sein Lügen und seine ewige Verweigerungshaltung ihr gegenüber hatten dazu geführt, dass sie manchmal den Wunsch verspürt, Florian umzubringen. Im Grunde hat sie Florian von Anfang an abgelehnt. Im Beisein des Jungen äußerte sie empathielos: «Schon als ich ihn das erste Mal sah, dachte ich, was für ein hässliches Kind!» Sie verspürt keinerlei mütterliche Gefühle für Florian, obwohl sie bemerkt, dass Florian trotz seines widerspenstigen Verhaltens um sie wirbt. Frau M. ist eine äußerst kühl und distanziert wirkende Frau, die ausschließlich eine negativ gefärbte emotionale Beteiligung spüren lässt, wenn sie von Florian redet.

Untersuchung von Florian

Florian war ein sympathisch wirkender dunkelblonder, körperlich gesunder und kräftiger Junge. Die neurologische, feinneurologische und die EEG-Untersuchung waren unauffällig. Testpsychologische Ergebnisse zeigten eine durchschnittliche kognitive Begabung Florians mit Hinweisen auf leichtere Konzentrationsschwierigkeiten und offensichtlich unbegründeten, aber durchgängigen Versagensängsten des Jungen.

In der Aufnahmesituation fiel auf, dass Florian ausgesprochen vernünftig, überangepasst und etwas altklug wirkte. Er versuchte ständig, erwünschte Antworten zu geben.

Dasselbe Verhalten zeigte er auch im Stationsalltag. Florian beobachtete zunächst scharf den täglichen Ablauf, jegliches Fehlverhalten der Kinder und die jeweilige Reaktion der Betreuer darauf. Insgesamt erschien Florian auch auf Station überaus bemüht zu sein, als ein ausgesprochen braves Kind zu erscheinen. Die Eltern berichteten, dass Florian in derselben Zeit zu Hause extrem aggressiv war.

Doch schon in den ersten Tagen taute der Junge sichtlich auf und machte überwiegend durch «Petzen» auf sich aufmerksam. Wurde er von Betreuern auf sein Fehlverhalten hingewiesen, so hörte er einfach nicht zu oder tat so, als sei ein anderes Kind gemeint. Immer wieder zeigte sich Florians völlige Konfliktunfähigkeit. Bei Auseinandersetzungen entzog er sich möglichst seiner Verantwortung, was auch ansonsten seiner «Überlebensstrategie» entsprach. Nach dem Motto «besser allem Ärger aus dem Wege gehen» entzog er sich jeglicher Klärung von Konflikten.

Florian erwies sich als ein Junge, der Spielgruppen spaltet und die Fäden überwiegend aus dem Hintergrund zieht. Bei Streichen stiftete er teilweise andere Kinder an, die diese dann ausführten. Florian forderte bewusst den Einzelkontakt zu Erwachsenen ein und suchte viel körperliche Nähe.

Diagnose der Achse I

F92.8 Andere gemischte Störung des Sozialverhaltens und der Emotionen

Die allgemeinen Kriterien für die Störung des Sozialverhaltens (F91) müssen erfüllt sein und Kriterien (unter anderen) für eine neurotische Störung (hier durch längere Zeit ein ausgesprochen ängstliches Verhalten nach Angabe der Stiefmutter).

F91 Störungen des Sozialverhaltens: Diese Störung des Sozialverhaltens ist charakterisiert durch andauerndes dissoziales oder aggressives Verhalten. Beispiele für Verhaltensweisen, welche die Diagnose begründen, sind: extremes Maß an Streit, Feuer legen, Stehlen, häufiges Lügen, aufsässiges, provokatives Verhalten und anhaltender, schwerwiegender Ungehorsam. Jedes dieser Beispiele ist bei erheblicher Ausprägung ausreichend für die Diagnose. F91.1 Unsozialisierte Verhaltensstörung: Der Mangel an wirksamer Integration in eine Gruppe gleichartiger Altersgenossen ist der Hauptunterschied zur «sozialisierten» Verhaltensstörung. Beeinträchtigte Beziehungen zu den gleichartigen Altersgenossen werden hauptsächlich deutlich durch Isolierung und / oder Zurückweisung oder durch Unbeliebtheit bei anderen Kindern, weiter durch einen Mangel enger Freunde oder dauerhafter einfühlender, wechselseitiger Beziehungen zu Gleichaltrigen.

Differentialdiagnostisch war auch eine Bindungsstörung des Kindesalters mit Enthemmung (F94.2) in Betracht zu ziehen, wobei die Tragfähigkeit und Eindeutigkeit von Florians Beziehung zu seiner leiblichen Mutter trotz wechselnden Bezugspersonen in der Kinderkrippe, im Kindergarten und im Hort nicht so weitgehend gestört erschien.

F98.1 Enkopresis

Nicht-organisch bedingtes Einkoten eines mindestens 4-jährigen Kindes mit einem adäquaten geistigen Entwicklungsstand.

F98.0 Enuresis nocturna

Einnässen nachts ohne organische und andere Ursachen wie geistige Behinderung.

Zutreffende Kategorien der Achse V

1.0 Mangel an Wärme in der Eltern-Kind-Beziehung durch ein oder beide Elternteile «2»

a-f: Betrifft insbesondere die stark empathiegestörte Ersatzmutter, die sich Florian gegenüber anhaltend abweisend und desinteressiert verhält («Was für ein hässliches Kind!») (a, b). Sie lobt ihn nie (d), zeigt keinerlei Mitgefühl für seine Probleme (c), wirkt eher von seinen Schwierigkeiten und seinen Versagensängsten überlastet und gereizt (e) und ist nicht in der Lage, Florian ein Mindestmaß an Körperkontakt bzw. körperlicher Nähe zukommen zu lassen (f), obwohl der Junge sehr um ihre Zuneigung wirbt.

1.2 Feindliche Ablehnung oder Sündenbockzuweisung gegenüber dem Kind durch eines oder beide Elternteile «2»

a-c: Die Ersatzmutter Florians lehnt den Jungen stark ab (b) und erwartet ständig Untaten und negatives Verhalten des Kindes (c). Beide Eltern sehen die familiären Probleme ausschließlich durch Florian bedingt (a), ohne ihre eigenen Anteile erkennen zu können, wie den Alkoholismus des Vaters, Partnerschaftskonflikte durch extreme Abhängigkeit des Vaters von der Lebenspartnerin und eine verzerrte intrafamiliäre Kommunikation (siehe unten).

2.0 Psychische Störung / abweichendes Verhalten eines Elternteils «2»

b: Der Alkoholismus des Vaters verunsichert Florian stark. Florian erlebt seinen Vater unter Alkoholeinfluss als fremd und nicht präsent. Der Junge fürchtet um den Vater und fühlt sich verantwortlich für seinen Vater. Florian selbst erlebt sich ungeschützt und allein gelassen. Die häuslichen Beziehungen sind vom regelmäßigen Alkoholkonsum des Vaters deutlich belastet. Der Vater ist so nicht in der Lage, eine wichtige liebevolle halt- und strukturgebende Rolle als positive männliche Identifikationsfigur für den Jungen zu erfüllen.

3. Inadäquate oder verzerrte intrafamiliäre Kommunikation«2»

b, e: Insbesondere zwischen Florian und seiner Ersatzmutter liegt eine verzerrte Kommunikation vor. Frau M. reagiert nicht auf die Bedürfnisse und verbalen und nonverbalen Botschaften des Kindes (b). Aber auch zwischen den erwachsenen Partnern liegt z. B. bezüglich des Problems «Alkoholabusus» eine verzerrte Kommunikation in Form von Weigerung zur offenen Auseinandersetzung über dieses Thema (e) vor.

5.1 Abweichende Elternsituation «2»

e: Florian lebt in der Lebensgemeinschaft seines leiblichen Vaters mit dessen neuer Partnerin.

9.2 Abhängige Ereignisse, die zur Herabsetzung der Selbstachtung führen «1»

Diese Kategorie bezieht sich auf Ereignisse, die zur Herabsetzung der Selbstachtung führen (analog der Kategorie 6.3), aber hier auf Grund einer bestehenden Symptomatik des Kindes (a) für Funktionen mit starker Auswirkung auf das Selbstbild.

Diese Kategorie trifft nicht ganz ausreichend zu, da zwar die Ersatzmutter sich jeden Tag die Unterwäsche des Kindes vorführen lässt, wenn Florian aus der Schule kommt, aber dies nicht in der Öffentlichkeit tut. Dasselbe gilt für Florians Gespräch mit der Klassenlehrerin, die ihm mitgeteilt hatte, dass er wegen seines auffälligen Verhaltens (Einkoten, Stehlen etc.) nicht an der Klassenfahrt teilnehmen könne. Diese Unterredung fand nicht im Beisein anderer Mitschüler statt.

Zusammenhangsanalyse

Florians Problematik hat sich sicherlich vor dem Hintergrund des traumatischen Beziehungsabbruches zu seiner leiblichen Mutter entwickelt, wobei die anhaltende ablehnende Haltung der eindeutig stark empathiegestörten Ersatzmutter eine zusätzliche Belastung seiner emotionalen Situation darstellte (Kategorie 5.1, 1.0 und 1.2). Aufgrund der sich wiederholenden gegenseitigen Enttäuschungen von Frau M. und Florian entwickelte sich ein zunehmender Machtkampf zwischen den beiden, der sich auch in Frau M.s wiederholter erniedrigender und erfolgloser Behandlung von Florians Einkotproblematik darstellte. Aber auch die Alkoholproblematik des Vaters belastete Florians emotionale Situation stark (Kategorie 2.0) und verstärkte als «totgeschwiegenes» Thema die ohnehin schon inadäquate intrafamiliäre Kommunikation zwischen Florian und seinen Eltern sowie insbesondere auch zwischen den beiden Lebenspartnern (Kategorie 3). Die massive emotionale Einwirkung auf Florian und die Destabilisierung des Jungen verstärkte so die mangelnde Blasen- und Darmkontrolle Florians und drückte sich zudem in einer zunehmenden Sozialverhaltensproblematik des Jungen aus.

Die Kategorie 6.0 (Verlust einer liebevollen Beziehung) (b) trifft nicht zu, da Florian schon vor einem Jahr (nicht innerhalb der letzten 6 Monate!) den Kontakt zu seiner leiblichen Mutter durch den Wohnungswechsel zu seinem leiblichen Vater nahezu vollständig verloren hat.

Therapeutische Überlegungen

Die regelmäßigen Elterngespräche sollten zeigen, wie sehr Florians Symptomatik von partnerschaftlichen Konflikten der Eltern in der Familie ablenkte und welche wichtige Funktion sie innerhalb des recht labilen Familiengefüges innehatten. Durch die Bewusstmachung der äußerst verzerrten Kommunikation innerhalb der Familie sollte es ferner gelingen, alternative Reaktionsformen und Umgangsweisen mit intrafamiliären Konflikten einzuführen. Dies sollte sich deutlich positiv auf das gegenseitige Verständnis auswirken und ein Abklingen der Machtkämpfe zwischen Frau M. und Florian unterstützen. Inwieweit die Alkoholkrankheit des Vaters und die enttäuschenden Beziehungen des Jungen zu seinen beiden Müttern zu beeinflussen sind, muss sich noch zeigen.

Therapie und Verlauf

Florian schien durch die Alkoholproblematik seines Vaters alarmiert und überfordert. Er zeigte deutlich seine Sorge, dass die Beziehung zwischen seinen Eltern durch den Alkoholismus seines Vaters zerbrechen könnte. Mit allen Mitteln versuchte er über die Gespräche in der Klinik hinweg zwischen seinen Eltern zu vermitteln und verzweifelte regelrecht an seiner Ohnmacht, «seine Familie» nicht effektiv stabilisieren zu können.

Erst im späteren Verlauf war der Vater bereit, eine Beratungsstelle für Alkoholiker aufzusuchen und sich ambulant behandeln zu lassen.

In der Tagesklinik wirkte Florian zunächst sehr selbstunsicher und brauchte besonders viel Bestätigung. Sowohl mit seinen äußeren wie seinen inneren Werten schien Florian absolut unzufrieden zu sein. Um insbesondere seiner neuen Mutter zu gefallen, föhnte er sich die Haare ständig und begann eine Diät, da die Lebensgefährtin des Vaters ihn durch abfällige Bemerkungen über sein Aussehen immer wieder dazu gedrängt hatte, obwohl Florian objektiv gesehen kein Übergewicht hatte. Im Kontakt mit seiner Ersatzmutter beobachteten wir, wie Florian extrem bemüht war, ihre Zuneigung und Aufmerksamkeit zu erregen. Wenn sie ihn nachmittags abholte, zeigte er ihr immer seine «Leistungen» wie Lego-Bauten und sonstige Erfolge. Doch Frau M. begrüßte Florian sehr distanziert und kühl und schien

Körperkontakt zu dem Kind eindeutig zu meiden. Sie folgte ihm nur auf äußerstes Drängen auf die Station.

In der Klinikschule zeigte er im Einzelunterricht bei maximaler Motivation gute Leistungen. Er schien zunächst nur in der Lage zu sein, sein Selbstwertgefühl über Leistungsorientierung aufzubauen. In dem Maß, in dem sich die häusliche Situation während der tagesklinischen Behandlung des Kindes entspannte, waren die Eltern zunehmend in der Lage, neue Wege und Perspektiven für das zukünftige gemeinsame Familienleben zu erarbeiten. Florian hing trotz der äußerst schwierigen Beziehung zu seiner Ersatzmutter sehr an seinem Zuhause und suchte dort dringend Halt, Sicherheit und Kontinuität. Die zunehmend tragfähiger werdende Beziehung zu seinem Vater unterstützte diesen Prozess stark.

Die Eltern berichteten diese deutlichen Fortschritte mit einiger Befriedung. Die Kämpfe zu Hause hatten plötzlich aufgehört. Auseinandersetzungen kamen nur noch als normaler Streit vor und konnten rasch beigelegt werden. Frau M. fühlte sich nicht mehr mit der Situation völlig überfordert und äußerte sich erstmals positiv über Florian. Einkoten und Einnässen des Jungen kamen unter zusätzlichen verhaltenstherapeutischen Maßnahmen rasch zum Stillstand und traten nicht wieder auf. Der Vater berichtete begeistert von gemeinsamen Ausflügen mit dem Sohn am Wochenende. Er hatte das Gefühl, erstmals an den Jungen heranzukommen. Florian durfte wieder draußen mit anderen Kindern spielen und zeigte sich willig, die Pflege und Verantwortung für sein Meerschweinchen zu übernehmen.

Insbesondere die Bewusstmachung der verzerrten intrafamiliären Kommunikationsmuster und die Erarbeitung neuer Umgangsweisen mit familiären Konfliktsituationen entspannte die schwierige Beziehung zwischen Florian und seiner Ersatzmutter deutlich und machte nach Abschluss der tagesklinischen Behandlung eine Rückführung des Jungen in sein familiäres und soziales Umfeld möglich.

4. Das vertauschte Kind

Aufnahmegrund

Zur Aufnahme erschien der achtjährige Anton zusammen mit seiner allein erziehenden Mutter. Frau M. schilderte die Schwierigkeiten Antons: Der Junge kommt in der Schule einfach nicht zurecht. Er hat Schwierigkeiten, sich auf den Unterrichtsstoff zu konzentrieren, und es fällt ihm schwer, ruhig in der Klasse zu sitzen. Anton ist inzwischen als Klassenclown abgestempelt, weil er andere Kinder ablenkt und den Unterricht stört, indem er z. B. Stifte, Mäppchen etc. in der Klasse herumwirft. Verbote der Lehrerin ignoriert er und Grenzen kann er schlecht akzeptieren. Mit der Lehrerin kommt Anton absolut nicht zurecht. Die Klassenlehrerin hat sich bereits über die ausgeprägte Distanzlosigkeit des Kindes beschwert und entrüstet beschrieben, wie Anton sie von hinten in der Klasse regelrecht überfällt, sie an intimen Körperstellen berührt und mit lautem Tarzangeheul auf ihrem Hinterteil herumtrommelt oder sie mit Filzstift bemalt.

Frau M. sieht diese Schulproblematik zum großen Teil bedingt durch der Ablehnung der Klassenlehrerin gegenüber Anton und einem sich zunehmend entwickelnden Machtkampf zwischen ihm und der Lehrkraft. So hat die Lehrerin Anton offensichtlich vor den Klassenkameraden als ein Adoptivkind unbekannter Herkunft abgestempelt und Frau M. hat den Eindruck, dass sie alles versucht hat, um Anton aus ihrer Klasse zu bugsieren. Sie hat der Mutter bereits vorgeworfen: «Wie können Sie dieses Kind überhaupt in eine Schule schicken? Das ist doch eine Zumutung!» Frau M. kann diese Reaktion überhaupt nicht verstehen, weil die Lehrerin der Vorklasse keine ernsteren Probleme für Antons Einschulung gesehen hatte. Es folgte tageweise eine Versetzung des Jungen von einer Klasse in die andere, verbunden mit der ständigen Drohung von Schulausschluss.

Seit seiner Einschulung hat Anton in seiner direkten Umgebung keine Freunde oder Spielkameraden mehr und zieht sich immer mehr zurück. Er will gar nicht mehr aus der Wohnung gehen, wenn er andere Kinder draußen spielen sieht. Er hat keinerlei Selbstbewusstsein mehr und wirkt verzweifelt. Am letzten Tag vor seiner teilstationären Aufnahme kam der Junge bitterlich weinend und hoffnungslos aus der Schule, ohne zu erzählen, was passiert war. Frau M. vermutet einen neuen unsensiblen Umgang der Lehrerin mit Antons Adoptionsgeschichte.

Anamnestische Daten

Vorgeschichte des Kindes

Anton lebte bereits seit seiner Geburt bei Frau M. Die allein stehende Mutter hatte per Sectio entbunden, und ihr Kind wurde noch während der Narkose aufgrund ernster nachgeburtlicher Probleme in ein neonatologisches Zentrum verlegt. Als Frau M. erstmals nach der Entbindung ihr Kind in der Neonatologie besuchen durfte, legte man ihr Anton in den Arm, und Frau M. ging bis zum Alter von zwei Jahren davon aus, dass der Junge ihr eigenes Kind sei. Erst im Rahmen einer zivilrechtlichen Auseinandersetzung über Unterhaltszahlungen des Vaters stellte sich schließlich über ein Vaterschaftsgutachten heraus, dass Anton offensichtlich nach der Geburt in der Klinik vertauscht worden war und weder das Kind von Frau M. noch das des früheren Partners sein konnte. Diese Tatsache wurde Frau M. zum damaligen Zeitpunkt durch ein kurzes offizielles Schreiben, ohne persönliches Gespräch oder psychologische Beratung, mitgeteilt. Frau M., völlig entsetzt und verstört, wusste sich zunächst gar nicht zu helfen. Da sie keine tragfähigen Beziehungen noch Freunde hatte und sie auch ihre Mutter, die zum damaligen Zeitpunkt schwer herzkrank war, nicht mit ihren Sorgen belasten wollte, wandte sie sich an die einzige Vertrauensperson, die sie kannte: den Kinderarzt. Dieser riet ihr – selbst fassungslos – sich unmittelbar mit dem Jugendamt in Verbindung zu setzen.

Frau M. erkundigte sich daraufhin, noch ganz schockiert, ob die ausgesprochene Vormundschaft des Gerichtes nun heißen solle, dass man ihr den Jungen wegnehmen wolle. Schließlich sei Anton doch «ihr Kind», das sie unter allen Umständen behalten wolle. Daraufhin schlug das Jugendamt ihr vor, Anton zu adoptieren, da dessen leibliche Eltern ja unbekannt seien. Eine weitere psychologische Beratung oder klärende Gespräche bezüglich alternativer Vorgehensweisen bzw. Rechten und Pflichten betreffend die Adoption und deren weitreichende Konsequenzen für Anton und Frau M. fanden nicht statt. Mögliche Nachforschungen nach Frau M.s eigenem leiblichen Kind bzw. die Suche nach den leiblichen Eltern Antons, die durchaus möglich gewesen wäre, wurden damals weder von Frau M. noch von offizieller Seite angestrebt und blieben bis dato aus. In der Folgezeit waren Mutter und Kind jedoch einem erheblichen Presserummel von Seiten des Rundfunks und diverser Zeitungen ausgesetzt, dem Frau M. sich, soweit wie möglich, entzog, indem sie u. a. eine geheime Telefonnummer nahm.

Entsprechend der komplizierten Vorgeschichte Antons ist über seine prä- und perinatale Anamnese nichts Sicheres bekannt. Als Frau M. ihr Kind im neonatalen Zentrum am 4. Lebenstag erstmals in die Arme nahm, handelte es sich bereits um Anton, den Frau M. damals als ihr leibliches Kind ansah.

4. Das vertauschte Kind

Anton war von Geburt an häufig körperlich erkrankt. Noch bei Entlassung des Kindes aus der Neonatologie litt Anton an gehäuften Darminfektionen und wiederkehrenden eitrigen Augenentzündungen bis zum Alter von zwei Jahren. Mit drei Monaten wurde er an einer Nabelhernie operiert. Die ausgeprägte Infektanfälligkeit des Kindes steigerte sich zudem drastisch, als Anton mit 9 Monaten in einer Kinderkrippe aufgenommen wurde, da die allein erziehende Mutter aus finanziellen Gründen wieder arbeiten wollte. Nach ca. 5 Monaten sah sich Frau M. allerdings genötigt, Anton wieder aus der Krippe zu nehmen, da eine Infektion der anderen folgte. Bis zum 4. Lebensjahr kam es bereits zur Tonsillektomie und wiederholten Adenotomie des Kindes sowie rezidivierenden Otitiden mit Paukendrainage. Die extreme Infektanfälligkeit Antons hat erst seit seinem siebten Lebensjahr deutlich abgenommen.

Die frühkindliche Entwicklung Antons, insbesondere seine statomotorische Entwicklung, seine Sprach- und Sauberkeitsentwicklung beschrieb Frau M. als verzögert. Mit $3^{1}/_{2}$ Jahren kam Anton in den Kindergarten, wo er sich bei starkem Lärm eher zurückzog und sich alleine beschäftigte. Ansonsten war Anton im Kindergarten unauffällig. Bei der kinderärztlichen Vorsorgeuntersuchung (U7) waren deutliche Defizite im Bereich der visuomotorischen Koordination und Wahrnehmungsstörungen des Kindes aufgefallen. Seitdem befindet sich Anton in ergotherapeutischer Betreuung. Später wurde er in die Vorschule aufgenommen, weil er für die Einschulung noch nicht reif genug erschien. Auch dort gab es keine nennenswerten Probleme.

Über die Tatsache seiner Vertauschung hat die Mutter mit Anton seit dem Kleinkindalter offen gesprochen, indem sie seine diesbezüglichen Fragen wahrheitsgemäß und vollständig, soweit es ihrem Wissen entsprach, beantwortete. Man muss jedoch davon ausgehen, dass Frau M. Anton mit diesen komplizierten und äußerst belastenden Zusammenhängen über seine Identität zu früh und zu detailliert konfrontiert hat. Auch wurde dem Therapeuten der Eindruck vermittelt, dass Frau M. Anton nicht nur über seine Herkunft aufklärte, sondern – mangels eigener erwachsener Vertrauenspersonen, mit der sie reden könnte – Anton auch gleichsam partnerschaftlich behandelte, wenn sie ihn (und sich) mit diesem Thema konfrontierte.

Antons Schulbesuch gestaltete sich vom ersten Tag an äußerst schwierig. Abgesehen davon, dass Anton die meiste Zeit mit unterrichtsfernen Dingen beschäftigt war, war er auch nicht in der Lage, sich länger als eine Minute auf die gestellten Aufgaben zu konzentrieren. Stattdessen schrieb er in den Heften seiner Mitschüler Seiten voll, lenkte die Kinder in seiner Umgebung ab und warf Unterrichtsmaterial auf den Boden. Gegenüber Verboten der Klassenlehrerin reagierte er völlig gleichgültig und setzte sein bisheriges Verhalten fort. Reagierte er endlich auf eine Verwarnung, so hatte er diese bereits nach drei Minuten wieder vergessen. Die Klassenlehrerin beschwerte sich darüber, dass sie zuviel Zeit im Unterricht mit

Anton allein beschäftigt sei, was zu Lasten der Lernzeit aller anderen Kinder ginge. Der Junge war nicht in der Lage, Ordnung in seinen Heften und Büchern zu halten, sondern die Arbeitsmittel türmten sich in wildem Durcheinander auf seinem Tisch. In der Pause rempelte er in der Nähe stehende Kinder ohne Anlass an, er spuckte anderen Kindern ins Gesicht oder auf deren Tische und Hefte. Er selbst wollte sich an keine der sozialen Gruppenregeln halten, während er auf der anderen Seite darauf bestand, dass andere Kinder gesteckte Grenzen nicht überschreiten durften.

Bereits nach 4 Tagen Unterricht wurde Frau M. auf einer schulischen Besprechung mitgeteilt: «Anton ist viel zu schwierig für Sie. Sie sind nicht in der Lage, dieses Kind zu erziehen. Wer weiß, wo es eigentlich herstammt und welche Veranlagung jetzt eigentlich an den Tag kommt. So geht das nicht weiter. Anton muss in ein Erziehungsheim!»

Die genannten Probleme führten zunehmend zu einer Ausgrenzung des Kindes aus der Klassengemeinschaft. An Elternsprechtagen, zu denen Frau M. nicht benachrichtigt wurde, sondern später nur ein Protokoll erhielt, wurde Anton als Problemkind der Klasse bezeichnet, das für eine starke Lähmung des Arbeitstempos innerhalb der Klasse sowie für die Lernrückstände und den schlechteren Leistungsstand im Vergleich zur Parallelklasse verantwortlich gemacht wurde.

So wurde Anton mehrfach für einige Tage in eine andere Klasse versetzt und Frau M. sah sich in zahlreichen Unterredungen mit Schulleitung, Schulpsychologin und insbesondere der Klassenlehrerin ausgeprägten Anschuldigungen und Unterstellungen ausgeliefert. Antons Lern- und Leistungsprobleme führten offensichtlich in Verbindung mit dem sich entwickelnden Machtkampf zwischen Anton und der Lehrerin zu einer deutlich ablehnenden Haltung der Lehrkraft gegenüber dem Jungen.

Innerhalb der Klassengemeinschaft hatte die Lehrerin offensichtlich tiefblickende Bemerkungen über Antons unbekannte Herkunft und seinen Adoptionsstatus fallen lassen, wie er selbst berichtete. Am letzten Tag vor seiner Aufnahme in der Tagesklinik kam der Junge schließlich völlig verstört und weinend aus dem Unterricht vorzeitig nach Hause gelaufen, wollte jedoch nicht erzählen, was geschehen war. Er war nicht ansprechbar auf das Erlebte und erschien zutiefst hoffnungslos.

Die Adoptivmutter

Die (Adoptiv-)Mutter, Frau M. (38), war eine recht korpulente und leicht lethargisch wirkende Frau, die immer freundlich lächelnd und pünktlich zu den Terminen erschien. Äußerlich machte sie zunächst einen sehr starken und unerschütterlichen Eindruck. Erst im Verlauf der Gespräche wurde klar, welche enorme

Abwehrmauer diese Frau um sich errichtet hatte, um sich nicht mit ihren Lebensumständen konfrontieren zu müssen.

Frau M. wirkt stark isoliert, fast einsam: Sie berichtet von einer einzigen Freundin, die sie bereits seit ihrer Jugendzeit kenne, mit der sie aber erst vor einem Jahr über die Adoption Antons geredet habe. Selbst innerhalb ihrer Herkunftsfamilie hat Frau M. weder zu ihren Schwestern noch zu ihrer Mutter tragfähige Beziehungen. Ihr Vater, zu dem Frau M. eine sehr ambivalente Beziehung gehabt hatte, war bereits gestorben, als sie 20 Jahre alt war.

Untersuchung Antons

Anton war ein altersgerecht entwickelter, kräftiger Junge, der interessanterweise, trotz eindeutig ausgeschlossener leiblicher Abstammung, seiner Adoptivmutter ausgesprochen ähnlich sah. Anton war bei der körperlichen und neurologischen Untersuchung unauffällig, bei der testpsychologischen Beurteilung zeigte er eine kognitive Begabung im unteren Durchschnittsbereich. Diese stand in Verbindung mit einer ausgesprochen starken Misserfolgsorientiertheit des Jungen und ausgeprägten Konzentrationsproblemen.

In der Aufnahmesituation begann Anton unmittelbar nach Betreten des Zimmers die Spielregale zu inspizieren und unterschiedliche Spielmaterialien herauszunehmen. Er war ununterbrochen in Bewegung, setzte sich kurz hin, stand wieder auf, holte das nächste Spielzeug, ließ das andere Spielzeug liegen und schaffte es nicht länger als eine Minute, auf seinem Stuhl sitzen zu bleiben. Er wirkte umtriebig und distanzlos. Während des gesamten Gesprächs war Anton ununterbrochen in Aktion, bearbeitete Knetmasse und stellte szenisch einen Teil seiner, von der Mutter geschilderten Lebensgeschichte in Form von szenischem Spiel wie Telefonaten, Formularausfüllen und Geldtransfer dar. Dabei war er nicht in der Lage, sein Verhalten der Situation und dem sozialen Kontext anzupassen.

Er zeigte jedoch auch völlig andere Verhaltensweisen. Es fiel auf, dass Anton sich in allen schwierigen Situationen «umprogrammierte». Er erklärte uns: «Ich bin ein Roboter. Montags, mittwochs und freitags bin ich ein Roboter. Dienstag und Donnerstag bin ich ein Mensch. Ich muss mich jetzt umprogrammieren, damit ich gehorchen kann.» Dann drückte er auf eine verschorfte Wunde am Ellenbogen, wartete einen Augenblick und meinte dann: «So, jetzt geht's wieder.» In diesen häufig zu beobachtenden Situationen verkrampfte sich der Junge von Kopf bis Fuß und schien anflutende Emotionen mit aller Kraft von sich fernhalten zu wollen. Er war dann nicht ansprechbar oder erreichbar.

Anton erzählte selbst Unbekannten sofort und wie selbstverständlich die Geschichte seiner Adoption und Vertauschung. Zu allen Betreuern war er gleich nett. Er achtete strikt darauf, niemanden zu benachteiligen, und verteilte gleichmäßig Blumen, Küsschen und Zuneigung. Tageweise erschien er geradezu distanzlos, wenn er allzu engen Körperkontakt suchte, Betreuer ins Gesicht griff oder so fest anfasste, dass es weh tat. Immer wieder hatten wir den Eindruck, dass er die Reaktionen seines Gegenübers austestete und auf ihre Echtheit überprüfte. Erst allmählich war er in der Lage, sich auf seine eigentliche Bezugsperson zu konzentrieren und eine tragfähige Beziehung zu ihr aufzubauen.

Kurz nach der Aufnahme wirkte der Junge auf Station sehr angepasst und stark gehemmt. Bei Ansprache reagierte er manchmal gar nicht, ignorierte sie regelrecht und signalisierte auf mannigfaltige Weise, dass er nicht bereit war, sich auf einen engeren Kontakt und Kommunikation einzulassen. Wenn die Sprache auf ein für ihn schwieriges Thema kam, blockierte er völlig. Sobald es zu Auseinandersetzungen mit den Betreuern kam, verwandelte er sich in einen Roboter und erschien erneut unansprechbar. In diesen Situationen schien Anton die Gefühle von Angst und Bedrohung abzuspalten, indem er sich in einen «unverletzbaren» Roboter verwandelte, der weniger empfindsam war und weniger angreifbar.

Im tagesklinischen Einzelunterricht traten Antons ausgeprägte Konzentrations- und Aufmerksamkeitsprobleme zu Tage. So war er nicht in der Lage, sich auch nur über kürzeste Phasen auf bestimmte Lerninhalte zu konzentrieren und ließ sich von minimalen Geräuschen und Ablenkungen völlig aus dem Konzept bringen. Immer wieder erschien er «weit weg» in Gedanken und reagierte nicht. Bei Anforderungen, die nicht seinen Wünschen entsprachen, verweigerte er sich. Trotzdem hatte Anton im Einzelunterricht erstmals Erfolgserlebnisse im schulischen Bereich, was sein Selbstbewusstsein aufbaute und ihn motivierte.

Diagnose der Achse I

F93.8 Generalisierte Angststörung des Kindesalters

Kinder klagen viel seltener über die typischen Symptome im Vergleich zu Erwachsenen, und die vegetativen Beschwerden stehen nicht so sehr im Vordergrund. Hauptsymptome sind intensive Ängste, Sorgen und Erwartungen, die nicht kontrolliert werden können und sich häufig auf Arbeits- und schulischen Pflichten beziehen. Ruhelosigkeit, Nervosität, Schwierigkeiten, sich zu entspannen, Müdigkeit bis Erschöpfung, Konzentrationsschwierigkeiten, Reizbarkeit, Schlafstörung aufgrund von Ängsten und Sorgen sind häufige Anzeichen.

Differentialdiagnose: F90.0 Hyperkinetische Störung des Kindesalters. Diese Diagnose ergab sich aus der augenfälligen Symptomatik des Patienten mit Konzentrations- und Aufmerksamkeitsstörungen sowie hypermotorischem Verhalten in der Schule und auf der Station. Sie war aber nicht durchgehend zu erken-

nen und das roboterhafte Abschotten passt nicht dazu. Zudem verschlechterte die Medikation mit Stimulantien das Verhalten deutlich.
Es lagen keine Hinweise für Störungen der Achsen II-IV vor.

Zutreffende Kategorien der Achse V

4.3 Unangemessene Forderungen und Nötigungen durch ein oder beide Elternteile «2»

B c: Frau M. klärte Anton frühzeitig über dessen Adoptions- und Vertauschungsgeschichte auf. Allerdings geschah dies offensichtlich in nicht altersadäquater, sondern in Form eines Partnerersatzes aufgrund eines Mangels der Mutter an erwachsenen Vertrauenspersonen.

5.1 Abweichende Elternsituation «2»

c, d, f: Frau M. ist keine leibliche Verwandte Antons und allein erziehende Adoptivmutter des Jungen.

8.1 Sündenbockzuweisung durch Lehrer «2»

b, c: Der zunehmende Machtkampf zwischen der Klassenlehrerin und Anton führte dazu, dass dieser im Beisein aller anderen Schüler häufig als Störenfried und Klassenclown verantwortlich gemacht wurde (b). Jegliche Rückstände im Leistungsstand der Klasse wurden ihm zugeschrieben (c).

9.2 Abhängige Ereignisse, die zur Herabsetzung der Selbstachtung führen «2»

a: Die Klassenlehrerin bezeichnete Anton im Beisein aller Klassenkameraden aufgrund seiner offensichtlichen Verhaltensprobleme als Störenfried und Klassenclown. In diesem Zusammenhang verwies sie auch auf seine unbekannte Herkunft und seinen Adoptionsstatus. Dies steht im Zusammenhang mit stark negativer Auswirkung auf sein Selbstbild.
Zu diskutieren wäre in diesem Zusammenhang zusätzlich zur Kodierung 9.2 die Kodierung 6.3, da sich ein Teil der Vorwürfe seiner Klassenlehrerin zwar

> direkt auf sein Verhalten beziehen, z. B. Störenfried und Klassenclown (Kategorie 9.2), jedoch nicht die öffentliche Mitteilung seiner unbekannten Herkunft als solche (Kategorie 6.3). Die Lehrerin stellt aber auch hier einen Zusammenhang zu Antons Verhaltensproblemen her, im Sinne zweifelhafter «ererbter Veranlagungen». Es trifft in diesem Fall also Kategorie 9.2 zu.
>
> Die Kategorie 5.2 (Isolierte Familie) trifft nicht zu, da die Mutter zwar keine tragfähigen vertrauensvollen Beziehungen zu anderen Bekannten und nur eine einzige «Freundin» hatte, sie jedoch ihrem Sohn nicht verbot, Kontakt zu Gleichaltrigen aufzunehmen (5.2 D).

Zusammenhangsanalyse

Antons schwierige Biographie, insbesondere die lange zurückliegende traumatische Entdeckung seiner Vertauschung legte wohl die Grundlage für seine Identitätsproblematik. Doch sowohl die frühe, allzu detaillierte, überfordernde Konfrontation mit seiner Herkunftsgeschichte durch Frau M. sowie der unsensible Umgang mit Antons Adoptionsstatus und der sich entwickelnde Machtkampf in der Schule dürfte maßgeblich zu einer emotionalen Destabilisierung des Kindes und der Verschärfung seiner Verhaltensschwierigkeiten beigetragen haben. So haben die ständigen Beschuldigungen Antons als leistungshemmender Problemschüler durch die Lehrerin (Kategorie 8.1) und die immer wieder angesprochene abwertende Haltung der Lehrer in der Schule in Verbindung mit seinem schwierigen Verhalten, ferner das Aufgreifen seiner unbekannten Herkunft und seines Adoptionsstatus (Kategorie 9.2) die sich zuspitzende Symptomatik sicherlich mitbedingt.

Therapeutische Überlegungen

Ansatzpunkt der Therapie war zunächst eine dringend nötige emotionale Stabilisierung des Jungen, der von seinen Ängsten und Phantasien über seine Identität und Lebenssituation überwältigt zu werden drohte. Diese drückten sich auch in Antons anfänglicher starker Aggressionshemmung und einer daraus resultierenden enormen inneren Wut und Anspannung aus, die es vorsichtig zu lösen galt. Das ständige gedankliche Kreisen um seine Identitätsfrage machte zudem eine Zuwendung zu anderen Lebensinhalten und sozialen Kontakten bei Mutter und Sohn unmöglich.

Aber erst mit zunehmendem Gefühl von Sicherheit und Geborgenheit in der ihn existenziell bedrohenden Konkurrenzsituation zu dem leiblichen Kind seiner

Adoptivmutter würde Anton in der Lage sein, sich konstruktiv mit seinen Phantasien auseinander zu setzen und ihnen verbal oder szenisch Ausdruck zu verleihen. Dieser Prozess war nicht möglich ohne eine parallel laufende Bewusstmachung solcher Phantasien und Emotionen bei der Adoptivmutter.

Zusätzlich zur Bewusstmachung und Bearbeitung der inneren Konfliktsituationen bei Anton und Frau M. bestand ein weiteres Therapieziel im dringend notwendigen Aufbau von Copingmechanismen in der realen Lebenssituation der beiden.

Therapie und Verlauf

Anton fasste zu seinen Mitpatienten schnell Kontakte und wurde ein wichtiger Spielpartner. Er konnte ausgesprochen gut andere Kinder mit ins Spiel integrieren. Allerdings baute er in den ersten Tagen seines Aufenthaltes unterbrochen an einem Schienennetz, das auffälligerweise von ihm nicht geschlossen wurde und dessen verschiedene Schienen anfangs in allen Himmelsrichtungen im Leeren endeten.

Bald wurde er deutlich aggressiver gegen seine Mitpatienten und Betreuer. Dies äußerte sich im Kräftemessen, kleinen Kämpfen bis hin zu schwer eingrenzbarem Verhalten, jedoch verlief diese Entwicklung parallel zu einer zunehmenden Gelöstheit und Offenheit und Kommunikationsbereitschaft des Jungen.

Im Verlaufe seines tagesklinischen Aufenthaltes berichtete Frau M., wie Anton sie phasenweise regelrecht belagere: «Ich darf die Wohnung nicht ohne ihn verlassen. Er ist ständig an meiner Seite und geht mir in jedes Zimmer nach. Ich versuche räumlichen Abstand zwischen uns zu bringen, indem ich einen Tisch zwischen uns stelle und ein Spiel vorschlage. Sobald das Spiel kurz unterbrochen wird, sitzt er schon wieder bei mir auf dem Schoß. Ich fühle mich eingeengt und belagert wie von einem Säugling.»

Außerdem wolle Anton morgens kaum noch in die Tagesklinik kommen. Er reagiere immer trennungsängstlicher. Täglich frage er sie: «Hast du mich auch lieb, Mama? Gell, du hast mich doch lieb?» oder «Hast du noch ein anderes Kind lieb außer mir?» «Nicht wahr Mama, Du lässt mich doch nicht alleine?» Zunehmend rückte während der Therapie die Frage nach dem die Zweisamkeit zwischen Anton und Frau M. bedrohenden leiblichen Kind der Mutter in den Vordergrund.

Antons Phantasien kreisten dauernd um diese gefährliche, konkurrierende Person, die die Mutter-Kind-Situation zu zerstören drohte. Im szenischen Spiel stellte Anton immer wieder dar, wie sein Zuhause von äußeren und inneren Feinden bedroht wurde, die er alleine besiegen musste, um zu überleben. Anton empfand die ambivalenten Gefühle der Mutter gegenüber seiner Person, die aus deren eigenen bewussten und unbewussten Phantasien über ihr leibliches Kind resultierten.

Dies drückte sich u. a. in seinem ständigen Bestreben aus, die Authentizität der mütterlichen Emotionen und Reaktionen sowie deren Verlässlichkeit immer wieder zu überprüfen.

Frau M. erscheint teilweise motiviert zur Mitarbeit. Sie hat eine «hohe Mauer» um sich errichtet, die ähnlich wie Antons Roboter verhindert, dass sie von ihren Gefühlen überflutet wird. Erst ganz allmählich ist sie in der Lage, die abgespaltenen Affekte, die in ihrer immer gleichmäßigen Freundlichkeit und Distanziertheit zum Ausdruck kommen, etwas näher an sich heranzulassen. Es ist Frau M. gelungen, sich mit eigenen Lebenszielen auseinander zu setzen und sie hat sich entschlossen, eine Ausbildung in einem sozialen Beruf zu beginnen. Die Beschäftigung mit eigenen Wünschen und Bedürfnissen neben der Lebensaufgabe ihres Adoptivkindes bewirkte eine deutliche «Aktivierung» von bisher gebundenen Energien, die sich in einer einsetzenden Veränderung ihrer gesamten Lebenssituation auswirkt. Frau M. wurde innerhalb von wenigen Monaten von einer völlig isolierten Sozialhilfeempfängerin zu einer selbstbewussteren, entschlossenen, allein erziehenden Mutter, die eine Berufsausbildung beginnt und für einen Neubeginn und Kontaktaufnahme in unbelastetem sozialem Umfeld gegen zahlreiche behördliche Widerstände einen Umzug in einen anderen Stadtteil durchsetzt.

In derselben Zeit setzte sich Anton zunehmend mit seiner Vertauschungssituation auseinander. Dabei fiel auf, dass er selbst bei einem verwirrenden Verwandlungsspiel den Überblick nicht verliert. Bis zum Schluss weiß Anton genau, welche Puppe in welche verwandelt worden ist, und führt schließlich alle wieder auf ihre eigene Identität zurück. Auch die Schienenstränge der Eisenbahn konnte der Junge inzwischen in sich schließen. Seine Orientierungsfähigkeit in der verwirrenden Lebenssituation und seine emotionale Stabilität scheinen sich zu festigen, was sich auch daran zeigt, dass Anton inzwischen nicht mehr in die Rolle des Roboters schlüpfen muss, um allzu bedrohliche Gefühle und schwierige Anforderungen von sich fernzuhalten. Es wurde deutlich, dass der Junge in der Lage ist, sich über kreative Momente wie Rollenspiel, Spiele mit verschiedenen Materialien (Szenokasten) oder Handpuppen mit seiner Geschichte und Identitätsproblematik auseinander zu setzen.

Die Prognose des Jungen bleibt jedoch zunächst noch offen. Sie wird maßgeblich davon abhängen, ob es gelingt, Antons schwierige Herkunftsgeschichte und Identitätsfrage und seine diesbezüglichen überwältigenden Phantasien mit ihm zu bearbeiten und mehr noch – unabhängig von seiner Herkunftsgeschichte – durchgreifende Bewältigungsmechanismen zu etablieren für die mannigfachen Anforderungen, die im Laufe seiner weiteren Entwicklung noch zu erwarten sind (und die normalerweise von den meisten Menschen bearbeitet werden können, wie Existenzgründung, der Gewinnung tragfähiger Freundschaften und Partnerbeziehungen).

5. Ein verhängnisvoller Sprung

Aufnahmegrund

Während eines kinderpsychiatrischen Konsils in einer unfallchirurgischen Abteilung wird ein 17-jähriger Junge namens Andreas gesehen. Er sei sehr unruhig, reagiere aggressiv und gereizt, sehe unwirkliche Dinge, halte sich für einen Arzt. Bei der ersten Begegnung sitzt Andreas im Rollstuhl, ist freudig gelaunt, begrüßt den ihm unbekannten Arzt wie einen Freund. Er wirkt sehr bleich, dünn, mit Akne im Gesicht, die Haare fettig – insgesamt sieht er leicht ungepflegt aus. Er berichtet, ihm gehe es gut, er sei schon im Fernsehen gewesen, auch in der Zeitschrift «Bravo» gebe es jetzt ein Poster von ihm. Er sei schließlich Chirurg, könne fast alles operieren. Er wirkt abgehoben, in seiner eigenen Welt, weit weg von seiner traurigen Situation. Der genaue Zeitpunkt des Beginns dieser psychischen Veränderung ist unbekannt.

Was ging dieser Situation voraus? Wir erfahren, dass Andreas wahrscheinlich nach Drogeneinnahme auf eine fahrende S-Bahn aufgesprungen ist, abrutschte und dabei schwer verletzt wurde: Rippenbrüche, Brüche beider Oberschenkel und der Hüftgelenke, Bruch eines Querfortsatzes der Brustwirbelsäule, Lungenquetschungen. Es folgten mehrere Operationen. Zusätzlich infizierte sich die linke Hüfte, und der linke Hüftkopf löste sich auf. Das Hüftgelenk ist damit unwiderruflich zerstört, er wird nie wieder normal gehen können.

Anamnestische Daten

Vorgeschichte des Kindes

Andreas' Lebensgeschichte klingt wie eine Aneinanderreihung von unglücklichen Ereignissen. Er hat seinen leiblichen Vater nie kennen gelernt. Er ist nach einer schwierigen, lang andauernden Geburt gesund zur Welt gekommen. Die Mutter hat offenbar wenig Zeit für ihn gehabt, weil sie als Verkäuferin arbeitete, um sich und ihren Sohn zu ernähren. Andreas wuchs im ersten Lebensjahr bei den Großeltern auf, bis seine Mutter wieder heiratete. Mit diesem Mann bekam sie in den folgenden Jahren drei Kinder.

Andreas wurde vom Stiefvater von Anfang an abgelehnt, er sei sein «Opfer» gewesen. Andreas habe ihm nie etwas recht machen können, der Stiefvater habe von Andreas immer nur Ärger erwartet. Andreas sei eben, wie die Mutter hilflos erzählte, der «Prügelknabe» der Familie gewesen. Sie habe versucht, Andreas zu beschützen, den Stiefvater und ihn zu trennen. Trotzdem sei es immer wieder vorgekommen, dass Andreas, aus einer schlechten Laune des Stiefvaters heraus, geschlagen worden sei, auch mit umherliegenden Gegenständen, die gerade greifbar waren. Er hat sich Andreas nie anders als durch negative Reaktionen angenähert.

Andreas sei in den letzten Jahren zunehmend schwieriger geworden. Früher sei er gerne in den Kindergarten und später ebenso gerne zur Schule gegangen. Jetzt höre er auf niemanden mehr, treibe sich draußen herum und schwänze den Unterricht (in der Hauptschule). Auch habe sie nie gewusst, wo er sich gerade «herumtreibe». Sie vermute schon seit Jahren, dass er schlechten Umgang habe. Er sei des Öfteren sehr spät nach Hause und dann morgens nicht aus dem Bett gekommen. Der Stiefvater habe sich nicht dafür interessiert, und sie habe nicht gewusst, was sie machen solle. In den letzten Monaten, so vermutet sie, habe er Drogen genommen. Mittlerweile sei Andreas dem Jugendamt und dem Gericht durch verschiedene kleinere Delikte bekannt. Und jetzt der schlimme Unfall, aber Andreas sei ja schon immer so risikofreudig gewesen. Schon seit seiner frühen Kindheit habe er immer wieder Unfälle gehabt, warum, weiß sie nicht, sie kann das alles nicht verstehen.

Mutter / Vater

Der leibliche Vater von Andreas war Alkoholiker. Er war mit der Mutter immer sehr brutal umgegangen und hatte sie geschlagen – so die Mutter. Die Eltern hatten sich schon vor Andreas' Geburt getrennt. Die Mutter ist nach der Trennung zu ihrer Mutter zurückgezogen. Später heiratete sie den jetzigen Stiefvater von Andreas. Die Ehe bezeichnet sie als «16 Jahre Krieg». Auch dieser Mann habe Probleme mit dem Alkohol gehabt und sei immer wieder betrunken nach Hause gekommen. In diesen Zuständen sei er immer wieder gewalttätig geworden und habe sie und die Kinder geschlagen.

Untersuchung von Andreas

Andreas war in körperlich schlechtem Zustand, abgemagert und blass. Nach seinen multiplen Operationen, einem schweren Infekt und langer Bettlägerigkeit war er körperlich geschwächt und hatte, vor allem an den Beinen, an Muskulatur verloren. Sein linkes Bein war aufgrund der Zerstörung der Hüfte um 5 cm kürzer. Er konnte auf seinen Krücken nur ein paar Schritte ohne Schmerzen gehen und musste ansonsten den Rollstuhl benutzen. Auch waren einige der Beinnerven geschädigt, was zur Einschränkung der Bewegung, Kraft und Berührungsempfindlichkeit geführt hatte. Die sonstigen internistischen und neurologischen Untersuchungen zeigten keine krankhaften Befunde.

In einem Intelligenztest zeigte er eine kognitive Begabung, die im Bereich zwischen der unteren Grenze des Durchschnitts und einer leichten Lernschwäche lag.

Andreas psychischer Zustand war in den ersten Wochen sehr wechselhaft. So verhielt er sich einerseits aggressiv, gereizt und misstrauisch, andererseits konnte dies schnell umschlagen und dann war er weinerlich und anlehnungsbedürftig. Man konnte schlecht voraussehen, ob man von ihm jetzt als Freund oder Feind angesehen wurde, ob man aus dem Zimmer hinausgeworfen oder von ihm übertrieben begrüßt werden würde. Das machte die Umgangsweise mit ihm schwierig. Die Verlaufsprotokolle lesen sich von einem Tag auf den anderen recht unterschiedlich.

Mitunter fühlte er sich auch verfolgt, er deutete dann an, dass viele hinter ihm her seien, die ihn fertig machen wollten. Die Realität war für ihn verschoben, die Perspektiven verkehrt, die Rollen vertauscht: «Die im Fernsehen können mich sehen», anstatt dass wir sie sehen, «ich bin der größte Chirurg» anstatt er ist Patient. Manchmal verließ er den Raum, sein Piepser habe ihn gerufen, «ich muss dringend in den Operationssaal, ein Notfall wartet». Der Überschätzung seiner selbst und seiner Leistungen stand eine latente Ängstlichkeit gegenüber, die sich z. B. in einem Erschrecken zeigte, wenn er am Fenster ein Geräusch hörte.

Diagnose auf der Achse I

F23.2: Akute vorübergehende psychotische Störung

Die Störung begann akut nach seinem verhängnisvollen Sprung mit Wahngedanken, Halluzinationen und formalen Denkstörungen; im Verlauf zeigte sich, dass dies nur vorübergehand war. Differentialdiagnostisch war an ein Abhängigkeitssyndrom (F19.2) oder ein Entzugssyndrom (F19.3 und F19.4) zu denken, doch war ein Drogengebrauch nicht verifizierbar.

Achse IV

Multiple traumatische Verletzungen nach Unfall.

Zutreffende Kategorien der Achse V

1.0 Mangel an Wärme in der Eltern-Kind-Beziehung «2»

a–d: Der Stiefvater ist abweisend, uneinfühlsam (a), interessiert sich nicht für Andreas (b), zeigt kein Mitgefühl für seine Schwierigkeiten (c), lobt ihn nie (d).

1.1 Disharmonie in der Familie zwischen Erwachsenen «2»

a, b, i: Die Mutter bezeichnete ihre Ehe als jahrelangen Krieg, in den Familiengesprächen war die starke Spannung zwischen den Ehepartnern deutlich zu spüren, die Ehefrau bezeichnete ihren Mann als gewalttätig, der sie und Andreas auch ohne Grund immer wieder schlage.

1.2 Feindliche Ablehnung oder Sündenbockzuweisung gegenüber dem Kind «2»

b, c, e: Die Mutter hatte angegeben, ihr Sohn sei der Sündenbock in der Familie, an dem ihr Ehemann seine Wut auslasse, er konnte ihm nie etwas recht machen.

1.3 Körperliche Kindesmisshandlung «2»

b, c: Wie die Mutter berichtete, wurde Andreas immer wieder mit Gegenständen geschlagen, vor allem, wenn der Stiefvater getrunken hatte.

2.0 Psychische Störung – abweichendes Verhalten eines Elternteils «2»

b: Der Stiefvater ist Alkoholiker nimmt keine angemessene Erziehungsrolle wahr.

4.1 Unzureichende elterliche Aufsicht und Steuerung durch die Eltern «2»

A a, b; C a–c: Die Mutter konnte nicht benennen, wo ihr Sohn sich tagsüber aufhielt (A a), mit welchen Leuten er verkehrte (A b). Obwohl die Eltern wussten, dass er Drogen nahm, Diebstähle beging und wiederholt von der Polizei aufgegriffen wurde, erfolgten nicht die notwendigen erzieherischen Interventionen (C a–c).

5.1 Abweichende Elternsituation «2»

e: Stiefvater.

Zusammenhangsanalyse

Auf Andreas treffen eine Vielzahl abnormer psychosozialer Umstände im gravierenden Ausmaß zu. Es kann davon ausgegangen werden, dass diese Faktoren eine ursächliche Bedeutung für sein dissoziales Verhalten hatten, das dem Unfall vorausging.

Die schweren Unfallfolgen, vielleicht in Kombination mit seinem Drogengebrauch, lösten eine nachfolgende psychotische Dekompensation aus.

Therapeutische Überlegungen und Verlauf

Ziel der Behandlung war, eine Unterbringung in einer rehabilitativen Einrichtung zu ermöglichen, die bei der komplexen Symptomatik und der mangelnden Realitätseinschätzung des Jungen zunächst nicht durchführbar erschien. Es war klar, dass dies nur durch ein sehr umfassendes therapeutisches Vorgehen erreichbar war. Dementsprechend erhielt Andreas neben der orthopädischen eine intensive (stationäre) psychiatrische Behandlung mit einer individuellen Psychotherapie, Familien- und Gruppentherapie, eine medikamentöse Therapie, Einzel- und Gruppenaktivitäten und Beschäftigungstherapie.

Im Verlauf der Therapie wurden Andreas' Denken und Verhalten zunehmend adäquater. Er zeigte echte Gefühle von Traurigkeit und Scham. Immer wieder sprach er über den Unfall, über die Operation, seine Angst vor der Zukunft als Behinderter, die Scham, im Rollstuhl zu sitzen und auf andere angewiesen zu sein.

Nachts konnte er wegen dieser Sorgen kaum schlafen und grübelte viel. Wir sollten ihm diese Angst nehmen. «Gibt es keine Pillen dagegen?»

Während die Mutter Andreas fast täglich besuchte, ihn nach seinen Wünschen fragte, ihn am Wochenende mit nach Hause nehmen wollte, kam der Stiefvater kaum. Er sprach wenig freundlich zu ihm, brachte ihm kaum etwas mit und nahm sich wenig Zeit, ihm zuzuhören. Das Verhältnis war deutlich angespannt, und Andreas fühlte sich im Beisein des Stiefvaters sichtlich unwohl. Nie sah man es, dass er ihm aufmunternd die Hand auflegte oder dass er ihn umarmte. Er war eher besorgt um die finanziellen Aufwendungen, die vielleicht auf ihn zukommen könnten. Er nannte ihn in seinem Beisein einen Invaliden, ohne zu bemerken, wie sein Stiefsohn dies erlebte. Nach einem Zusammentreffen mit seinem Stiefvater verschlechterte sich die psychische Situation zusehends, Andreas schien verwirrter und ungeordneter zu denken und zu reden.

Im Zentrum unserer Bemühungen stand das Problem, wie er zukünftig leben sollte. Es war für Andreas wie auch seine Eltern klar, dass er nicht mehr zu Hause leben konnte. Der Stiefvater wollte sich durch Andreas nicht «sein Leben zerstören lassen» und hatte Angst vor den finanziellen Kosten, für die er fürchtete, aufkommen zu müssen. Die Mutter hatte Bedenken, dass sich zu Hause die Auseinandersetzungen zwischen Andreas und seinem Stiefvater wieder verschärfen würden. So waren alle erleichtert, als wir den Vorschlag machten, ihn in einer Rehabilitationseinrichtung unterzubringen, in der sowohl die körperliche wie auch die soziale Rehabilitation möglich werden könnte.

Da die psychosozialen Umstände chronifiziert waren und die Motivation der Eltern für Veränderungen in der Familie nur gering ausgeprägt waren, waren die Bedingungen für ein erfolgreiches therapeutisches Arbeiten mit den Eltern wenig aussichtsreich. Eine Zurückführung von Andreas in die Familie hätte für diesen ein bedeutendes Risiko dargestellt, sich psychisch zu verschlechtern. So stellte die außerhäusliche Unterbringung in einer Einrichtung für Andreas die für ihn günstigste Lösung dar. Angestrebt wurde, ihn dort weiter zu behandeln mit dem Versuch, ihn langsam zu verselbständigen.

6. «Mensch, ärgere dich nicht»

Aufnahmegrund

Die Mutter berichtete bei der Aufnahme in einem atemlosen, kaum zu unterbrechenden Redefluss über ihren Sohn Ulli, einen 16-jährigen, hochgewachsenen, aber kindlich wirkenden Jungen. Sie wisse nicht mehr, wie es mit ihm weitergehen solle. Zu Hause sei er zwar ganz «normal», unterhalte sich mit ihr, mache auch seine Hausaufgaben und zeige keine großen Probleme. Aber in der Schule sei es so schlimm, nicht, weil er dumm sei, aber er spreche in der Schule kaum, komme mit den anderen Kindern nicht zurecht, sei zu schüchtern. Er habe ihr auch schon wiederholt gesagt, dass ihn andere Schüler ärgern würden, und sie sei deswegen schon oft in der Schule gewesen. Er könne sich gegen die Aggressionen der Kinder in der Schule nicht wehren. Jetzt wolle er auch nicht mehr dort hingehen. Seine Noten hätten sich sehr verschlechtert. Sie könne sich das nicht erklären. Außerdem stehe ein Berufspraktikum an, das er wahrscheinlich so nicht schaffe. Sie wisse nicht mehr, wie es schulisch und beruflich mit ihm weitergehen solle. Er sei ein lieber Junge, habe aber mit anderen Leuten und Kindern nur Schwierigkeiten und sei völlig isoliert. Er habe noch nie einen Freund gehabt, das interessiere ihn auch kaum.

Anamnestische Daten

Vorgeschichte Ullis

Ulli ist das jüngere von zwei Kindern; er kam nach ungestörter Schwangerschaft zum errechneten Termin zur Welt. Da bei der Geburt eine Beckenendlage vorgelegen hatte, wurde die Entbindung mit einem Kaiserschnitt durchgeführt. Das Fruchtwasser war grün, was ein Hinweis dafür sein kann, dass Ulli nicht genügend Sauerstoff bekommen hatte. Er entwickelte sich gut, nur der Spracherwerb hat bei ihm später als gewöhnlich eingesetzt. Die Mutter interpretiert dies so: Das habe vielleicht damit zu tun, dass sie in Ullis erstem Lebensjahr den ganzen Tag als Heimarbeiterin an einer Maschine beschäftigt gewesen sei, die sehr laut war.

Ulli hatte als kleines Kind viel in Katalogen geblättert, Klötzchen gezählt, wenig fantasievoll gespielt. Als er drei Jahre alt war, musste er für kurze Zeit wegen einer Darmentzündung ins Krankenhaus. Die Mutter meinte, dort habe man ihn nicht richtig behandelt. Danach jedenfalls sei er sehr zurückgezogen gewesen. Schlimm sei es ihm ergangen, als er in den Kindergarten kam. Von Anfang an war er dort ein auffälliges Kind, das isoliert war und von den anderen Kindern massiv gehänselt und verprügelt wurde. Andere Kinder haben ihm Sand zu essen gegeben, ihn «grün und blau» geschlagen.

Ulli wurde zunächst von der regulären Einschulung zurückgestellt, anschließend in die Grundschule eingeschult. Jetzt besucht Ulli die 8. Klasse. Im Schulbericht wird beschrieben, dass er vom ersten Tag an auffällig in seinem Verhalten war. Er sitze oft völlig abwesend da, scheine die anderen nicht zu hören oder zu sehen. Dabei verhalte er sich so, als sei er allein im Raum. Während der Pausen stehe er abseits und wenn er angesprochen werde, antworte er kaum. Manchmal schüttele er einfach den Kopf oder nicke. Oft lache er ohne ersichtlichen Grund und außerdem mache er alles, was die anderen Kinder von ihm verlangten. Er trinke z. B. schmutziges Pinselwasser, ziehe sich die Hosen runter, tanze, lege sich plötzlich hin, stülpe sich den Papierkorb über den Kopf. Kurzum: Ulli sei ein Außenseiter und oft das Opfer von anderen Schülern.

Weil er es so schwer habe, versuche die Mutter zu Hause alles Schwierige von ihm fernzuhalten. Er bräuchte kaum auf die Straße, um etwas zu erledigen, wie z. B. in ein Geschäft einkaufen oder in eine Bank zu gehen. Er habe dies schon zwar versuchen wollen, sie halte dies aber nicht für erforderlich. Auch zu Hause habe er eine besondere Stellung. Die Mutter betonte stolz, dass sie ganz für ihn da sei. Für den Alltag zu Hause fühle sie sich zuständig, mache sein Essen, schmiere ihm die Brote, wecke ihn morgens und lege seine Kleidung für ihn aus dem Schrank heraus.

Mutter / Vater

Die Mutter (49) ist seit Jahren arbeitslos. Vor 2 Jahren wurde bei ihr eine Krebserkrankung diagnostiziert; seit der Operation kurz nach Diagnosenstellung ist sie wieder symptomfrei. Der Vater (48) ist von Beruf Schlosser und macht viele Überstunden. Wenn er Zeit hat, kümmert er sich aber gerne um Ulli und macht mit ihm Ausflüge, obwohl Ulli eigentlich immer nur Straßenbahn fahren will. Die Eltern verstehen sich gut. Die ältere Tochter (20) hat nach dem Schulabschluss eine Lehre als Chemielaborantin absolviert. Sie war als Kind ganz anders, habe immer gute Freunde gehabt und hatte keine Probleme.

Untersuchung von Ulli

Die körperliche Untersuchung zeigte, dass Ulli noch nicht die motorischen Fähigkeiten entwickelt hatte, die man normalerweise von einem 16-Jährigen erwartet. Deutlich zeigten sich Unsicherheiten in der Koordination der Bewegungsabläufe, vor allem in der Beherrschung der Feinmotorik. Ansonsten war er gut ernährt und gesund.

In einem Intelligenztest erreichte er ein Ergebnis, das im unterem Durchschnittsbereich lag. Sein schwächstes Abschneiden lag dabei in den Untertesten, die das allgemeine Verständnis und die soziale Kompetenz (Bilderordnen im Wechsler-Intelligenztest) anzeigen.

Ulli saß während des Aufnahmegespräches ruhig da und sagte kaum etwas. Er wirkte verschlossen und unsicher und schien sowohl in seinen Bewegungen als auch in seinen Gefühlen steif und ungelenk. Er zeigte auch wenig Ausdruck in seinem Gesicht. An ihn gerichtete Fragen beantwortete er mit «Ja» oder «Nein» bzw. mit Einwortsätzen; dabei zeigte er kaum Blickkontakt. Im Gespräch zeigte sich ein Blinzeltic und er klopfte rhythmisch mit seinen Fingern auf den Arm oder machte stereotype, sich immer wiederholende Bewegungen mit den Händen.

Ulli brauchte lange, bis er sich an den Stationsalltag gewöhnte. Hatte er sich einmal eine Regel zu eigen gemacht, bestand er darauf, dass diese immer gleich blieb. Seine Freizeitbetätigungen waren auf wenige Aktivitäten begrenzt. Am liebsten spielte er alleine «Mensch, ärgere dich nicht». Er konnte dies stundenlang tun; geduldig spielten manchmal einige der Mitpatienten mit. Viel gesprochen wurde dabei kaum. Begegnete man ihm auf der Station, so rief er einem zu: «Mensch, ärgere dich nicht» und fand Gefallen daran, wenn man dies wiederholte. Es war wie ein Gruß, ein gemeinsames Codewort, mehr war an Verständigung nicht gefordert.

Auf der Station verhielt er sich zurückgezogen, zu gemeinsamen Aktivitäten musste er erst motiviert werden. Er hatte deutliche Probleme, das Verhalten der anderen Patienten einzuschätzen und entsprechend darauf zu reagieren. So verstand er oft nicht, ob eine Bemerkung scherzhaft gemeint war oder nicht. Während andere über eine solche Bemerkung lachten, stand er verunsichert im Raum. Dann kam prompt sein «Mensch, ärgere dich nicht».

Diagnosen auf der Achse I

F84.0 Autistisches Syndrom

Ulli zeigt deutlich Mängel in der Regulation sozialer Interaktionen auf verbaler und non verbaler Weise, um Beziehungen zu Gleichaltrigen oder Erwachsenen aufzunehmen, an Gruppenauseinandersetzungen wie auch an der Gefühlswelt anderer teilhaben zu können. Er zeigte keine Ansätze zu Imitationen von Handlungen, Phantasie- und Rollenspielen (zu Hause wie auch auf der Station). Seine Gestik, Mimik und sein Tonfall waren sehr monoton und eingeschränkt. Neben einem Blinzeltic fielen stereotype Verhaltensweisen auf (Hand- und Fingerautomatismen) auf. Sein Spielverhalten und seine Interessen waren äußerst eingeschränkt und ritualisiert.

Zutreffende Kategorien der Achse V

4.0 Elterliche Überfürsorge «1»

A g, B g: Die Eltern, vor allem die Mutter, waren in ihrem Erziehungsstil überfürsorglich, so dass Ulli es gewohnt war, dass man alles für ihn regelte (A g). Er war nicht angehalten worden, alltagspraktische Aufgaben selbständig regeln zu können, er war in dieser Hinsicht nicht gefordert worden (B g). Andererseits ist die mütterliche Überfürsorge auch Folge seiner eigenen Probleme im Rahmen des Autismus.

8.0 Abnorme Streitbeziehungen mit Schülern «2»

a–f: Ulli war aufgrund seiner Symptomatik Außenseiter in seiner Klasse und als dieser wurde er von anderen gedemütigt (f), gequält (a) erpresst (d) und bedroht (b). Er wurde zu unliebsamen Handlungen gezwungen (c).

Zusammenhangsanalyse

Ulli ist durch seine autistische Psychopathologie auf vielfache Weise behindert, adäquat mit seiner Umwelt umgehen zu können. Diese Behinderung führte dazu, dass seine Eltern dachten, sie müssten ihn beschützen, abschirmen und dürften ihm nur wenige Belastungen zumuten. Dadurch wurde er jedoch nicht angeregt, die ihm möglichen Entwicklungsschritte, so z. B. in der praktischen Alltagsbewältigung, zu machen. Er zeigte sich deshalb mehr als nötig noch auf die Eltern angewiesen.

Die elterliche Überfürsorge verstärkt die Gefahr der Unselbständigkeit auch für kleine Alltagsaufgaben. So wurde eine Entwicklung verhindert, die trotz seiner Psychopathologie in einem gewissen Rahmen möglich gewesen wäre.

Therapeutische Überlegungen und Verlauf

Die Realität zeigt leider, dass Kinder mit einer autistischen Psychopathologie in einer Regelschule von anderen Kinder ausgegrenzt werden und in manchen Fällen sogar misshandelt werden. Dadurch verschärft sich deren Problematik. Soziale Ängste und Rückzugsverhalten verstärken sich und lassen eine mögliche Entwicklung kaum noch zu. Im Laufe des stationären Aufenthaltes erzählte Ulli von sich aus immer deutlicher die Leidensgeschichte seiner schulischen Laufbahn. Er ist oft erpresst worden, musste sein Taschengeld abgeben, den anderen seine Hausaufgaben überlassen. Falls er dies nicht tat, ist er geschlagen worden. Seiner Mutter hatte er wenig davon erzählt, weil er befürchtet hatte, dann von seinen Mitschülern «windelweich» geschlagen zu werden.

Ulli bedarf sehr viel Förderung, braucht aber dafür eine entsprechend beschützende Umgebung.

Im Stationsalltag erwies er sich als sehr unselbständig. Er konnte viele alltagspraktische Tätigkeiten nicht ausführen und weigerte sich anfangs auch, diese zu erlernen. In Gesprächen mit der Mutter zeigte sich, dass er zu Hause keine Pflichten und Aufgaben hatte. Er verbrachte zu Hause die meiste Zeit auf der Couch vor dem Fernsehgerät oder beim «Mensch, ärgere dich nicht»-Spiel. Er verließ zu Hause auch nicht die Wohnung, wie er auch anfangs bei uns auf Station nicht alleine aus der Klinik gehen wollte. Deutlich wurde der stark verwöhnende Erziehungsstil der Mutter, die ihm, wie die Beurlaubungen übers Wochenende zeigten, zu Hause alle aufgetragenen Aufgaben abnahm bzw. auf deren Erfüllung nicht bestand. Verhaltensschwierigkeiten von ihm schien sie nicht zu sehen, zu Hause ginge alles ohne Probleme. Sie habe viel Zeit und es sei doch nicht notwendig, dass er versuche im Haushalt zu helfen. Er habe doch genug Schwierigkeiten in seinem Leben und deshalb solle er es zu Hause doch besonders schön haben. Bei ihr müsse er sich nicht anstrengen und solle doch noch Kind sein dürfen. So machte Ulli zwar während seines Klinikaufenthaltes bei uns Fortschritte in Richtung auf seine Verselbständigung, die aber nach einer Wochenendbeurlaubung zu Hause zum Teil wieder verloren gingen.

Ulli ist intelligent genug, um die Hauptschule zu besuchen. Jedoch zeigten sein bisheriges Leben und unsere Beobachtungen, dass Ulli aufgrund seiner Störung

Probleme im Kontakt zu anderen Menschen hat. Diese können sein Verhalten nicht richtig deuten, fühlen sich teilweise durch ihn provoziert. Da davon auszugehen ist, dass er weiterhin große Schwierigkeiten haben wird, sich sozial einzuordnen, und dass er immer wieder in Gefahr steht, als Außenseiter misshandelt zu werden, rieten wir zu einer Unterbringung im einem auf die längerzeitige Behandlung in einem auf solche Probleme spezialisierten heilpädagogischen Jugendheim, in dessen beschützten Rahmen er die Schule beenden und eine Berufsausbildung versuchen kann.

7. Hin- und Hergerissen

Aufnahmegrund

Andrea kommt mit ihrer Mutter und ihrem Stiefvater zur Aufnahme in unsere Klinik. Sie ist ein sechsjähriges, blondes, kräftiges Mädchen. Zuerst will sie nichts erzählen. Ihre Mutter soll uns alles sagen. Als diese damit beginnt, sitzt sie aufmerksam da und scheint gespannt zuzuhören. Die Mutter erzählt, dass Andrea noch immer nachts einnässe. Sie sei zwar schon über längere Zeit trocken gewesen, doch seit ca. einem halben Jahr mache sie jede Nacht ins Bett. Jetzt sei es sogar vorgekommen, dass sie tagsüber eingekotet habe. Sie sei auch sehr ruhelos und zappelig. Alle Fingernägel habe sie sich abgekaut, auch vor den Finger- und Fußnägeln ihrer Puppe schrecke sie nicht zurück. Sogar die Tapete sei mittlerweile von ihr angeknabbert. Andererseits wolle sie ständig im Mittelpunkt stehen, produziere sich gerne, kaspere umher, streite und widerspreche viel. Seit ihr kleiner Bruder auf der Welt sei, sei das alles besonders schlimm. Der Junge sei ein lang ersehntes Wunschkind gewesen und seit der Geburt leicht kränklich. Andrea könne nicht einsehen, dass die Mutter jetzt weniger Zeit für sie habe. Der Kleine brauche die Mutter doch jetzt viel mehr als sie.

Während die Mutter erzählt, verdüstert sich Andreas Miene. «So, jetzt rede ich», sagt sie ganz bestimmt. Es klingt wie eine Drohung, die Eltern scheinen zusammenzuzucken. Andrea erzählt und wirkt dabei ziemlich demonstrativ. Ja, sie hat gesehen, wie sich der Vater und die Mutter zankten, wie sie sich anschrien, richtig Krach hat es wieder mal gegeben. Und der Vater hat sogar die Hand erhoben, fast hat er die Mutter geschlagen und jetzt darf sie nicht mehr hin zu ihm (zum leiblichen Vater). Sie verstummt, sagt dann, sie will jetzt auf die Station und dort ihren Mittagsschlaf halten. Sie geht, hinterlässt verunsicherte Eltern. Ja, erzählt die Mutter mit gerötetem Gesicht, es gäbe sehr viel Ärger mit dem leiblichen Vater und dessen Frau.

Das sei nicht immer so gewesen, aber seit sie und ihr jetziger Mann ein gemeinsames Kind hätten, den kleinen Sohn, sei das Verhältnis zu ihrem geschiedenen Mann und dessen Familie sehr schwierig. Man könne sich nicht mehr normal unterhalten. Ständig streite man sich darüber, was Andrea dürfe und was nicht, wer sie besser erziehe und bei wem sie die Wochenenden verbringe. Der Vater halte ihr immer vor, sie mache alles falsch mit Andrea. Er halte sich an keine Abmachung mehr, hole Andrea einfach zum Wochenende ab, ohne es vorher mitzuteilen. Sie wüsste auch genau, dass ihr geschiedener Mann über sie bei Andrea schimpfe und sie dauernd schlecht mache. Das habe ihr Andrea auch schon gesagt. Er überhäufe sie jetzt auch mit Spielzeug. Andrea dürfe bei ihm jetzt alles, sie sei dann die böse Mutter, die Andrea alles verbiete. Die Mutter fängt an zu weinen, berichtet, dass sie sicher sei, dass ihr geschiedener Mann versuche, ihr Andrea zu nehmen. Andrea habe ihr erzählt, dass der Vater sie gerne zu sich nehmen wolle, wenn sie nur wolle. Ihr ehemaliger Mann und seine Frau seien kinderlos geblieben. Das könne man aber mit ihnen nicht machen. Andrea sei jetzt schon so verwirrt, dass sie schon dreimal gedroht habe, sich umzubringen; sie wisse gar nicht mehr, wo sie hingehöre und wer sie haben wollte.

Anamnestische Daten

Vorgeschichte des Kindes

Andrea lebt mit ihrer Mutter und ihrem Stiefvater zusammen. Während der Schwangerschaft hat es keine Probleme gegeben. Die Mutter erklärt, dass es ihr in dieser Zeit aber seelisch schlecht gegangen sei, weil es wegen der Alkoholprobleme ihres damaligen Mannes oft Streit gab. Als Baby sei Andrea sehr ruhig gewesen und habe viel geschlafen. Sie habe gut und schnell Laufen und Sprechen gelernt. Aber eben mit der Sauberkeit habe es schon immer Probleme gegeben. Als die Mutter mit der Arbeit wieder angefangen habe, war Andrea 11 Monate alt. Die leiblichen Eltern trennten sich, als Andrea 15 Monate alt war. Sie war dann tagsüber in einer Krabbelstube untergebracht. Mit 3 Jahren kam sie in den Kindergarten. Seit einem halben Jahr hat sie einen kleinen Halbbruder.

Mutter

Die Mutter war als Verkäuferin tätig, sie ist jetzt im Erziehungsurlaub. Das Sorgerecht für Andrea liegt bei der Mutter. Allein unter vier Augen erzählt die Mutter verschämt, dass auch sie bis zu ihrem 18. Lebensjahr eingenässt hat. Auch andere in ihrer Familie, auch ihre Schwester, seien erst später sauber geworden.

Vater

Der leibliche Vater hatte Alkoholprobleme, war immer sehr eifersüchtig und die Eltern hatten viel Streit deswegen. Der Vater ist inzwischen wieder verheiratet – zum dritten Mal. Aus seiner ersten Ehe hat er noch einen 17-jährigen Sohn, der aber nicht bei ihm wohnt.

Der Stiefvater arbeitet als Maurer, mit ihm gibt es keine Probleme, meint die Mutter.

Untersuchung von Andrea

Andrea war ein körperlich gesundes und gut ernährtes Mädchen. Sie war leicht übergewichtig und erzählte während der Untersuchung, wie gerne sie naschte und dass ihr Vater ihr manchmal etwas Süßes zusteckte, was sie vor ihrer Mutter verheimlichte. Die Mutter habe gar keine Zeit mehr für sie, immer nur für den Bruder.

In ihrer körperlichen Entwicklung, ihren motorischen Fähigkeiten wirkte sie unauffällig und altersentsprechend. In einem Intelligenztest für Kinder schnitt sie durchschnittlich ab.

Andrea zeigte auf der Station wenig Trennungsängstlichkeit, sie fand schnell guten Kontakt und konnte sich gut durchsetzen. Sie war allgemein guter Stimmung und nahm gerne an den angebotenen Aktivitäten teil. Sie war allerdings oft sehr unruhig, man spürte eine innere Anspannung und sie benötigte viel Aufmerksamkeit. Waren die Betreuer mit anderen Kindern im Gespräch, so konnte es vorkommen, dass Andrea sich stark in dieses Gespräch hineindrängte, und es wurde deutlich, dass sie es nicht gut aushalten konnte, für einen Moment zurückzustehen. Sie lief gerne an der Hand eines Betreuers und konnte in solchen Situationen sehr kleinkindhaft reagieren. So fing sie dann z. B. an, «Babysprache» zu sprechen.

Diagnosen auf der Achse I

F93.3 Emotionale Störung mit Geschwisterrivalität

Sie zeigt intensive negative Gefühle gegenüber ihrem jüngeren Halbbruder und mitunter kleinkindhafte und andere Verhaltensweisen und Verstimmungszustände sowie aufmerksamkeitsuchendes Verhalten gegenüber den Eltern.

F98.0 Nicht-organische Enuresis

Sie nässt seit Geburt ihres Bruder wieder jede Nacht ein. (Das Einkoten kommt erst seit 2 Monaten vor.)

Zutreffende Kategorien der Achse V

1.1 Disharmonie in der Familie zwischen Erwachsenen «2»

d, i, k: Da Andrea eine fortbestehende Beziehung zu beiden Elternteilen hat, kann diese Kategorie auch für die Disharmonie zwischen zwei Familien bewertet werden. Dabei steht im Vordergrund die sehr gespannte Atmosphäre zwischen diesen Familien (i), aus der für alle, besonders für Andrea, belastete Beziehungen resultierten. Der Vater setzt die Mutter auch vor dem Kind herab und macht ihr gegenüber beleidigende Bemerkungen, sie könne das Kind nicht erziehen (d), und es besteht jetzt eine andauernde feindselige Haltung (k).

4.3 Unangemessene Forderungen und Nötigungen der Eltern «2»

B b, c: Andrea wurde von beiden Familien Verantwortung dafür übertragen zu entscheiden, bei wem sie am liebsten leben wolle (b). Dabei versuchten beide Familien, sie mit Versprechungen zu beeinflussen. Weiterhin wurde ein Teil der familiären Probleme vor Andrea ausgetragen (c). s. auch Verlauf.

5.1 Abweichende Elternsituation «2»

e: Andrea lebt bei Mutter und Stiefvater.

6.2 Negativ veränderte familiäre Beziehung durch neue Familienmitglieder «2»

a, b: Durch die Geburt des Bruders, des gemeinsamen Kindes der Mutter und des Stiefvaters, trat eine Verminderung der Mutter-Tochter-Beziehung ein (a), wobei sich Andrea ausgeschlossen vorkam. Die Mutter verbrachte wesentlich weniger Zeit mit Andrea (b).

Zusammenhangsanalyse

Wenn auch davon ausgegangen werden muss, dass bei Andrea eine familiäre Disposition der Enuresis zugrunde liegt, wird diese deutlich durch die genannten Konflikte beeinflusst.

Die Geburt eines neuen Geschwisters, die normalerweise nicht als psychosozialer Risikofaktor gilt, wird zu einem solchen, wenn sich dadurch für das andere Kind wesentliches zu seinen Ungunsten verändert. Dies ist der Fall, wenn die Mutter mehr als üblich Zeit mit dem anderen Geschwister verbringt und die Interaktion zwischen ihr und der Tochter sich dadurch erheblich verändert. Andrea erlebte die veränderte Interaktion als Liebesverlust und Vernachlässigung durch die Mutter. Das schon immer schwierige Verhältnis der Familien des leiblichen Vaters und der leiblichen Mutter wurde dadurch erschwert, dass die Tochter dies dem Vater mitteilte und er darin seine Vorurteile bestätigt sah. Die Streitbeziehung, die dadurch akut entstand, wurde zu einem weiteren psychosozialen Belastungsfaktor für das Kind, das mit verstärktem Einnässen und einer Verhaltensstörung reagierte.

Therapeutische Überlegungen und Verlauf

Als erstes musste eine Beruhigung und Stabilisierung des unmittelbaren Umfelds von Andrea erreicht werden. Dafür war der Aufbau vertrauensbildender Maßnahmen nötig, um die die Trennung der leiblichen Eltern überdauernden feindlichen Auseinandersetzungen entscheidend zu beenden.

Der Kampf der beiden Familien um Andrea setzte sich auch während der stationären Behandlung zuerst ungebremst fort. Die Familien warfen sich gegenseitig schwere Erziehungsfehler vor. Sie riefen fast täglich auf der Station an, um mitzuteilen, was die anderen jetzt wieder «verbrochen» hatten. So warf der Vater seiner ehemaligen Frau vor, sie ziehe den kleinen Bruder vor und vernachlässige Andrea. Er könne das nicht mehr mit ansehen und werde jetzt gerichtliche Schritte unternehmen, um das Sorgerecht zu bekommen. Seine (ehemalige) Frau könne nicht erziehen, dem Kind ginge es nicht gut, es sei Zeit zum Handeln. Daraufhin erlaubte die Mutter Andrea nicht mehr, den Vater am Wochenende zu besuchen. Auch solle der Vater Andrea nicht auf der Station sehen. Gemeinsame Gespräche mit den Familien gerieten zum Schauplatz der gegenseitigen Anklage und Vorwürfe über gegenwärtige und weit zurückliegende Fehler.

Diese Streitigkeiten wurden auch vor Andrea ausgetragen. So kamen z. B. kurz vor dem Wochenende beide Familien auf die Station, um sie abzuholen. Ihr wurde gesagt, sie könne wählen, mit welcher Familie sie das Wochenende verbringen wollte. Ständig wurde Andrea von den Familien befragt, ob sie lieber bei Papa bzw. bei Mama bleiben wolle. Wenn Andrea einnässte, wurde dies als Beweis genommen, dass die jeweils andere Familie dafür verantwortlich war und Andrea leide. Manchmal kam Andrea verwirrt von einer Beurlaubung zurück und erzählte, was ihr Vater bzw. ihre Mutter über den jeweilig anderen und dessen Familie alles Böse erzählt hätte. In den Therapiestunden mit ihr wurden diese Probleme zum Thema. Sie wusste nicht mehr, wo sie hingehörte, hatte Angst, man könne ihr die Entscheidung abverlangen, wo sie bleiben wollte. «Die wollen von mir immer wissen, wen ich am liebsten habe. Ich will das nicht.» Sie wusste bald nicht mehr, wie sie sich dem anderen Elternteil gegenüber verhalten sollte. Andererseits hatte sie das Gefühl, sie habe viel Macht, sie könne sich die Eltern aussuchen und ihre Wünsche bei ihnen durchsetzen. Dies versuchte sie besonders bei der Mutter, da sie bei ihr das Gefühl hatte, seit der Geburt ihres Halbbruders nicht mehr so wichtig für sie zu sein. Wie wir von der Mutter erfahren hatten, hatte sich diese auch nach der Geburt des Sohnes, den sie sich lange gewünscht hatte, sehr um diesen gekümmert und ihr Leben darauf eingestellt. Sie hatte gedacht, Andrea habe ja viele andere Erwachsene, die sich mit ihr beschäftigen.

Wöchentliche gemeinsame Gespräche mit beiden Familien führten dazu, die Vorurteile gegenüber den anderen ganz langsam abzubauen und darauf zu vertrauen, dass die jeweils andere Familie Andrea auch gut erziehe. Es wurden klare Absprachen getroffen über gemeinsame Erziehungsregeln und das Besuchsrecht. Weiterhin wurden die Erwachsenen angehalten, ihre Konflikte nicht vor der Tochter auszutragen, sondern sich regelmäßig gemeinsam auszusprechen. Mit der Mutter wurde darüber gesprochen, wie ihr neugeborener Sohn einen veränderten Umgang mit der Tochter bedingte, den diese als Liebesverlust erlebte.

Die Symptomatik des Einnässens (und des Einkotens) verschwand allmählich ohne aufwendige Maßnahmen: So waren regelmäßige Schickzeiten (während des Tages und abends auf die Toilette zu gehen) sowie ein einfacher Wochenplan eingeführt worden (die trockenen Nächte wurden registriert, dafür gab es kleine Belohnungen). Andrea erschien ausgeglichener und ruhiger.

8. Ein deutsch-deutsches Migrantenschicksal

Aufnahmegrund

Mitte Januar, die Weihnachtsferien waren gerade vorbei, wurden wir von einer niedergelassenen Psychotherapeutin in einem dringlichen Telefongespräch um die möglichst sofortige stationäre Aufnahme einer 17-jährigen Jugendlichen gebeten, die sich bei ihr seit ungefähr zwei Monaten in ambulanter Behandlung befand. Die Jugendliche wohne in einem Lehrlingswohnheim und habe ein entsetzliches Schicksal hinter sich; die soziale Situation sei vollkommen desolat, die Eltern würden sich nicht um sie kümmern und ihre Geschwister seien nach und nach gestorben, zuletzt vor wenigen Tagen ihre jüngste Schwester. Die Jugendliche sei hochgradig verhaltensauffällig und die Betreuerinnen des Lehrlingswohnheimes hätten nunmehr einen Abschiedsbrief bei ihr gefunden. Eine sofortige stationäre Unterbringung der Jugendlichen aufgrund akuter Suizidalität sei nun erforderlich.

Charlotte wurde von zwei sehr engagierten Betreuerinnen des Lehrlingswohnheims zu uns auf Station gebracht. Beide hatten sich in den letzten Tagen und Wochen sehr intensiv um Charlotte gekümmert, hatten mit ihr ganze Nächte durchdiskutiert und waren voller Mitgefühl für das schwere Schicksal dieses Mädchens. Charlotte selbst, ein eher stämmiges, jungenhaft wirkendes Mädchen, war im Aufnahmegespräch außerordentlich verstockt und antwortete, wenn überhaupt, nur einsilbig auf Fragen und nahm keinen Blickkontakt zum Untersucher auf. Somit wurde das Aufnahmegespräch im Wesentlichen von den beiden Betreuerinnen geführt, die berichteten, dass Charlotte seit einem knappen halben Jahr bei ihnen wohne und eine Lehre als Gärtnerin in einem Betrieb begonnen habe. In den letzten Wochen sei sie zunehmend depressiv erschienen, zeitweise «apathisch» und nicht ansprechbar, habe nachts kaum noch geschlafen und fast nichts mehr gegessen. Charlotte sei eigentlich von Anfang an auffällig gewesen, habe sich sehr häufig verletzt, sei plötzlich vom Stuhl gefallen oder über Dinge gestolpert. Wiederholt habe sie auch unter «Asthmaanfällen» gelitten, so dass mehrfach der Notarzt habe gerufen werden müssen. Aufgrund dieser ganzen Auffälligkeiten sei Charlotte dringlich in eine ambulante Psychotherapie vermittelt worden. Nachdem die Betreuerinnen Charlotte lange befragt hatten, was denn mit ihr los sei, habe sie ihnen schließlich berichtet, sie sei vor ca. zwei Jahren vergewaltigt worden, dabei sei ihr ein Messer in den Bauch gestochen worden; anschließend sei sie in einer psychiatrischen Klinik stationär behandelt worden.

Überhaupt sei Charlottes Familie vom Unglück verfolgt und es mute geradezu gespenstisch an, dass mittlerweile alle drei Geschwister Charlottes verstorben seien: Im vergangenen Dezember sei ihr Bruder bei einem Autounfall tödlich verunglückt, den er selbst verursacht habe. Dabei sei auch Charlottes Freund ums Leben gekommen. Ihre älteste Schwester sei vor ca. 10 Jahren von einem Auto überfahren worden und nun sei ihre jüngere Schwester (9 Jahre) diese Woche verstorben; sie habe einen Herzfehler gehabt und sei von der Tante, bei der sie gelebt habe, morgens tot im Bett aufgefunden worden. Am kommenden Samstag fände zu Hause die Beerdigung statt. In all dem Unglück werde sie von ihren Eltern völlig allein gelassen; auch die Betreuer hätten die gesamte Zeit über keinerlei Kontakt zu den Eltern gehabt, die getrennt lebten. Der Aufenthalt der Mutter sei völlig unbekannt, sie melde sich aber wöchentlich telefonisch bei Charlotte. Der Vater, von Beruf Steuerberater, sei ständig mit dem Auto in ganz Deutschland unterwegs, lebe nur in Hotels und sei allenfalls per Autotelefon erreichbar. Vor zwei Tagen schließlich hatten die Betreuerinnen in Charlottes Zimmer einen Abschiedsbrief gefunden und daraufhin die Therapeutin verständigt.

Charlotte selbst schwieg die meiste Zeit zu alledem und bestätigte nur durch Kopfnicken die Richtigkeit der Ausführungen. Über dem linken Auge trug sie eine Augenklappe, wobei die darunter befindliche Prellung nach Aussagen der Betreuerinnen durch einen Schlag seitens des Vaters verursacht war. Das Mädchen wollte auf keinen Fall stationär aufgenommen werden; da wir allerdings nach der vorliegenden Sachlage eine akute Selbstgefährdung für gegeben ansahen, mussten wir die Patientin vor die Wahl stellen, sich entweder in unsere Abteilung freiwillig aufnehmen zu lassen oder mit richterlicher Einweisung in eine geschlossene Station verlegt zu werden. Daraufhin zog die Patientin es vor, freiwillig in unserer Abteilung zu bleiben.

Untersuchung von Charlotte

Zunächst verhielt sich Charlotte relativ zurückgezogen; sie begann sich jedoch bald in der Gruppe auf der Station wohl zu fühlen und allen (sowohl den Mitarbeitern als auch Mitpatienten) ihre dramatische Vorgeschichte zu erzählen. Sie erntete dabei von allen Seiten sehr viel Anteilnahme. Mit der Zeit fiel aber auf, dass viele ihrer Schilderungen inkonsistent und die zeitlichen Angaben stets sehr ungenau waren. Schließlich rief sie selbst von der Station aus eine Nachbarin der

Familie bei ihr zu Hause an. Diese verständigte dann die Mutter, dass ihre Tochter bei uns stationär aufgenommen war. Daraufhin meldete sich die Mutter telefonisch völlig überrascht über die stationäre Aufnahme ihrer Tochter und versprach, gleich am nächsten Tag zu uns zu kommen.

Nachdem wir der Patientin den Besuch der Mutter für den nächsten Tag angekündigt hatten, begann sie langsam und stockend zu berichten, dass sie die ganze Zeit die Unwahrheit gesagt habe, und versuchte, die bisher gemachten Angaben richtigzustellen.

Wie sie uns gegenüber im Gespräch danach wiederholt äußerte, fühlte sie sich im Vergleich zu ihren westdeutschen Kolleginnen und den Gleichaltrigen im Lehrlingsheim als minderwertig und hatte auch Schwierigkeiten, sich auf die hiesige Art der Kommunikation unter Gleichaltrigen einzustellen.

Die psychologischen Testergebnisse zeigten eine normale Intelligenz; die körperlichen und neurologischen Untersuchungen wiesen keine Besonderheiten auf.

Anamnestische Daten

Vorgeschichte des Kindes

Am darauffolgenden Tag konnten wir mit Charlottes Mutter, die zusammen mit ihrem Partner gekommen war, die tatsächliche Vorgeschichte erheben: Danach war Charlotte das einzige Kind aus einer relativ kurzen Beziehung ihrer Mutter, die schon vor Charlottes Geburt beendet worden war; seit ca. 10 Jahren lebt ihre Mutter mit einem neuen Partner zusammen, mit dem sie aber ebenfalls nicht verheiratet ist. Aus dieser Beziehung stammt ihre zweite Tochter, die neun Jahre alt ist und noch bei den Eltern wohnt (und sich bester Gesundheit erfreut).

Die Mutter berichtete, die Schwangerschaft, die nicht geplant gewesen sei, sei komplikationslos verlaufen und Charlotte sei mit unauffälligem Geburtsgewicht per Vakuumextraktion zum errechneten Termin zur Welt gekommen; der postpartale Verlauf sei unkompliziert gewesen. Die kindlichen Entwicklungsschritte habe Charlotte zeitgerecht durchlaufen und auch im Kindergarten habe es keine Probleme gegeben. Charlotte sei immer ein eher «stilles und pflegeleichtes» Kind gewesen, häufig in sich gekehrt und einzelgängerisch. Die Einschulung sei mit sieben Jahren wegen Stotterns auf eine Sprachheilschule erfolgt. Die 8. Klasse habe sie aufgrund verschiedener Krankheiten (vor allem rezidivierende Harnwegsinfekte) wiederholen müssen. Im vergangenen Sommer habe sie schließlich den Hauptschulabschluss absolviert und habe anschließend unbedingt eine Lehre als Gärtnerin beginnen wollen. Diesen Berufswunsch habe sie schon sehr lange gehabt, habe jedoch im gesamten Umkreis ihres Wohnortes im Osten Deutschlands trotz langer Bemühungen keine Lehrstelle gefunden. Daraufhin habe das örtliche Arbeitsamt die Ausbildung in relativ weiter Entfernung von ihrem Heimatort im Westen vorgeschlagen.

Die Mutter, Frau T., versicherte, Charlotte sei niemals in ambulanter oder gar stationärer psychiatrischer Behandlung gewesen. Charlotte sei auch nicht vergewaltigt worden. Aber es hätte sich etwas ereignet, das sehr unangenehm gewesen wäre. Ein junger Mann habe Charlotte und eine Freundin genötigt oder überredet, so genau wisse die Mutter das nicht, sich zu entkleiden, und er habe sich in ihrer Gegenwart befriedigt. Eine körperliche Verletzung oder Gewalt sei ihr aber nicht angetan worden.

Frau T. äußerte sich sehr verwundert über das Verhalten ihrer Tochter und beteuerte, dass sie bisher nie solche Geschichten erzählt habe und sie dieses Verhalten von ihrer Tochter nicht kenne. Sowohl die Mutter als auch ihr Partner äußerten die Ansicht, dass Charlotte wahrscheinlich das lange Fernbleiben von zu Hause nicht ausgehalten habe; dem Lebensgefährten von Frau T. war auch aufgefallen, dass Charlotte nach den Weihnachtsferien, die sie zu Hause verbracht habe, «sehr geknickt» die Reise nach dem Westen angetreten habe. Die Augenverletzung habe sie sich im Übrigen bei einem Sturz am Bahnhof noch zu Hause zugezogen. Beim Besuch der Mutter heute habe Charlotte auch den Wunsch geäußert, wieder mit nach Hause zurückzugehen.

Mutter / Vater

Frau T. war früher als Technikerin beschäftigt und ist derzeit arbeitslos, ebenso wie ihr Partner, ein gelernter Automechaniker. Mutter und Stiefvater sind gesund und vermitteln einen unkomplizierten Eindruck. Allerdings reagierte die Mutter beim Zusammentreffen mit Charlotte zuerst auffallend kühl, fast abweisend und überschüttete sie mit Vorwürfen wegen der Geschichten, die sie erzählte. Die Mutter beruhigte sich aber bald und zeigte dann Verständnis und Mitgefühl für ihre Tochter.

Diagnose auf der Achse I

F43.25 Anpassungsstörung mit gemischter Störung von Gefühlen und Sozialverhalten

Charlotte hatte eine deutliche psychosoziale Belastung in Form der Trennung von zu Hause, den Eltern, Freunden und dem Schulsystem erlitten. Dazu kam eine totale Umstellung durch die Übersiedelung aus der ehemaligen DDR, knapp nach der Wende, nach Westdeutschland. Dies bedeutet objektiv kein katastrophales Erlebnis ungewöhnlichen Ausmaßes, aber eine bedeutsame subjektive Belastung, die innerhalb kurzer Zeit zu depressiven Reaktionen und zur Ausgestaltung von pseudologischen Berichten führte, um eine maximale Aufmerksamkeit und Zuwendung zu erhalten.

Zutreffende Kategorien der Achse I

1.0 Mangel an Wärme in der Eltern-Kind-Beziehung «1»

a, e: Diese Kategorie wird als zutreffend bewertet, allerdings nicht in einem schwerwiegenden Ausmaß. Bei der Wiederbegegnung mit Charlotte verhielten die Eltern sich relativ kühl und distanziert (a). Nach unserem Eindruck zeigten sie anfangs wenig Gespür für die Schwierigkeiten und Ängste (e) ihrer Tochter und reagierten eher vorwurfsvoll. Diese elterliche Reaktion kann aber auch als Folge der Beschämung und des Erschreckens über das für sie unverständliche Verhalten der Tochter verstanden werden.

5.0 Erziehung in einer Institution «0»

Diese Kategorie traf nicht zu, da sich Charlotte in letzter Zeit in einem Lehrlingswohnheim aufhielt, das eher einem Schulinternat und eben nicht einem Pflege- oder Erziehungsheim entspricht (im letzteren besteht eine wesentlich längere und von den Schul- bzw. Ausbildungsfreizeiten unabhängige Anwesenheitspflicht).

5.1 Abweichende Elternsituation «2»

e: Die Mutter lebt mit einem neuen Partner zusammen.

7.1 Migration oder soziale Verpflanzung «1»

Charlotte musste alleine ohne Familie und Freunde nach Westdeutschland umziehen (a) und fand sich hier nicht zurecht. Der Umzug war erzwungen, da sie keine Chance sah, zu Hause Arbeit zu finden; auch die Eltern waren arbeitslos. Dennoch wird die Kategorie nicht in einem schwerwiegenden Ausmaß erfüllt, da sie nicht grundsätzlich den Zugang zur Familie einbüßte und kein so erheblicher sozio-kultureller Unterschied nach der Migration bestand, wie dies für diese Kategorie gefordert wird.

Therapeutische Überlegungen und Verlauf

Nach der Verständigung der Mutter mit Charlotte schien die beste Lösung für das Mädchen, wieder nach Hause zurückzukehren. Frau T. hatte dies auch selbst schon beschlossen.

Auch Charlotte war damit sehr einverstanden, und sie wünschte sich nichts sehnlicher, als das Lehrlingsheim zu verlassen, da ihre Stellung dort unmöglich geworden war. Weil außerdem kein Anhaltspunkt für eine Suizidalität mehr vorlag, entließen wir sie am 5. Tag nach der Aufnahme in psychopathologisch weitgehend unauffälligem Zustand nach Hause.

9. Von der Schwierigkeit, immer der Beste zu sein

Aufnahmegrund

Am Ostersonntag kam der 13-jährige Max mit seinem Vater und seinem Bruder aus dem Skiurlaub zurück. Max, groß, blond, intelligent, wohnt mit Mutter und Bruder zusammen. Der Vater hingegen wohnt mit seiner neuen Frau weit entfernt in Norddeutschland. Der Vater hat ein sehr schlechtes Verhältnis zu seiner Ex-Frau. An diesem Tage rief er die Mutter an, um anzukündigen, dass er Max jetzt nach Hause bringen wolle. Die Mutter war strikt dagegen. Sie hatte inzwischen entschieden, Max in eine psychiatrische Klinik zu bringen.

Vorausgegangen war, dass Max drei Wochen vor Ostern erstmalig den Besuch der Schule verweigert hatte. Zu Hause hatte er nur apathisch im Bett gelegen oder viel ferngesehen. Ein paarmal hatte er abends der Mutter hoch und heilig versprochen, am nächsten Tag in die Schule zu gehen. Am darauffolgenden Morgen hatte er es dann aber wieder nicht geschafft. Die Mutter hatte es im Guten und im Bösen versucht, den Schulbesuch durchzusetzen. Einmal ist es deswegen zu einem Streit gekommen, wobei Max so in Wut geriet, dass er sein Mobiliar teilweise zerstörte. Es kam zu einem Ringkampf zwischen Mutter und Sohn.

Der Skiurlaub mit dem Vater über Ostern war schon seit längerem geplant und beide Eltern erhofften sich davon eine gewisse Beruhigung. Im Urlaub selbst hat Max einmal sehr wütend darauf reagiert, dass der kleine Bruder Simon nun auch schon recht ordentlich Ski fahren konnte, und habe seinerseits das Skifahren mit dem Bruder verweigert. Ansonsten habe Max sich im Urlaub recht ordentlich benommen, wie der Vater berichtete. Die Mutter hatte mittlerweile fachlichen Rat eingeholt und hielt persönlich die stationäre psychiatrische Behandlung für notwendig. Um weitere Kämpfe zu vermeiden, sollte Max gar nicht erst nach Hause kommen.

Anamnestische Daten

Vorgeschichte des Kindes

Schwangerschaft, Geburt und postpartaler Verlauf waren unkompliziert. Auffällig war, dass Max erst im Alter von 24 Monaten das Laufen erlernte, unterstützt durch Bobath-Gymnastik. Auch die Sprachentwicklung war leicht verzögert. Die Sauberkeitsentwicklung war normal. Er war selten und nie schwerwiegend erkrankt mit einer Ausnahme: Im Alter von $8^1/_2$ Jahren wurde Max von einem Auto angefahren und musste mit einem Beinbruch zwei Wochen im Krankenhaus behandelt werden. Max besuchte von seinem 4. bis 6. Lebensjahr den Kindergarten. Die Mutter erinnerte sich an eine langwierige Eingewöhnungsphase. Er war im ersten Jahr dort oft nur sporadisch hingegangen und konnte sich nicht von seiner Mutter lösen. Die schulische Entwicklung war zunächst bis zum Wechsel von der Grundschule zum Gymnasium unauffällig. Dieser Wechsel machte ihm aber Schwierigkeiten; er ging nicht so gerne in die Schule, wurde bockig und opponierte heftig bei der Mutter gegen die Lehrer und Mitschüler – er verstehe sich mit niemanden und er äußerte erstmals Ängste vor dem Schulbesuch. Damals war er 6 Monate lang in psychotherapeutischer Behandlung gekommen. Ein wesentliches Ergebnis dieser Behandlung war, dass Max formulieren konnte, dass er seinen Vater besuchen möchte. Max' Mutter gab an, sie habe im Anschluss an diese Behandlung mehr als früher mit Max gesprochen.

Die Schulbesuchsschwierigkeit trat erst wieder zum jetzigen Zeitpunkt auf. Dies begann mit heftigen Kopf- und Bauchschmerzen schon am Sonntagabend und besonders an Schultagen morgens beim Aufstehen. Die Schmerzen verflüchtigten sich schon am Vormittag, wenn es klar war, dass ihn die Mutter nicht zur Schule bringen konnte.

Mutter / Vater

Die Mutter ist gelernte Industriekauffrau, jedoch seit vielen Jahren nicht mehr berufstätig. Sie klagte über erhebliche Probleme als Alleinerziehende, weil sie selbst wenig Zeit für Kontakte zu Freunden oder Bekannten hatte. Sie wirkte impulsiv und unausgeglichen.

Der Vater ist von Beruf Arzt in eigener, gut gehender Praxis, ohne Schwierigkeiten in seiner jetzigen Partnerschaft, wie er angibt. Er lässt durchblicken, dass die Verbindung mit der Mutter von Max wegen ihrer dauernden Unzufriedenheit, den zeitweiligen Stimmungseinbrüchen und einer gewissen Hektik in ihrem Verhalten gescheitert war.

Max' Eltern trennten sich, als Max 7 Jahre alt war. Schon vorher hat es in der Ehe der Eltern viel Streit gegeben.

Nachdem Max die 1. Klasse abgeschlossen hatte, zog die Mutter mit ihm und dem jüngeren Bruder nach Süddeutschland, in die Nähe eines Bruders der Mutter. Die Mutter hatte sich bald mit ihrem Bruder und dessen Familie zerstritten. Sie fand es eine Zumutung, dass ihre Söhne zusehen mussten, dass die Kinder des Bruders deren Vater herzten. Es besteht heute zu ihnen keinerlei Kontakt mehr. Die Mutter hat noch einen weiteren Bruder in Norddeutschland, auch zu diesem hat sie den Kontakt vollständig abgebrochen, ebenso zu ihrem Vater, von dem Max noch nicht einmal weiß, dass es ihn noch gibt.

Die Mutter machte deutlich, dass sie nur Max hatte, um die Probleme mit den Auseinandersetzungen mit den Verwandten, ihre Isolation und auch die finanziellen Engpässe zu besprechen. In solchen Situationen warb sie regelrecht um ihn, indem sie ihm reichlich Taschengeld für Kino oder anderes zuschob. Andererseits schien sie kaum auf seine eigenen Probleme wie die Schulängste einzugehen; sie reagierte darauf mit Missmut und Ärger.

Untersuchung von Max

Max war nicht freiwillig zu uns in Behandlung gekommen; die Trennung von der Mutter gestaltete sich dramatisch. Auf der Station zog er sich in sein Zimmer zurück. Er konnte sich nur sehr schwer in die Gruppe integrieren, las am liebsten Micky-Maus-Hefte und hörte über Kopfhörer Musik. Seine Gefühle verbarg er, manchmal wurde er dabei beobachtet, wie er heimlich weinte. Beim Spielen von Tischfußball, Korbball oder Brettspielen fiel auf, dass Max mit verbissenem Ehrgeiz versuchte, die Mitspieler zu übertrumpfen. Das Spielen mit ihm machte den anderen deshalb keinen Spaß. Verlor er bei einem Spiel, bekam er einen Wutanfall und zog sich zurück.

In den Einzelgesprächen konnte Max nach einiger Zeit angeben, dass er immer Angst hatte, ihm würde etwas zustoßen, wenn er in der Schule war, ohne genau sagen zu können, was ihm passieren könnte. Er litt seit längerer Zeit unter Einschlafschwierigkeiten und Alpträumen, die sich immer um sein Alleinsein und Vorstellungen von Katastrophen drehten.

In der körperlichen Untersuchung fanden sich keine Auffälligkeiten. Die Ergebnisse der testpsychologischen Untersuchung zeigten ein gut überdurchschnittliches intellektuelles Leistungsvermögen ohne Hinweise auf eine spezifische Teilleistungsschwäche.

Diagnose auf der Achse I

F93.0 Emotionale Störung mit Trennungsangst

Max zeigte mehrere Symptome dieser Störung (andauernde Abneigung zur Schule zu gehen, Ängste, dass ihm dort etwas Schreckliches passieren könnte, erhebliche somatische Beschwerden im Zusammenhang mit dem antizipierten Schulbesuch und Alpträume sowie Wutausbrüche und ein Rückzugsverhalten wegen seiner Trennung von der Mutter). Trennungsprobleme waren schon im Kindergartenalter aufgetreten.

Zutreffende Kategorien der Achse V

1.0 Mangel an Wärme in der Eltern-Kind-Beziehung durch ein oder beide Elternteile «2»

c, e: Die Mutter zeigte kaum Mitgefühl mit den Problemen von Max (c) und reagierte mit Ärger auf seine Ängste (e).

1.1 Disharmonie in der Familie zwischen Erwachsenen «1»

Vater und Mutter leben getrennt, es gibt aber Hinweise dafür, dass weiterhin eine Streitbeziehung mit vielen Vorwürfen besteht. Die Auseinandersetzung erfüllt aber nicht die notwendigen Schweregrade.

2.0 Psychische Störung / abweichendes Verhalten eines Elternteils «1»

b: Die Mutter wirkt impulsiv, hektisch und unausgeglichen und sie hat viele Streitbeziehungen. Sie bindet Max zum Teil als Ersatzpartner an sich, sie ist gleichzeitig für ihn oft unberechenbar verwöhnend und abweisend. Der notwendige eindeutige Schweregrad für eine Kodierung mit 2 wird aber wegen der nicht so schwerwiegenden psychischen Störung der Mutter nicht erreicht (zu den Auswirkungen auf das Kind: Siehe Kategorie 1.0).

4.3 Unangemessene Forderungen und Nötigungen durch ein oder beide Elternteile «2»

B, c: Die Mutter bespricht in unangemessener Weise ihre persönlichen Probleme mit Max.

5.1 Abweichende Elternsituation «2»

c: Die Eltern sind geschieden. Der Vater lebt wiederverheiratet in Norddeutschland, die Mutter allein erziehend mit den Kindern.

Zusammenhangsanalyse

Der Mangel an Wärme und die unangemessenen Forderungen an Max waren Folge der psychischen Verfassung der allein erziehenden Mutter. Dies und die Disharmonie zwischen seinen Eltern hatten einen direkten Einfluss auf seine mangelnden Bewältigungsmechanismen in Bezug auf seine Ängste.

Therapeutische Überlegungen und Verlauf

Max hatte wenig Chancen, die notwendige Unterstützung und psychoedukative Anleitung zu erhalten, um seine schulphobischen Probleme im Rahmen seiner Trennungsangst (die seit Jahren immer wieder auftauchten) zu bewältigen. Erst als die Konflikte der Eltern minimiert wurden und beide Eltern eindeutigere Grenzen ziehen konnten und eine klarere emotionale Zuwendung und kindgemäße Strukturierung vermittelten, war eine deutliche Besserung seines Befindens zu erwarten.

Max war 5 Monate lang in stationärer psychiatrischer Behandlung. Seine Mitarbeit in der Therapie war anfänglich schwierig und verweigernd. Hierzu mag auch ein Loyalitätskonflikt der Mutter gegenüber beigetragen haben. In den Therapiesitzungen arbeitete Max nur sehr sporadisch mit, verweigerte häufig zu sprechen, schaute demonstrativ auf seine Uhr, trommelte mit den Fingern auf den Tisch und stellte mit vielerlei Provokationen die Geduld seiner Therapeutin auf die Probe. Sein Verhalten war anfangs wie ein einziges großes Nein. Er übertrug manchmal in Sekundenschnelle eine immense Anspannung auf Betreuer und Therapeuten. Im Laufe der Zeit lockerte sich sowohl die Anspannung als auch seine negativistische Haltung. Dann erzählte er auch von seiner Mutter, die sich bei ihm offenbar häufig über ihre Einsamkeit, den Streit mit dem Vater und ihrer weiteren Familie beklagte und auch Rat suchte.

Nach längerer Zeit des stationären Aufenthaltes war Max in der Lage, sein eigenes Verhalten kritisch zu beurteilen und versuchte, es zu ändern.

Max' Mutter kam regelmäßig zu Beratungsgesprächen, sie wirkte dabei zunächst sympathisch und verstand es, die Therapeutin für sich einzunehmen. Im weiteren Verlauf der Beziehung entpuppte sie sich als unberechenbar, impulsiv und wenig beeinflussbar. Max wurde von beiden Elternteilen materiell verwöhnt. Sobald es Max etwas besser ging, nahm die Mutter jede Gelegenheit wahr, ihn zu sehen, und akzeptierte nicht die Stationsregeln, welche besagten, dass z. B. an einem Tag in der Woche keine Besuchszeit war. Max wurde von ihr ständig beschäftigt und verwöhnt, hatte keine Zeit mehr für sich alleine und für andere Jugendliche. Hierüber gab es eine Auseinandersetzung zwischen Mutter und Therapeutin und zwischen Mutter und Vater.

Erst nach intensiven Familiengesprächen mit den Eltern konnte ein regelmäßiges Besuchsrecht für den Vater alle zwei Wochenenden mit der Mutter ausgehandelt werden. Ein weiteres Ergebnis dieser Gespräche war, dass der Vater sich bereit erklärte, demnächst erzieherisch auf Max einzuwirken und ihm Grenzen zu setzen, auch wenn er ihn nur am Wochenende sieht. Der Vater hatte Max bis dahin fast alles durchgehen lassen, hat ihn auch materiell verwöhnt.

Max besuchte in unserer Einrichtung die Schule für Kranke und später, nach einigen Anläufen, ein Gymnasium in der Nähe unserer Einrichtung.

In den Sommerferien verbrachte er drei Wochen zu Hause bei seiner Mutter und war zwischenzeitlich beim Vater zu Besuch. Nach den Sommerferien besuchte Max seine ursprüngliche Heimatschule. Hier konnte er sich wieder gut in seine Klasse integrieren.

10. Alles klemmt

Aufnahmegrund

Der 12-jährige Matthias wurde nach Anraten seiner Psychotherapeutin zur Behandlung seiner seit drei Jahren bestehenden schweren Zwangskrankheit überwiesen. Matthias berichtete im Aufnahmegespräch, dass er sich sehr häufig die Hände waschen müsse, jeden Morgen eine Stunde lang. Er werde sehr unruhig, wenn er dabei gestört werde. Auch habe er Kontrollzwänge: Immer wieder müsse er kontrollieren, ob alle Türen geschlossen seien, ob Teppiche und Einrichtungsgegenstände ganz genau an ihrem Platz liegen und stehen. Früher habe er «Klemmzwänge» gehabt. Er habe immer sehr genau überprüfen müssen, ob seine Kleidungsstücke genau sitzen, dabei Hemden und Pullover unter den Armen festklemmen müssen. Diese «Klemmzwänge» habe er sich aber mittlerweile selbst abgewöhnen können.

Anamnestische Daten

Vorgeschichte des Kindes

Zum Aufnahmegespräch zur stationären Behandlung erschien Matthias in Begleitung seines Vaters. Dieser berichtete, dass seine Frau nicht in der Lage gewesen sei mitzukommen. Die später in die Klinik kommende Mutter berichtete zur Vorgeschichte: Matthias sei ihr jüngstes Kind sie sei ungewollt schwanger geworden. Die Familie sei damals in ein neues Haus gezogen, Umbaumaßnahmen seien eine schwere Belastung gewesen. Sie hätte sich damals nicht in der Lage gesehen, ein drittes Kind aufzuziehen, und lange mit dem Gedanken an eine Abtreibung gespielt. Auf Drängen ihres Ehemannes habe sie jedoch das Kind behalten. Die Schwangerschaft sei aber dann für sie sehr belastend verlaufen, sie habe an Übelkeit und Erbrechen und vielen körperlichen Beschwerden gelitten. Nach der Geburt sei Matthias dann vorwiegend vom Vater versorgt worden. Als kleines Kind habe Matthias oft Wutanfälle bekommen, er habe «wie am Spieß geschrien», wenn er Zuwendung suchte. Später seien Matthias' schulische Leistungen immer sehr gut gewesen, wie im Übrigen auch bei den beiden älteren Töchtern. Aufgrund seiner Zwangserkrankung habe Matthias jetzt im letzten Jahr aber zunehmend häufiger die Schule versäumt, so dass der weitere erfolgreiche Schulbesuch gefährdet sei.

Mutter

Die Mutter leidet seit 20 Jahren an schweren Putz- und Reinigungszwängen. Zeitweise hat sie bis zu 18 Stunden am Tag das Haus vom Keller bis zum Dachboden putzen müssen. Jede Woche säubert sie die Garagentore von innen. Die Mutter beherrscht mit ihrem Putzzwang die ganze Familie und zeigt letztlich auch wenig Krankheitseinsicht, zumal es bei ihr einen erheblichen sekundären Krankheitsgewinn gibt: Obwohl noch zwei Putzfrauen und eine Bügelfrau beschäftigt werden, putzt die Mutter zwar weiter unablässig Haus und Hof, sie delegiert aber alle weiteren Aufgaben und hält so jeden Streit von sich fern. Als Kranke darf sie nicht noch weiter belastet werden. Bereits zweimal ist sie in stationärer psychiatrischer Behandlung gewesen; jetzt befindet sie sich noch in ambulanter Psychotherapie. Ihre Zwänge haben sich etwas gebessert. Eine Zeit lang ist Matthias von derselben Therapeutin wie die Mutter behandelt worden, obwohl mehrere Ärzte und Psychologen davon abgeraten hätten.

Matthias gegenüber war die Mutter wenig einfühlend. Bei der Schilderung der vielen Probleme und des großen Leidens ihres Sohnes zeigte sie kaum eine Gefühlsregung. Andererseits nahm die Mutter mit ihren Zwängen auch auf Matthias großen Einfluss: Sie organisierte seinen Tagesablauf, sie packte ihm am Morgen die Schultasche, sie unterband praktisch jede altersgemäße selbständige Entwicklung.

Vater

Der Vater arbeitet als Bankangestellter. Er beschreibt sich als sehr gewissenhaft und genau, Zwänge oder andere Krankheiten konnten aber nicht exploriert werden. Er habe Matthias allein großgezogen. Schon als Säugling habe der Junge bei der Mutter nicht getrunken, so dass er ihm regelmäßig die Flasche gab. Der Vater erledigt alle Einkäufe und Bankangelegenheiten.

Weitere familienanamnestische Angaben

Auch eine ältere Schwester Matthias', die bereits das Elternhaus verlassen hatte und mit einem Freund zusammenlebte, litt an Putz- und Ordnungszwängen, die sie aber vor ihrem Freund und dessen Mutter verheimlichte.

Die gesunde zweite Tochter trägt die Verantwortung für die Erledigung der Hausarbeiten und gewährleistet das reibungslose Funktionieren des Haushalts; diese Tochter vermittelt auch bei den vielen Streitigkeiten, die es zwischen den Eltern gibt.

Untersuchung von Matthias

Matthias war ein noch sehr kindlich wirkender, kleinwüchsiger Junge, der sehr unter seinen Zwängen litt. Er fühlte sich unfähig, normalen Anforderungen zu genügen, sein Selbstwertgefühl war deutlich beeinträchtigt. Mehrfach weinte er während des Aufnahmegesprächs, vor allem, als die Sprache darauf kam, dass er keine Freunde zu sich nach Hause einladen könne. Er schämte sich bei der Vorstellung, dass diese sehen könnten, welche Probleme es bei ihm zu Hause gab. Voller Anklagen war Matthias gegenüber der Mutter, die nie Zeit für ihn gehabt habe. Vom Vater wurde dieses bestätigt.

Bei der Aufnahme in der Klinik war Matthias dysphorisch gereizt, er wirkte äußerst angespannt, den Eltern gegenüber war er sehr aggressiv und dominant. Die psychiatrische Untersuchung zeigte keine formalen oder inhaltlichen Denkstörungen, Matthias war voll orientiert, wach und bewusstseinsklar. Im Stationsalltag zeigte sich zunehmend, wie sehr der gesamte Alltag durch seine Zwänge strukturiert war. Auffällig war hier das immer noch auftretende «Kleiderrichten», d. h. Matthias musste immer wieder in seinem Zimmer (möglichst unbeobachtet) seine gesamte Kleidung so ausrichten, dass es keine Falten gab; auch beim Sitzen auf Stühlen achtete er darauf. Hinter seinen Klemmzwängen stand dasselbe Problem, er musste versuchen, Falten in seiner Kleidung zu vermeiden. In den ersten Wochen des stationären Aufenthalts konnte er sich nicht die Hände mit Seife waschen, da er zu große Angst vor Seifenspritzern hatte, die dann auf seine Kleidung gelangen könnten. Plötzliche Änderungen im Tagesablauf führten zu akuten Panikzuständen.

In den weiteren zunächst ambulant durchgeführten Untersuchungsgesprächen trat dann zutage, dass Matthias auch im schulischen Bereich durch seine Krankheit sehr behindert war. Mehrfach habe er die Schule nicht besuchen können, vor allem, weil er nicht genug Schlaf finde. Seine Ordnungs-, Wasch- und Kontrollzwänge hätten nämlich dazu geführt, dass er abends erst sehr spät einschlafen konnte und morgens extrem früh aufstehen musste. Die zwanghaft ablaufenden rituellen Handlungen, die er an jedem Morgen vor dem Schulbesuch durchführen musste, dauerten bis zu zwei Stunden.

Matthias war zunächst sehr schwer zu einer körperlichen und psychologischen Untersuchung zu bewegen. Es fanden sich aber keine Auffälligkeiten; seine Intelligenz war überdurchschnittlich gut.

Diagnose auf der Achse I

F42.1 Zwangsstörung mit vorwiegenden Zwangshandlungen

Bei Matthias liegt eine schwere Zwangsstörung vor, es überwiegen dabei die Zwangshandlungen.

Zutreffende Kategorien der Achse V

1.0 Mangel an Wärme in der Eltern-Kind-Beziehung durch ein oder beide Elternteile «1»

a: Die Kategorie ist nur mit «1» zu kodieren, denn nur ein Kriterium ist erfüllt, die Mutter verhält sich abweisend und uneinfühlsam (a).

2.0 Psychische Störung / abweichendes Verhalten eines Elternteils «2»

a, b: Die Zwangserkrankung der Mutter hat zu einer andauernden sozialen Einschränkung geführt (a), die Mutter erfüllt ihre Elternrolle inadäquat (b). (Die bei der Schwester vorliegende Zwangserkrankung hat nicht direkt zu negativen Folgen geführt, insofern ist die Kategorie 2.2 (Behinderung / abweichendes Verhalten der Geschwister) nicht zu kodieren.(

4.0 Elterliche Überfürsorge durch ein oder beide Elternteile «2»

A a, g; B g: Die Mutter schränkt altersgemäße Freizeitbeschäftigungen ein, die ganze Familie muss stattdessen putzen (A a), sie nimmt Matthias jedwede altersadäquate Verantwortung ab (A g), Matthias wird davon abgehalten, sich mit altersadäquaten Herausforderungen und Anforderungen auseinanderzusetzen (B g).

5.2 Isolierte Familie «0»

Die Familie ist durch die schwere Psychopathologie mehrerer Familienmitglieder sehr isoliert; es mangelt an befriedigenden Sozialkontakten nach außen (A), Besucher kommen selten in die Familie (B). Allerdings wird Matthias nicht gehindert, Freunde zu treffen oder einzuladen oder Kontakte zu pflegen. Er tut dies aber nicht aufgrund seiner eigenen Zwänge.

9.2 Abhängige Ereignisse, die zur Herabsetzung der Selbstachtung führen «2»

a, c: Bedingt durch seine schwere Zwangserkrankung war Matthias im täglichen Leben so eingeschränkt, dass er normale, altersgemäße Tätigkeiten durchzuführen nicht in der Lage war. Er hatte ein sehr negatives Bild von sich selbst, er sah sich als Versager an. Seine Selbstachtung ist bedeutsam herabgesetzt, und er leidet vor allem darunter, dass er die Schule nicht mehr besuchen kann (a und c).

Zusammenhangsanalyse

Bei Matthias hat sich in einer von Geburt an pathologischen und spannungsgeladenen intrafamiliären Atmosphäre ein schweres psychiatrisches Krankheitsbild entwickelt. Lernerfahrungen sind hierbei nicht auszuschließen, denn Matthias hat von klein auf erfahren, dass die Mutter durch ihre schwere Zwangserkrankung sehr viel Fürsorge und Zuwendung bekam und auch sekundären Krankheitsgewinn hatte. Aus psychodynamischer Sicht könnten die Zwangssymptome auch eine Abwehrformation darstellen, mit Hilfe derer Matthias starke Ängste vor dem Verlassenwerden abzuwehren versucht. Diese Situation war ja real gegeben, weil er ein von der Mutter unerwünschtes Kind war. Die Mutter war nicht in der Lage, sich nach der Geburt um ihn zu sorgen.

Therapeutische Überlegungen und Verlauf

Es wurde ein umfassender Therapieplan erstellt: Matthias erhielt eine regelmäßige Einzelpsychotherapie wie auch eine kognitive Verhaltensmodifikation im Sinne der so genannten «Symptom prevention» mit begleitenden Elterngesprächen. Er wurde gleichzeitig medikamentös mit einem Serotonin-Reuptake-Hemmer

(SSRI) behandelt und später auch mit einer Kombination von SSRI und Neuroleptika. Es trat zunächst eine Symptombesserung ein, es gelang Matthias zunehmend besser, auf Zwangsrituale zu verzichten und neue Verhaltensweisen zunächst spielerisch auszuprobieren.

Im weiteren Verlauf wurde es klar, dass in dem starren familiären System kaum Änderungen möglich waren. Auch Matthias' Vater, der diese Probleme sehr klar sah und auch außerordentlich kooperativ erschien, sah keine andere Änderungsmöglichkeit außer der einer Scheidung, von der schon in der Vergangenheit mehrfach die Rede gewesen war, zu der der Vater sich jedoch nie hatte durchringen können.

Während der Wochenendbeurlaubungen wurde beobachtet, dass die Zwänge zu Hause immer wieder schnell verstärkt auftraten. Matthias war dann kaum noch in der Lage, seine Spannungen auszuhalten. Es wurde daraufhin auf eine außerhäusliche Unterbringung hingearbeitet. Matthias ging schließlich in eine therapeutische Wohngruppe. Nach anfänglicher Besserung traten aber auch hier bald wieder die alten Zwänge verstärkt auf. Bei einer Wiedervorstellung in unserer Klinik klagte Matthias darüber, dass man sich in dem Wohnheim nicht um ihn kümmere, ihn am Morgen einfach im Bett liegen lasse, wenn er nicht in der Lage war aufzustehen. Die Zwänge und die begleitenden Ängste verstärkten sich schließlich so sehr, dass die Eltern ihn wieder zu sich nach Hause nahmen. Auch eine Wiederaufnahme an der Klinik änderte nicht viel.

11. Gameboy statt Klavier

Aufnahmegrund

Vorstellungsgrund waren erhebliche Schulprobleme: Der 9-jährige Alexander besucht die 2. Klasse der Grundschule und stört die anderen Kinder beim Unterricht, er hört nicht auf die Lehrerin, er verlangt, dass sie sich nur mit ihm beschäftigen solle; er hat erhebliche Konzentrationsprobleme. Motorisch ist Alexander sehr unruhig. Die Mutter klagt, dass er ständig in Bewegung sein muss; sitzt er ruhig, dann kaut er an den Fingernägeln oder zerkratzt die Nagelhaut. Die Mutter berichtet, dass Alexander ihr zu Hause nicht gehorcht. Er wolle nicht Klavierüben, viel lieber spiele er stundenlang und bei jeder Gelegenheit mit seinem Gameboy. Immer wolle er seinen Willen durchsetzen, er könne nicht verstehen, warum er gehorchen solle. Auch Alexanders Sozialverhalten wurde als auffällig beschrieben. Er hat nur wenige Freunde, andere Kinder wollen nicht mit ihm spielen, da er immer alles besser wisse und bestimmen wolle. Als weitere Probleme beschrieb die Mutter ein primäres Einnässen (Enuresis nocturna), weiterhin ein Stottern, das insbesondere bei Aufregung in störender Weise auftrete. Besonders beunruhigt war die Mutter über einige Gelddiebstähle, die Alexander begangen hatte, die er aber immer wieder lange Zeit mit großem Geschick zu verheimlichen gewusst hatte.

Anamnestische Daten

Vorgeschichte des Kindes

Alexander wurde im 6. Schwangerschaftsmonat in Rumänien geboren. Bei der Geburt wog er 900 Gramm. Es bestand also eine Früh- und Mangelgeburt. Die ersten zwei Lebensmonate verbrachte Alexander im Brutkasten. Die Sprachentwicklung sei dann verzögert verlaufen, ebenso die Sauberkeitsentwicklung.

Alexander war mit sieben Jahren in Rumänien eingeschult worden. Dort waren bereits seine motorische Unruhe und Konzentrationsschwäche verbunden mit Kontaktstörungen und aggressivem Verhalten aufgefallen. Nach zwei Monaten

Schulbesuch emigrierte die Familie nach Deutschland. Hier zeigte der Junge ähnliche Probleme und er war bei sportlichen Auseinandersetzungen im Spiel und im Turnunterricht deutlich behindert. In Rumänien waren bereits mehrere Therapieversuche mit Medikamenten gemacht worden. Vor der Vorstellung in der Poliklinik hatte Alexander Stimulantien vom Hausarzt verordnet bekommen. Dieser Therapieversuch hatte nach Angaben der Mutter abgebrochen werden müssen, weil Alexander einen Hautausschlag bekommen habe.

Mutter

Die Mutter ist deutscher Abstammung und arbeitete hier wieder als Musiklehrerin. Sie berichtete, dass es seit der Geburt Alexanders erhebliche Eheprobleme gegeben hatte und sie sich mit der Absicht trug, sich von ihrem Mann zu trennen. Zu der Zeit stritten sich die Eltern sehr häufig, sie schliefen schon in Rumänien getrennt und die Mutter machte auch in Alexanders Gegenwart herabsetzende Bemerkungen über ihren Mann.

Vater

Der Vater ist rumänischer Herkunft, er beherrscht die deutsche Sprache nur sehr mangelhaft und ist arbeitslos. Er hatte ein erhebliches Alkoholproblem und war auch deswegen nicht in der Lage, Arbeit zu finden. Er kümmerte sich nicht um Alexander, dessen Probleme waren ihm gleichgültig, wie die Mutter anschaulich beschrieb. Man konnte auch darüber nicht mit ihm reden, da er jeder Diskussion auswich. Das betraf auch die Lebensverhältnisse, in denen sich die Familie befand.

Die Familie bewohnt auf Kosten des Sozialamtes ein enges Hotelzimmer in der Nähe des Hauptbahnhofs.

Untersuchung von Alexander

Alexander war bei der psychiatrischen Untersuchung sehr unruhig und angespannt. Er saß kaum einen Moment ruhig auf seinem Stuhl, er schaukelte und schwang die Beine hin und her, bewegte ständig die Arme. Aufmerksam folgte er allem, was besprochen wurde, häufig unterbrach er die Schilderung der Probleme durch seine Mutter, um sie zu korrigieren. Aufgrund seines überhasteten Sprechens und seines Stotterns war er oft schlecht zu verstehen. Alexander war wach, bewusstseinsklar, voll zur Person, zum Ort und zur Zeit orientiert. Sein Denken war klar und realitätsbezogen, es bestanden weder formale noch inhaltliche Denkstörungen. Stimmungsmäßig war Alexander sehr labil und leicht reizbar.

Die körperlich-neurologische Untersuchung zeigte Schwächen in der fein- wie auch grobmotorischen Koordination. Die Hirnstromkurve (EEG) war aber altersentsprechend. Im Intelligenztest mittels des HAWIK-R erzielte Alexander ein gut durchschnittliches Ergebnis, es fand sich keine signifikante Differenz zwischen dem (höheren) Verbal- und Handlungsteil des Tests, jedoch ein insgesamt sehr schwankendes Leistungsprofil.

Diagnose auf der Achse I

F90.1 Hyperkinetische Störung des Sozialverhaltens

Alexander war motorisch sehr unruhig, er hatte deutliche Störungen der Konzentrationsfähigkeit und Aufmerksamkeitsdauer, er neigte stark zu impulsivem Handeln. Weiterhin lag eine Störung des Sozialverhaltens vor, das vor allem in der Familie belastend auftrat: Alexander weigerte sich, soziale Regeln einzuhalten, er hörte weder auf seine Eltern noch auf seine Lehrer; er hatte auch schon Diebstähle begangen.

F98.5 Stottern

Daneben litt Alexander an einem tonisch-klonischen Stottern.

F98.0 Nicht-organische Enuresis

Es bestand eine primäre Enuresis nocturna.

Diagnose auf der Achse II

F82 Umschriebene Entwicklungsstörung der motorischen Funktionen

Die motorische Koordination war deutlich auffällig.

Zutreffende Kategorien der Achse V

1.1 Disharmonie in der Familie zwischen Erwachsenen «2»

f, i: Die Eltern hatten ein chronisches Eheproblem, sie schliefen getrennt (f), die Mutter machte häufig negative Bemerkungen über den Vater und in der Familie herrschte eine extrem gespannte Atmosphäre (i).

2.0 Psychische Störung / abweichendes Verhalten eines Elternteils «2»

b: Der Vater hatte ein chronisches Alkoholproblem, er konnte seine Elternrolle nur in sehr inadäquater Weise erfüllen (b).

3. Inadäquate oder verzerrte intrafamiliäre Kommunikation «2»

e: Die familiären Schwierigkeiten wurden vom Vater regelmäßig verleugnet und er verweigerte eine Auseinandersetzung darüber (e).

4.1 Unzureichende elterliche Aufsicht und Steuerung durch ein oder beide Elternteile «1»

B d, e: Die Eltern waren sich in der Erziehung Alexanders uneinig und gaben widersprüchliche Botschaften; der Vater erlaubte z. B. spätes Fernsehen, nachdem es die Mutter zuvor verboten hatte (B d). Erzieherische Maßnahmen waren oft inkonsequent, Übertretungen elterlicher Gebote wurden teils bestraft, teilweise wurde gar nicht reagiert (B e). Dieses wird auch aus dem Therapieverlauf deutlich, wiewohl mit einem minderen Schweregrad.

5.3 Lebensbedingungen mit möglicher psychosozialer Gefährdung «2»

B b: Die Familie wohnte extrem beengt in einem Hotelzimmer im Bahnhofsviertel, dieses wurde insbesondere von der Mutter als stigmatisierend und beschämend angesehen. Alexander hatte große Angst, dass seine Mitschüler entdecken könnten, unter welch beschämenden Umständen seine Familie lebte (B b).

Zusammenhangsanalyse

Bei Alexander bestanden vielfältige Probleme: Das hyperkinetische Syndrom, die Sprechstörung, die motorischen Entwicklungsrückstände und das Einnässen; sie können zum Teil als Folgezustände der Früh- und Mangelgeburt verstanden werden. Diese Probleme wurden noch verstärkt, weil die Familie in sehr unsicheren sozialen Verhältnissen lebte und chronische innerfamiliäre Spannungen bestanden. Hinzu kamen bei Alexander die Störungen im Sozialverhalten.

Weiter plante die Mutter, sich vom Vater wegen seines Alkoholproblems zu trennen. Er war nicht in der Lage, Arbeit zu finden. Alexander fand in der Kommunikation der Eltern untereinander (die kaum stattfand) kein Vorbild, um ein normales Sozialverhalten zu erlernen.

Therapeutische Überlegungen und Verlauf

Aufgrund der vielfältigen Probleme und der schwierigen familiären und Wohnsituation empfahlen wir eine stationäre Behandlung in unserer Klinik. Hier wurde Alexander fünf Monate lang behandelt. Die Behandlung hatte drei Schwerpunkte:

1. Das nächtliche Einnässen wurde nach einem Verstärkerplan mit Weckzeiten und positivem Verstärker nach einer «trockenen Nacht» behandelt. Dieses Symptom verschwand nahezu völlig im Laufe der stationären Behandlung; es wurde jedoch von der Mutter berichtet, dass Alexander während der Wochenendbesuche zu Hause immer wieder einnässte.

2. Das vorliegende hyperkinetische Syndrom wurde medikamentös mit zentralen Stimulantien behandelt. Die Behandlung mit einem Amphetamin-Saft führte zu einer deutlichen Besserung der Hypermotorik und der gestörten Konzentrationsfähigkeit. Die Mutter beklagte jedoch Nebenwirkungen bei Alexander in Form von starken Gefühlsschwankungen und nach ihrer Meinung hierdurch bedingten allergischen Reaktionen (Hautexanthemen). Eine Fortführung der Stimulantien-Behandlung nach Entlassung aus der Klinik lehnte sie zunächst ab und sie war in der Folgezeit nur sehr schwer von der Notwendigkeit dieser Medikation zu überzeugen.

3. Der dritte Schwerpunkt lag in der stationären Milieutherapie des gestörten Sozialverhaltens von Alexander. Bei den Kindern auf der Station war Alexander sehr unbeliebt. Ein Grund hierfür war, dass er in seinem Verhalten sehr starr, inflexibel und sehr auf sich bezogen war. Wenn er eine Meinung vertrat, konnte er nicht verstehen, dass andere diese Auffassung nicht teilten. Immer wollte er alles besser wissen und besser machen. Fehler konnte er nicht akzeptieren, er

glaubte nicht daran, dass dies wirkliche Fehler seien. Nur sehr langsam konnte er sich auf neue Situationen einstellen. Er musste immer erst eine Handlung beenden, bevor er eine neue anfing. Unterbrechungen konnte er kaum zulassen. Diese Umstellungsschwierigkeiten führten dazu, dass sich Alexander oft verspätete. Auch konnte er die Folgen seines Handelns nicht richtig einschätzen, vor allem die emotionalen Reaktionen, die sein Handeln bei anderen auslöste. Er verstand nicht, dass Kinder sich über ihn ärgerten, wenn er bestimmte Dinge tat. Insgesamt war er sehr leistungsmotiviert, er wollte alles kennen und machen, was seine innere Spannung noch verstärkte. Aufgrund seiner Verhaltensprobleme stellte sich ein Erfolg in der Schule nur sehr zögerlich, aber letztlich sehr befriedigend ein.

Das Verhalten der Eltern trug erheblich zu diesen Problemen bei. Die Mutter zeigte gegenüber Alexander große Unsicherheiten. Es bereitete ihr große Schwierigkeiten, klare Entscheidungen zu treffen und Grenzen zu ziehen. Sie ging Konfrontationen mit Alexander oft aus dem Weg, sie überließ ihm wichtige Entscheidungen, sogar den Entlassungstermin. Der Vater war aufgrund seiner Sprachprobleme und eigener Zurückhaltung in die Behandlung nicht eingebunden; von der Mutter wurde dieses auch verhindert.

Alexander war bei seiner Entlassung aus der dreimonatigen stationären Behandlung kontaktfähiger, er zeigte ein besseres Sozialverhalten. Es wurde jedoch eine ambulante Behandlung empfohlen, die dann weitere drei Jahre währte.

Die Familie fand eine Wohnung und lebte unter weniger beengten Verhältnissen. Die Ehe der Eltern wurde zwar geschieden, sie leben jedoch weiterhin unter extremen Spannungen zusammen. Der Vater weigerte sich, aus der gemeinsamen Wohnung auszuziehen, und die Mutter empfand es auch als bequem, dass der Vater zumindest in der Wohnung war, wenn sie ihrer Arbeit nachging. Das Einnässen trat nach der Entlassung aus der Klinik wieder verstärkt auf, auch gab es wieder Probleme im Sozialverhalten. Alexander hatte nur wenige Freunde, er war bei seinen Mitschülern wegen seiner ungeduldigen, drängelnden und rechthaberisch-besserwissenden Art unbeliebt. Er besucht aber mittlerweile ein Gymnasium und erbringt gute Schulleistungen.

12. Heiße und kalte Güsse

Aufnahmegrund

Der elfjährige, aus der Türkei stammende Kemal wurde in der kinderpsychiatrischen Poliklinik auf Betreiben des Jugendamtes vorgestellt. Kemal war schon seit dem Kindergartenalter durch sein aggressives Verhalten aufgefallen, immer wieder hatte er andere Kinder geschlagen. Im Schulalter hatte er erste Diebstähle begangen. Zu Hause war es zu massiven tätlichen Auseinandersetzungen mit seinem zwei Jahre älteren Bruder gekommen, den er einmal so geschlagen hatte, dass dieser das Bewusstsein verlor. Häufig hätten sich die Eltern von Mitschülern beklagt, dass Kemal eine Gefahr für ihre Kinder sei. Akuter Vorstellungsanlass waren jetzt erstmals aufgetretene sexuelle Verhaltensauffälligkeiten: Kemal hatte Mädchen in der Schule an den Geschlechtsteilen zu berühren versucht, dabei ordinäre Schimpfworte benutzt und er hatte sich auch vor Mädchen entblößt. Aufgrund dieser Verhaltensauffälligkeiten hatte Kemal bereits mehrfach die Schule wechseln müssen; jetzt war er ausgeschult worden. Kemal wurde als ein sehr intelligenter Junge beschrieben. Den schulischen Leistungsanforderungen zu genügen machte ihm keinerlei Probleme.

Anamnestische Daten

Vorgeschichte des Kindes

Kemal ist das jüngste von vier Kindern. Alle Kinder wurden in einem Dorf in der Türkei geboren. Im Alter von zwei Jahren kam Kemal zusammen mit der Mutter nach Deutschland. Der Vater hatte bereits vier Jahre lang hier gelebt. Schwangerschaft, Geburt und die Entwicklung in den ersten drei Lebensjahren wurden als problemlos beschrieben. Kemal lebte jetzt zusammen mit seinen Eltern, dem nächstälteren Bruder und einer 16-jährigen Schwester. Die älteste 19-jährige Tochter hatte gegen den Willen der Eltern kurz zuvor das Haus verlassen; sie lebte mit einem deutschen Freund zusammen. Zum Aufnahmegespräch war die Mutter mit allen Kindern erschienen. An dem Gespräch nahm ferner eine Sozialarbeiterin des Jugendamtes teil. Von Seiten der Familie war man bemüht, die häusliche Situation als normal und problemlos darzustellen. Kemal sei ein normal entwickelter Junge, der keine Probleme habe. Wenn Kinder untereinander Streit hätten, dann gäbe man immer wieder ihm als Ausländer die Schuld. Die sexuellen Verhaltensauffälligkeiten seien von den Mädchen erfunden worden.

Die Familie lebte sehr isoliert in einem Frankfurter Vorort. Es gab keinerlei Freundschaftskontakte, die Kinder durften keine Freunde einladen und an keinen sozialen Gruppenaktivitäten teilnehmen. Weder Freunde noch Verwandte wurden nach Hause eingeladen. Kemal hatte keine vertrauensvollen Freundschaftsbeziehungen außerhalb der Familie. Nach der Schule ging er oft in eine Spielhalle. Hier war er nur oberflächlich in eine Gruppe türkischer und deutscher Kinder und Jugendlicher integriert.

Mutter

Sie ist 39 Jahre alt, wirkt aber älter und sehr verhärmt. Sie hatte früher eine Putzstelle, die sie aber gegenwärtig nur sporadisch ausfüllt. Im Aufnahmegespräch kam auch zutage, dass die Mutter zwei Jahre zuvor mit den Kindern den Mann wegen dessen Aggressionen den Kindern, aber auch ihr gegenüber verlassen hatte und vorübergehend in ein Frauenhaus gezogen war. Die Auseinandersetzungen mit Abwertungen und dauernden Spannungen zwischen ihr und dem Vater dauern an.

Vater

Er ist 10 Jahre älter als seine Frau und leidet an starken Rückenschmerzen, wie er angibt. Deswegen kann er nur eingeschränkt arbeiten und strebt eine Frührente an. Von der Sozialarbeiterin wurde angedeutet, dass der Vater ein erhebliches Alkoholproblem habe. Er sei daheim oft betrunken anzutreffen. Der Vater hatte die beiden Töchter in traditionell islamischer Weise in der Türkei verheiraten wollen, wogegen sich die Frau und die Töchter zur Wehr gesetzt hatten.

Untersuchung von Kemal

Kemal war ein kleiner freundlicher Junge mit einer großen Brille. Bei der Einzeluntersuchung arbeitete er sehr kooperativ mit. Bereits nach kurzer Zeit hatte er wieder einen Schulplatz gefunden und berichtete, dass er hier keine Probleme habe. Er wolle sich auch weiter Mühe geben, sich gut zu benehmen. Einige der berichteten Missetaten gab er zu. Er schränkte aber sofort ein, dass vieles daher komme, weil andere ihm nicht gut gesonnen seien und ihn hassten. Allerdings sei er auch im Kindergarten «kein Engel» gewesen. Es stimme, dass er seinen Bruder einmal zusammengeschlagen habe; dieser habe den Streit aber begonnen. Zu den sexuellen Übergriffen berichtete er, es stimme, dass er mehreren Mädchen «unten» angegriffen habe, es gäbe aber auch einige Mädchen, die in ihn verliebt seien und dies mögen. Dass er die Hosen heruntergezogen haben soll, wies er mit Entrüstung zurück.

Kemal klagte sehr darüber, dass er oft aufgrund seines Namens und seiner körperlichen Kleinheit geärgert werde. Oft werde er von anderen Kindern «Kamel» oder gar «Pimmel» gerufen. Dann werde er sehr wütend und wehre sich auch dagegen. Aus diesem Grunde habe er auch einmal ein Fahrrad gestohlen, denn damals habe ihn ein Mädchen geärgert, weil sie ihn auch «Pimmel» genannt habe. Daraufhin habe er ihr Fahrrad «zu Kleinholz verarbeitet».

In der Familie sei sein Hauptproblem der Vater. Dieser trinke täglich viel Alkohol, er misshandele ihn und seinen Bruder. Der Vater habe ihnen die Unterarme mit glühenden Zigaretten verbrannt und auch bekämen er und sein Bruder abwechselnd heiße und kalte Güsse und Prügel verabreicht, wenn der Vater mit ihnen unzufrieden sei. Wegen dieser Probleme sei ja auch seine älteste Schwester aus dem Haus ausgezogen. Kemal klagte: «Ich bin ja ein lieber Junge, aber mein Vater macht, dass ich immer so böse bin!» Weil der Vater immer so schlimm sei, tue auch er schlimme Sachen.

Die psychiatrische Untersuchung zeigte keine Störungen der Denkprozesse. Kemals kognitive Fähigkeiten waren überdurchschnittlich gut, sie lagen im Bereich der Hochbegabung. Kemals Stimmung war in der Untersuchungssituation durchgehend euthym. Es wurde jedoch deutlich, dass er zu massiven Aggressionsdurchbrüchen neigte. In den Gesprächen wurde ferner deutlich, dass Kemal sehr dazu neigte, die Schuld für seine Missetaten auf andere zu projizieren. Er war in geschickter Weise darauf bedacht, sich selbst als Opfer äußerer misslicher Umstände darzustellen.

Diagnose auf der Achse I

F91.2 Störung des Sozialverhaltens bei vorhandenen sozialen Bindungen

Kemal war nicht in der Lage, soziale Regeln einzuhalten. Er hatte Mitschüler in massiver Weise bedroht, sie geschlagen und ihnen Verletzungen zugefügt.

Zutreffende Kategorien der Achse V

1.1 Disharmonie in der Familie zwischen Erwachsenen oder Geschwister über 16 «2»

a, b, c: Die Mutter war wegen der Verteidigung ihrer Kinder bei Gewalttätigkeiten des Vaters selbst in Auseinandersetzungen mit dem Vater geraten. Sie war in der Vergangenheit mit allen Kindern in ein Frauenhaus gegangen, dieser Vorgang lag aber länger als sechs Monate zurück und konnte somit nicht aktuell für die Kodierung des Punktes c herangezogen werden. Jedoch hatte die älteste Schwester nach einer Auseinandersetzung mit dem Vater das Elternhaus verlassen, dieses Ereignis lag vier Monate zurück und konnte somit als aktuelles Beispiel für Punkt c herangezogen werden. Auseinandersetzungen enden mit gravierendem Kontrollverlust (a). Es herrschte eine persistierende Atmosphäre gravierender Gewalttätigkeit (b). Familienmitglieder hatten das Haus nach solchen Auseinandersetzungen verlassen (c).

1.3 Körperliche Kindesmisshandlung «2»

a–d: Der Vater hatte voller Wut und unter Kontrollverlust (c) Zigaretten auf den Armen seiner Söhne ausgedrückt, die Kinder unter die Dusche gestellt, im Wechsel eiskaltes und kochendheißes Wasser über sie laufen lassen (a, d) und sie auch geprügelt (b).

4.1 Unzureichende elterliche Aufsicht und Steuerung durch ein oder beide Elternteile «2»

B c, d; C b: Die Eltern erziehen die Kinder sehr widersprüchlich und uneinig (B d), der Vater teilt in unvorhersehbarer Weise drakonische Strafen aus, reagiert dann wieder gar nicht, die Mutter versucht, die Kinder vor den Bestrafungen ihres Mannes zu schützen (sie selbst gibt hier nur karge Angaben), kann dadurch selbst aber nur extrem ineffektiv erzieherisch wirken. Ihre erzieherischen Maßnahmen blieben ungenau und nicht konkret (B c). Beide Eltern entschuldigten die Übergriffe Kemals und setzen hier keine gezielten Interventionen (C b).

5.2 Isolierte Familie «2»

A–D: Es bestand ein Mangel an befriedigenden Sozialkontakten nach außen (A), die Familie nahm kaum an sozialen Gruppenaktivitäten teil (A a), es gab keine Ausflüge mit Nichtverwandten (A b) und kaum informelle positive soziale Interaktionen mit anderen (A c). Es kamen keine Besucher in die Familie (B), die Familie hatte keine Freunde (C), der Vater hatte seinen Kindern verboten, Freunde zu besuchen (D).

Zusammenhangsanalyse

Die massiven Verhaltensauffälligkeiten Kemals konnten vor dem Hintergrund der sehr ungünstigen familiären Situation verstanden werden. Vom Vater wurde sehr deutlich das Modell eines Männerbildes vorgegeben, dessen Hauptmerkmal aggressives Sichdurchsetzen war. Der Vater sah in den berichteten sexuellen Verhaltensauffälligkeiten Kemals kein Problem, für ihn war dieses ein normales Verhalten. Ein Teil des massiven Drucks von Seiten des Vaters, nämlich die äußerst aggressiven Strafmethoden bei Fehlverhalten, wurden von Kemal «nach unten weitergegeben». Der Junge fand wenig Unterstützung durch die anderen Familienmitglieder, nach seinen eigenen Aussagen als auch nach unseren Beobachtungen hielt aber die Familie gegenüber der Außenwelt eng zusammen. Die Mutter sah sich offenbar nicht in der Lage, sich aus der Beziehung zu ihrem Mann zu lösen, nach einem kurzen Ausbruchsversuch war sie wieder in die Familie zurückgekehrt. Angesichts dieser Situation war von einer Einzelbehandlung des Jungen keine bleibende Besserung zu erwarten; wir empfahlen daher die Unterbringung in ein heilpädagogisches Heim. Von Bedeutung war weiterhin, dass Kemal häufig gehänselt und gedemütigt wurde; jedoch war es im Verlauf der Behandlung zu vermuten, dass er selbst der Auslöser dieser Hänseleien war.

Therapeutische Überlegungen und Verlauf

Die Behandlung stand unter dem Eindruck, die Schwierigkeiten der häuslichen Umstände kaum verändern zu können. Die drohende Fortsetzung einer Misshandlung und Kemals aggressive Durchbrüche würden die Herausnahme aus der Familie wahrscheinlich erfordern. Die Trennung zu ermöglichen war daher ein alternatives Therapieziel.

Wir machten zunächst den Versuch einer ambulanten psychotherapeutischen Behandlung. Die Eltern waren aber kaum je zu einer Mitarbeit bereit. In seinen

Therapiesitzungen relativierte Kemal das recht ungünstige Bild, das er von seinem Vater gezeichnet hatte. Er berichtete beispielsweise, dass der Vater die heißen und kalten Güsse und das Verbrennen der Arme schon seit einigen Wochen nicht mehr mache, er wiederholte aber, dass der Vater immer noch sehr viel trinke. In weiteren Gesprächen wurde deutlich, dass die Mutter dem Vater bei dem Verabreichen der «Gussbehandlung» auch schon geholfen habe.

Die Therapie mit Kemal kam sehr schnell zum Ende, weil es nach kurzer Zeit wieder zu massiven aggressiven Verhaltensdurchbrüchen von Kemal in der Schule kam und er wieder der Schule verwiesen wurde. Wir empfahlen die Unterbringung des Jungen in ein heilpädagogisches Heim. Jetzt kamen einige intensive Gespräche mit den Eltern zu Stande. Nach längerem Zögern stimmten die Eltern danach dem Vorschlag zur außerhäuslichen Betreuung des Jungen zu.

13. Das Mädchen, das immer fortläuft

Aufnahmegrund

Die knapp 15-jährige Jeanette wurde von ihren Pflegeeltern in der Kinder- und Jugendpsychiatrischen Poliklinik vorgestellt, weil sie mehrfach von zu Hause fortgelaufen war und auch häufig die Schule geschwänzt hatte. Von den Eltern wurde berichtet, dass Jeanette lieber ein Junge sein möchte. Jeanette erzähle ihren Freundinnen des öfteren, sie habe das Gefühl, eigentlich ein Junge zu sein. Man würde sie im Freundeskreis nur Jean nennen.

Nachdem Jeanette zuletzt vor zwei Monaten fortgelaufen war und damals mehrere Nächte in einem Hühnerstall übernachtet hatte, machten sich die Eltern große Sorgen. Sie beschreiben Jeanette als «wie gespalten», sie behandele sich selbst «wie Dreck». Sie verunstaltete ihr Aussehen, z. B. als sie sich vor kurzem seitlich alle Kopfhaare abrasierte.

Anamnestische Daten

Vorgeschichte des Kindes

Nach Angaben der Adoptiveltern lebte Jeanette während ihren ersten fünf Lebensjahren bei ihren leiblichen Eltern. Jeanette selbst erinnerte sich, dass sich die Eltern oft gestritten haben; sie habe sich dann mit ihrer jüngeren Schwester unter dem Bett versteckt. Als Jeanette fünf Jahre alt war, habe die Mutter den Vater verlassen und sei seit dieser Zeit spurlos verschwunden. Über die folgenden zwei Jahre hatte der Vater verschiedene Freundinnen; gleichzeitig begann er, Jeanette sexuell zu missbrauchen. An diese Erlebnisse erinnert sich Jeanette noch heute mit detailgetreuer Klarheit. Besonders wichtig war es ihr, dass der Vater nicht auch die jüngere Schwester sexuell missbrauchte; sie berichtete, dass sie aus Angst um die Schwester keinen Widerstand geleistet habe. Später habe er dann die kleine Schwester zu seinen Eltern nach Hawaii geschickt. Der Vater sei extrem streng mit den Töchtern umgegangen, beispielsweise habe er ihnen eine scharf schmeckende Flüssigkeit auf die Finger geschmiert, um ihnen das Nuckeln abzugewöhnen.

Aus lauter Verzweiflung habe sie schließlich zu einer List gegriffen: Sie habe dem Vater erzählt, dass die Polizei da gewesen sei. Daraufhin habe der Vater einen großen Schreck bekommen und sie dann in Ruhe gelassen. Später sei dann eine Tante gekommen und habe sie aus der Wohnung herausgeholt. Mit sieben Jahren kam Jeanette dann zu ihren jetzigen Adoptiveltern.

Leibliche Eltern

Jeanettes leiblicher Vater stammt aus Hawaii und war Soldat in der US-Armee in Deutschland gewesen. Die Mutter ist Deutsche; sie sei selbst im Heim und später in Pflegefamilien groß geworden.

Adoptiveltern

Auf Grund der Bemühungen der Tante und des Jugendamtes lebt Jeanette nun seit 8 Jahren bei den Adoptiveltern. Diese vermitteln einen äußerst liebevollen und warmherzigen Eindruck. Sie haben mit großer Zuwendung und mit großem Engagement versucht, die Mängel der ersten Jahre wettzumachen.

Untersuchung von Jeanette

Jeanette ist ein hübsches, dunkelhäutiges Mädchen mit polynesischem Aussehen. Auffällig war schon beim Erstkontakt ihr deutlich jungenhaftes Erscheinungsbild. Jeanette berichtete bereitwillig und ohne Umschweife über ihr häufiges Fortlaufen, für das sie selbst keine Erklärung hatte. Sie hielt während der Untersuchung eine angemessene Distanz und vermittelte zunächst einen stimmungsmäßig ausgeglichenen Eindruck, der im Verlauf der Untersuchungen aber abrupt abbrechen konnte. Dann war sie sehr zurückgezogen, einsilbig und kaum ansprechbar. Ähnliche Reaktionen waren besonders häufig in den Auseinandersetzungen mit Gleichaltrigen auf der Station zu beobachten. Sie konnte dabei auch zwischen aggressiven Durchbrüchen, Rückzug und ängstlichem Verharren schwanken – ein Verhalten, das auch die Adoptiveltern gut kannten.

Später berichtete sie, dass sie oft lieber ein Junge wäre. An Jungen finde sie keinerlei Interesse, erotische Wünsche richteten sich bei ihr auf Mädchen, was sie zunächst nur vage, später aber zunehmend deutlicher bewusst als unnormal und verboten ansah. Deutlich wurde auch, dass das Weglaufen häufig im Zusammenhang mit solchen Freundschaftswünschen auftrat.

Diagnose auf der Achse I

F94.1 Reaktive Bindungsstörung des Kindesalters

Die Störung steht mit einem Milieuschaden (Deprivation / Missbrauch) in den ersten fünf Lebensjahren in Zusammenhang. Sie ist durch ein abnormes Beziehungsmuster mit ambivalenten sozialen Reaktionen gekennzeichnet (Verlust emotionaler Ansprechbarkeit, sozialer Rückzug, aggressive Reaktionen, ängstliche Überempfindlichkeit). Kinder mit dieser Störung begegnen Beziehungspersonen häufig mit einer Mischung aus Annäherung, Vermeidung und Widerstand.

F64.2 Störung der Geschlechtsidentität im Kindesalter

Sie ist gekennzeichnet durch anhaltende deutliche Aversion gegen normalerweise feminine Kleidung, Ablehnung weiblichen Aussehens, dem Wunsch, dem anderen Geschlecht anzugehören, und dem Unbehagen über das eigene Geschlecht.

Zutreffende Kategorien der Achse V

Achse V: Die schweren psychosozialen Belastungsfaktoren der Kindheitsjahre sind nicht zu kodieren, da sie länger als 6 Monate zurückliegen. Zu kodieren ist folgender Belastungsfaktor:

5.1 Abweichende Elternsituation «2»

f: Erziehung durch Adoptiveltern

Zusammenhangsanalyse

Jeanette ist ein außergewöhnlich schwer traumatisiertes Mädchen, das als Kind von der Mutter verlassen, vom Vater sexuell und auch körperlich über längere Zeit misshandelt wurde. Die Diagnose auf der ersten Achse ist ätiologisch begründet (Missbrauch, Misshandlung in der Vorgeschichte), jedoch kein aktuelles Ereignis (sie wird deshalb nicht mehr auf der Achse 5 klassifiziert). Die Aufarbeitung dieser Geschehnisse wird in der Therapie aber eine große Rolle spielen.

Therapeutische Überlegungen und Verlauf

Der Versuch einer ambulanten psychotherapeutischen Behandlung erwies sich bald als nicht ausreichend, weil Jeanette immer wieder von zu Hause fortlief. Auch schwänzte sie immer häufiger die Schule. Mit dem Vorschlag einer stationären psychiatrischen Behandlung zeigte sich Jeanette sehr einverstanden, sie vertrat selbst die Meinung, dass eine ambulante Therapie nicht ausreiche.

Jeanette wurde mehrere Monate lang stationär behandelt. Sie konnte das Beziehungsangebot der Betreuer auf der Station gut annehmen und suchte auch zunehmend den Schutz der Betreuung durch ihre Bezugspersonen, bei denen sie sehr beliebt war. Im Zuge ihrer Erinnerungen an ihre schweren Traumatisierungen resomatisierte Jeanette in eindrucksvoller Weise; beispielsweise hatte sie genau an den Körperteilen Schmerzen, an denen der Vater sie misshandelt hatte.

In der Psychotherapie konnte sie sich Schritt für Schritt mit den Misshandlungen und sexuellen Missbrauchserlebnissen auseinandersetzen; sie reagierte darauf aber mit Depressionen und Verzweiflung. Zeitweise war sie suizidal; sie beschäftigte sich stark mit dem Gedanken, wie es wäre, wenn sie ihrem Leben ein Ende setzen würde. Das ihr anfangs unerklärliche, wiederholte Fortlaufen von zu Hause konnte so verstanden werden, dass Jeanette unbewusst immer noch nach der Mutter suchte, die sie als Kind verlassen hatte. In ihrer Erinnerung wird die Mutter heute idealisiert: Sie habe sich in liebevoller Weise um sie und die kleinere Schwester gekümmert. Sie sucht auch ihre jüngere Schwester, die sie sehr vermisst. Weiter hat sich bei Jeanette eine ausgeprägte Störung der Geschlechtsidentität entwickelt.

Die Adoptiveltern waren mit großem Engagement und Dankbarkeit für die gegebene Hilfestellung offen und konnten Ratschläge von Seiten der Klinik gut annehmen, wenn sie auch zeitweise sehr gekränkt waren, dass sie es alleine nicht geschafft hatten.

Nach Rückkehr ins Elternhaus kam es jedoch bald zu einem Wiederauftreten der alten Symptomatik. Es wurde deutlich, dass Jeanette sehr gerne in die Klinik zurück wollte. Sie wurde ein zweites Mal stationär aufgenommen und von der Klinik schließlich in ein Internat entlassen. Von dort aus suchte sie weiterhin ihre Therapeutin in der Klinik auf. Im Vordergrund steht gegenwärtig eine deutlich ausgeprägte Geschlechtsidentitätsproblematik. Jeanette möchte jetzt unbedingt ein Junge sein und sucht nach der Möglichkeit einer Geschlechtsumwandlung.

14. Angst als letztes Bollwerk gegen Drogen

Aufnahmegrund

Die 17-jährige Gabi bittet darum, stationär in der Kinder- und Jugendpsychiatrie aufgenommen zu werden. Sie leidet seit drei Monaten unter immer stärker werdenden Angstzuständen. Sie traut sich gar nicht mehr aus der Wohnung und jeden Tag verstärkt sich das Gefühl, so nicht mehr leben zu können. Sie hat Angst, den Boden unter ihren Füßen zu verlieren, und zu versinken. Sie sieht Gesichter, die sich zu drohenden Tiermasken verzerren und kommt sich wie eine kleine Figur in einem großen Puppenhaus vor. Alles ist so unwirklich und dann kommt immer wieder die Panik, dass die Angst wiederkehrt. Sie kann nicht mehr an die Schule denken; allein schon der Gedanke an den Schulweg bewirkt Schweißausbrüche. Wenn sie dennoch in der Schule sitzt, dann traut sie sich nicht, sich zu rühren. Ein bewegter Körperteil könnte wachsen, zerfließen oder abfallen, es fühlt sich alles an ihr so fremd an.

Seit dem 13. Lebensjahr hat Gabi regelmäßig Marihuana geraucht; eigentlich täglich im letzten halben Jahr, es war ja auch alles so langweilig geworden. Nun war alles leichter, cooler, es plätscherte so dahin. LSD wollte sie eigentlich nur einmal probieren, mal sehen wie das wäre. Am Anfang war es ja auch schön, mit jedem Menschen konnte man auf einmal ohne Hemmungen reden, sie fühlte sich fröhlich und euphorisch. Bei dem dritten LSD-Trip verspürte sie schon eine leichte Bedrohung, aber das konnte doch gar nicht sein, war bestimmt nur eingebildet, eine Pause wäre vielleicht dennoch angebracht. Einen Monat später, an Silvester, war alles mal wieder so langweilig und einer hatte Ecstasy dabei, warum nicht mal probieren? Es war ein wunderschönes Schwebegefühl, aber dann, in den folgenden Tagen – drei Monate sind es jetzt her – kroch auf einmal die Angst an ihr hoch. Sie litt zunehmend unter optischen Verkennungen und dem Gefühl, ihr Körper werde ihr fremd. Der Psychiater, den Gabi aufsuchte, war ratlos. Er murmelte etwas von endogener Depression vor sich hin und verschrieb ihr Medikamente. Seitdem sitzt Gabi regungslos in ihrem Zimmer und wartet, dass alles besser wird, denn so wie jetzt will sie auf keinen Fall weiterleben.

Den ganzen Tag verbringt sie lustlos und energielos auf ihrem Bett sitzend in der Wohnung und hört Musik. Auch das Reden mit dem Vater oder der Schwester wird immer anstrengender, nervt sie. Sie fragt sich, wie es komme, dass ihre Hände ständig zittern. Seit 2 Monaten nimmt sie Psychopharmaka, aber nichts ändert sich. Nie wieder wird sie Drogen nehmen, wie gerne würde sie alles rückgängig machen.

Dem Vater hat sie gesagt, sie müsse in die Klinik, er überlässt die Entscheidung Gabi.

Anamnestische Daten

Vorgeschichte des Kindes

Gabi ist das zweite Kind einer taiwanischen Mutter und eines amerikanischen Vaters. Schwangerschaft, Geburt und frühkindliche Entwicklung verliefen regelgerecht.

Als Gabi zwei Jahre alt war, verließ der Vater die Familie wegen einer anderen Frau. Die Mutter litt sehr darunter, war depressiv, versuchte sich mehrfach das Leben zu nehmen. Als Gabi vier Jahre alt war, flüchtete die Mutter mit ihr und der Schwester von Deutschland nach Japan zu Verwandten, aber auch dort hielt sie es mit ihren Kindern nicht aus. Sie kehrten nach zwei Jahren nach Deutschland zurück; an Taiwan besteht gar keine Erinnerung mehr. Der Vater kehrte zur Familie zurück, weil er sie so vermisst hatte. Es war noch nicht mal ein Jahr vergangen und er hatte schon wieder Freundinnen. Die Mutter klagte Gabi ständig ihr Leid, fuhr mit ihr zu den jeweiligen Wohnungen der Frauen, mit denen der Vater gerade befreundet war.

Als Gabi acht Jahre alt war, trennten sich die Eltern endgültig. Gabi wollte unbedingt zu ihrem Vater, da sie den depressiven Zustand der Mutter nicht mehr aushielt. Sie hat heute noch Schuldgefühle, die Mutter verlassen zu haben, aber es war einfach nicht zum Aushalten. Ihre Schwester teilte dieses Gefühl und ging mit ihr. Vor vier Jahren ließen die Eltern sich scheiden; seitdem leben die Töchter beim Vater. Immer noch lädt die Mutter regelmäßig ihren Frust und ihre Enttäuschung über den Vater bei Gabi ab. Die Mutter trauert dem Vater immer noch nach und erklärt ihr regelmäßig, sie sei selbst schuld an der gescheiterten Ehe. Es sei zur Trennung gekommen durch die Belastung eines zweiten Kindes. Gabi sei in der Familie eine zu große Last gewesen, daher verließ der Vater die Familie. Der älteren Schwester Andrea wird das nicht vorgeworfen.

In der Schule war Gabi immer gut, sie besucht die 11. Klasse eines Gymnasiums. Als die Ängste immer schlimmer wurden, traute sie sich nicht mehr dorthin zu gehen und meldete sich ab.

In ihrer Freizeit arbeitete Gabi regelmäßig in einem Schallplattenladen, außerdem traf sie sich bis vor zwei Monaten regelmäßig mit einer Gruppe Jugendlicher, die eine Band gegründet hatten, in der Gabi als Leadsängerin fungierte. Es wurden selbstgedichtete traurige Texte gesungen, die eine sehr depressive Stimmung verbreiteten. Bei den Proben wurde häufig Marihuana geraucht, um die Stimmung zu verstärken.

Durch den Abbruch der Schule und schließlich auch ihrer Arbeit bekam Gabi immer mehr das Gefühl, nicht genug Wert zu haben, um leben zu dürfen.

Gabi wird seit Jahren von beiden Elternteilen wie eine Erwachsene behandelt. Sie kann kommen und gehen wann sie will und trifft alle Entscheidungen selbst. Ihre Eltern wissen nicht, mit wem und wo sie die Freizeit verbringt und was sie macht. Sie hat sich an keine erkennbaren Alltagsregeln zu halten.

Bedeutsame abnorme psychosoziale Umstände in den einzelnen Lebensabschnitten

0–3 Jahre: Trennung der Eltern

4. Lebensjahr: Migration nach Japan mit Mutter und Schwester

5. Lebensjahr: Rückkehr nach Deutschland, Rückkehr des Vaters in die Familie

6. Lebensjahr: Vater hat erneut Freundinnen, Mutter reagiert sehr depressiv und mit Suizidversuchen

7–9 Jahre: Mutter leidet unter Depressionen, Versuch zum Vater zu kommen

10–12 Jahre: Mutter hat weiterhin depressive Verstimmungen

13–15 Jahre: Scheidung der Eltern, Umzug zum Vater

ab 16 Jahre: Zunehmender Drogenkonsum Gabis

Mutter

Die Mutter ist als Chefsekretärin tätig und macht sehr viele Überstunden; sie leidet seit Jahren an depressiven Verstimmungen. Sie versorgt die beim Vater lebenden Töchter finanziell, wäscht hin und wieder deren Kleidung und bringt jedes Wochenende von ihr gekochtes Essen mit, das sie vor der Tür abstellt.

Oft suche die Mutter aber noch das Gespräch mit dem Vater, vor allem, wenn Gabi und ihre Schwester Andrea auch anwesend seien. Es gäbe dann regelmäßig Streit zwischen den Eltern, die Gespräche beginnen meist mit finanziellen Fragen und enden in gegenseitigen Beschimpfungen. Längst unwichtig gewordene Ereignisse aus der Vergangenheit werden hervorgeholt und erneut zum Anlass für Streit genommen. Selbst bei neutralen Bemerkungen eines Elternteiles komme es auf der Gegenseite immer wieder zu stark negativen Reaktionen und Missverständnissen. Auch Vorwürfe über die Herkunft des jeweilig anderen Elternteils werden dabei heftig thematisiert.

Wenn Gabi die Mutter besucht, fühlt sie sich immer unbehaglich, weiß gar nicht, was sie reden soll; die Mutter klagt ihr Leid über die Trennung oder versucht sie über den Vater auszuhorchen. Gabi fühlt sich von der Mutter ausgenutzt und überfordert, weil sie ständig über ihre Probleme redet und von Gabi Ratschläge hören möchte. Wenn Gabi der Mutter etwas erzählt, geht diese gar nicht darauf ein, sondern unterbricht sie und fängt wieder an, von ihrem Kummer zu erzählen. Gabi sagt, sie bekomme nie eine Antwort von der Mutter, wenn es um sie, Gabi, gehe. Auch habe die Mutter die Angewohnheit, wenn Gabi etwas völlig Belangloses sage, dies falsch zu verstehen. Sie fühle sich oft so, als sei sie die Mutter und nicht die Tochter. Immer noch hofft die Mutter, mit dem Vater wieder zusammenzukommen, und stellt Gabi viele Fragen über den Vater.

Es entstehen nach wie vor Konflikte zwischen den Eltern. Wenn die Mutter dem Vater begegnet, macht sie ihm Vorhaltungen und thematisiert immer wieder die Vergangenheit.

Vater

Der Vater ist ohne entsprechende Ausbildung als selbständiger Kaufmann tätig. Auch er wälzt seine Probleme bei Gabi ab. Er erzählt ihr von seinen finanziellen Schwierigkeiten und davon, was in seiner aktuellen Beziehung gerade schief läuft und erfragt ihren Rat. Gabi fühlt sich sehr oft überfordert, als sei sie die Erwachsene und nicht der Vater.

Zwischen ihrem dreizehnten und siebzehnten Lebensjahr wurde dann beim Vater die Diagnose einer manisch-depressiven Erkrankung gestellt. Er unternahm schon in seiner Jugend zahlreiche dramatische Suizidversuche und leidet heute noch an Phasen mit nicht näher spezifizierbarer Depression. Auch im letzten halben Jahr gab es Tage, manchmal sogar eine ganze Woche, in der der Vater nicht ansprechbar war und Gabi sich sehr hilflos und bedrückt fühlte.

Weitere Bezugspersonen

Die zwanzigjährige Schwester Andrea leidet seit ca. zwei Jahren an einer immer stärker werdenden Angsterkrankung. Sie hat Angst, Busse, Autos, Eisen- oder Straßenbahnen zu benutzen, vor weiten Plätzen, sich zu vergiften und vor Bakterien (sie duscht sich sofort und zieht neue Kleidung an, wenn sie in der Straßenbahn zufällig berührt wird). Bei Andrea haben die Symptome vor zwei Jahren begonnen, als sie mit akuter Atemnot notfallmäßig ins Krankenhaus eingeliefert wurde, nach dem Konsum von Marihuana. Sie geht seit zwei Jahren nicht mehr in die Schule. Sie wirkt sehr bizarr, so dass Gabi oft auf ihre Schwester angesprochen und mit ihr aufgezogen wird.

Eine Tante mütterlicherseits hat im vierzigsten Lebensjahr Suizid (mittels Leuchtgas) begangen. Eine Tante väterlicherseits nahm mit 37 Jahren aufgrund von Eheschwierigkeiten Tabletten ein und ertränkte sich anschließend in einem See.

Untersuchung des Patienten

Gabi wirkt deutlich zurückhaltend und freudlos, trotz eines schüchternen Lächelns, das sie immer zeigt, wenn man mit ihr spricht, und das doch immer sehr verlegen wirkt. Sie sieht einem kaum gerade an, sondern blickt seitlich am Untersucher oder Gesprächspartner vorbei zu Boden. Sie erzählt von sich und von ihren dramatischen Ängsten mit leiser Stimme und wie unbeteiligt. Sie berichtet von ihren Schlafproblemen: Sie wacht oft um vier Uhr morgens auf und quält sich mit angstvollen Vorstellungen und grübelt dann gequält, wie auch manchmal beim Einschlafen. In der Schule war sie gleichzeitig aufgeregt, ziemlich matt und energielos. Sie konnte sich kaum konzentrieren. Erleichterung habe sie beim Gebrauch der Drogen verspürt. Bei der Schilderung der verzerrten Wahrnehmungsempfindungen wirkt sie dann deutlich gequält.

In der körperlichen wie in der testpsychologischen Untersuchung zeigt sie keine Ausfälle und im letzteren ein insgesamt leicht überdurchschnittliches intellektuelles Leistungsvermögen.

Diagnose auf der Achse I

F19.04 Störungen durch multiplen Substanzgebrauch und Konsum anderer psychotroper Substanzen mit Wahrnehmungsstörungen

Schädlicher Drogen- und Medikamentengebrauch ohne körperliche Abhängigkeit mit nachfolgenden Wahrnehmungsstörungen und Angst.

F32.1 Mittelgradige depressive Episode

Bei Gabi bestand ein deutlicher Interessenverlust an normalerweise angenehmen Aktivitäten. Sie konnte nicht mehr emotional adäquat auf freudige Ereignisse reagieren, ihr war alles egal. Sie hatte deutliche Schlafstörungen, konnte oft nur 4 bis 5 Stunden schlafen, obwohl sie sich erschöpft fühlte. Es bestand ein ausgeprägtes Morgentief. Sie war nicht mehr in der Lage, den alltäglichen Anforderungen nachzukommen, und ging nicht mehr in die Schule. Die Symptome waren über einen Zeitraum von mehreren Wochen (mehr als 2) die überwiegende Zeit des Tages durchgängig vorhanden. Die Diagnose einer mittelgradigen depressiven Episode (F32.1) kann daher gestellt werden.

Die Hauptsymptome, nämlich die der Veränderung der Stimmung oder Affektivität zur Depression hin, sind bei Gabi vorhanden. Bei ihr findet sich auch zusätzlich eine begleitende Angst. Die von ihr als Folge des Drogenkonsums angegebenen Wahnvorstellungen (verzerrte Gesichter, Tierfratzen statt Menschengesichter, vermeintliche Deformitäten ihrer Extremitäten) könnten auch als beginnende Anzeichen psychotischer Symptome der affektiven Störung interpretiert werden, sie konnte sich aber sehr gut distanzieren und fasste diese Sinnesempfindungen immer als krankhaft auf.

Zutreffende Kategorien der Achse V

1.0 Mangel an Wärme in der Eltern-Kind-Beziehung durch ein oder beide Elternteile «2»

a, b, c: Die Mutter ist Gabi gegenüber sehr uneinfühlsam, indem sie nur über ihre eigenen Probleme spricht und versucht, Gabi über den Vater auszuhorchen, obwohl das Gabi sehr unangenehm ist. Sie hat dadurch das Gefühl, ihre Mutter versucht sie gar nicht zu verstehen. Will sie über sich sprechen, wird sie von der Mutter sehr schnell unterbrochen und erneut kreist das Gespräch um den Vater (a). Als Gabi sich nicht mehr in die Schule traute, überließen die Eltern Gabi die Entscheidung, ob sie nun dorthin geht oder nicht. Ihre Schwierigkeiten wurden völlig ignoriert (b, c).

1.1 Disharmonie in der Familie zwischen Erwachsenen oder Geschwistern über 16 «2»

e, i, j: Es entstehen trotz der Scheidung immer wieder Streitigkeiten zwischen den Eltern. Gespräche, die meist mit finanziellen Dingen beginnen, enden in gegenseitigen Beschimpfungen (j). Wenn sie übereinander reden, äußern sie sich nur negativ (i); Themen aus der Vergangenheit werden immer wieder aufgegriffen (e).

1.2 Feindliche Ablehnung oder Sündenbockzuweisung gegenüber dem Kind durch eines oder beide Elternteile «2»

a, e: Gabi wird automatisch für die Schwierigkeiten der Eltern verantwortlich gemacht, sie sei Anlass der Scheidung (a). Sie wird außerdem mit den Schwierigkeiten der Eltern belastet (e).

2.0 Psychische Störung, abweichendes Verhalten eines Elternteils «2»

b: Die Mutter leidet seit Jahren an Depressionen; der Vater leidet hin und wieder unter depressiven Verstimmungen, in der Jugend wurde bei ihm die Diagnose einer manisch-depressiven Erkrankung gestellt. Auch im letzten halben Jahr litten beide Eltern an ihrer Erkrankung. Dadurch wurde die Elternrolle nicht normal und adäquat erfüllt.

2.2 Behinderung / abweichendes Verhalten der Geschwister «2»

d, e: Die zwanzigjährige Schwester Andrea leidet seit zwei Jahren an einer immer stärker werdenden Angsterkrankung: Agoraphobie, Vergiftungsängste, Angst vor Bakterien. Sie muss sich sofort umziehen gehen und ihre Kleider waschen sowie duschen, wenn sie von einem Fremden durch Zufall berührt wurde (d). Gabi wird deswegen gehänselt (e).

4.1 Unzureichende elterliche Aufsicht und Steuerung durch ein oder beide Elternteile «2»

A a, A b, B a: Gabi kann tun und machen, was sie will. Sie sagt weder, wohin sie geht, noch mit wem und wie lange (A a, A b). Die Alltagsregeln einzuhalten wird von Eltern nicht verlangt (B a). (Den Eltern sind deshalb auch die Kontakte zu Freunden mit heftigem Drogengebrauch nicht bekannt gewesen.)

4.3 Unangemessene Anforderungen und Nötigungen durch ein oder beide Elternteile «2»

B b, B c: Gabi muss der Mutter immer Lebensratschläge geben und sie trösten, sie fühlt sich oft so, als sei sie die Mutter; auch der Vater kommt sehr oft mit seinen Problemen zu Gabi (B b); die Eltern führen ihre persönlichen Auseinandersetzungen, die immer in Streit ausarten, vor den Kindern (B c).

5.1 Abweichende Elternsituation «2»

c: Die Eltern ließen sich vor vier Jahren scheiden, Gabi und ihre Schwester leben beim Vater, der ständig wechselnde Partnerinnen hat.

Zusammenhangsanalyse

Gabis Problematik hat unter anderem ihren Ausgang in der unzureichenden elterlichen Aufsicht und Steuerung genommen, verstärkt dadurch, dass beide Elternteile im letzten halben Jahr, wie auch schon die Jahre davor, Phasen mit depressiver Symptomatik aufwiesen. Daß auch die Schwester im letzten Jahr zunehmend an Panikattacken litt und ihre Vergiftungsängste äußerte, war für Gabi zusätzlich sehr deprimierend. Sie flüchtete sich zunehmend in die Welt der Drogen. Die depressiven Verstimmungen Gabis können auch durch die familiäre Belastungen mit Depressionen und Suiziden bei den Eltern mit bedingt sein. Gabi war Ansprechpartner für alle Familienmitglieder und fühlte sich dadurch sehr überfordert.

Therapeutische Überlegungen und Verlauf

Bei Gabi schien es von Anfang an noch schwieriger zu sein, als dies im Jugendlichen Alter ohnehin ist, eine belastbare therapeutische Beziehung herzustellen. Erst danach sollte eine Desensibilisierung Angst auslösenden Situationen gegenüber ermöglicht werden.

Zu Beginn des stationären Aufenthaltes fiel auf, dass Gabi kaum Kontakt zu anderen Jugendlichen suchte und auch mit den Bezugspersonen nur einsilbig kommunizierte. Sie würde die Leute sowieso nicht lange kennen, warum dann Kontakte knüpfen? Weiter war es anfangs sehr schwer für Gabi, sich auf den strukturierten Alltag der Station einzulassen (Weckzeiten, Frühstück, Gruppenaktivität usw.). Häufiger entzog sie sich, indem sie angab, optische Verzerrungen zu haben, und äußerte Ängste, ein «Flashback» kündige sich an. Diese Ängste waren im Kontakt mit ihr nicht spürbar. Gabi konnte nicht glauben, dass andere ihr tatsächlich in schwierigen Situationen helfen konnten.

Als sie endlich Vertrauen gefasst hatte, wurde ein verhaltenstherapeutisches Training mit stufenweisem Heranführen an Angst auslösende Situationen begonnen. In den folgenden Gesprächen ging es dann um den Sinn beziehungsweise die Sinnlosigkeit des Lebens. Diese Zweifel blieben über eine längere Zeitdauer bestehen. Auffällig wurde beim Bewältigen Angst auslösender Situationen, wie groß ihre Schwierigkeiten waren, sich auf andere zu verlassen. Sie gab z. B. an, dass sie den Schulweg eher schaffen würde, wenn sie ihn allein zurücklegen könnte, ohne Begleitung. Gabi erkannte in der Spiegelung der Angst auslösenden oder verstärkenden Situationen, dass diese immer im Zusammenhang mit Zweifeln an Beziehungen auftraten (ihr Vater bat sie auszuziehen, Mitpatientin hielt Verabredung zum Ausgang nicht ein, Freundin besuchte sie nicht usw.).

Die Streitigkeiten ihrer Eltern und ihre eigene Überforderung damit hätte sie als etwas ganz Selbstverständliches empfunden; erst jetzt sei ihr das bewusst geworden. Sie stellte sich jetzt die Frage nach den Beweggründen für das Verhalten ihrer Eltern ihr gegenüber.

Die regelmäßigen Familien- und Einzelgespräche zeigten immer wieder, wie sehr Gabis Symptomatik von den Schuldgefühlen gegenüber ihren Eltern geprägt war, dass sie diesen nicht habe helfen können zusammenzubleiben und sie das Gefühl hatte, ihre Geburt habe die Beziehung der Eltern zerstört. Besonders dem Vater gelang es durch die Schilderung der Vergangenheit und dem Beantworten vieler Fragen Gabis, ihr das Schuldgefühl zum großen Teil zu nehmen. Gabi gelang es, selbstbewusster zu werden: Sie erkannte, dass sie nicht nur zuhören muss, sondern von ihren Eltern auch einmal fordern darf, ihr zuzuhören.

Am Ende der stationären Behandlung war Gabi wieder in der Lage, den Schulweg zurückzulegen, in die Schule zu gehen, sich ohne Angst im Freien aufzuhalten. Eine Woche vor der Entlassung traten alle Symptome erneut auf. Gabi hatte die Befürchtung, es ohne die Klinik nicht zu schaffen. Durch eine stützende ambulante Therapie konnte sie die Klinik verlassen, die Symptome traten nicht wieder auf.

Sie konnte ohne Angst die Oberstufe des Gymnasiums fortsetzen. Sie hat sich einen neuen Freundeskreis gesucht, da ihr bewusst wurde, dass sie mit ihren alten Freunden gar nicht reden konnte. Der Vater hat eine größere Wohnung gesucht, in die er mit seinen Töchtern und seiner Lebensgefährtin umgezogen ist. Gabis familiäres und soziales Umfeld hat sich so verändert, dass es ihr auch ein Jahr nach dem stationären Aufenthalt gelungen ist, ihr selbstbewussteres Leben beizubehalten.

15. Einmal Türkei hin und zurück

Aufnahmegrund

Die 15-jährige Jasmin wird aufgrund eines Suizidversuches notfallmäßig in die Kinder- und Jugendpsychiatrie überwiesen. Sie erzählt unter Tränen, ihr Freund Mussam habe die zweijährige Beziehung mit ihr wenige Tage zuvor durch einen Telefonanruf beendet. Er sei doch bisher immer für sie da gewesen; es war nicht zu erkennen, dass er die Beziehung zu beenden beabsichtigte. Jasmin wollte es einfach nicht glauben.

Sie war in einem Übergangswohnheim mit ihrem Bruder untergebracht. Sie meinte, die Betreuer würden es schon nicht merken, wenn sie nachts heimlich aus dem Fenster verschwindet. Gesagt, getan: Jasmin schlich in der Nacht zum Bahnhof und fuhr nach Frankfurt. Dort suchte sie ihren Freund Mussam auf, klingelte, hoffte, dass er da sei, aber er öffnete ihr nicht. Stattdessen öffneten seine Mitbewohner. Dann ging Jasmin zu Mussams Tür – er war da, aber nicht allein. Er lag mit seiner neuen Freundin im Bett. Jasmin war so verzweifelt, dass sie in die Küche stürzte, ein Messer nahm und begann, sich damit am Handgelenk tiefe Schnitte beizubringen. Von den Mitbewohnern Mussams wurde sie daraufhin grob aus der Küche gestoßen und schließlich auf die Straße hinaus befördert. Jasmin war völlig verzweifelt, sie merkte, wie sie immer schneller atmete, und wurde schließlich ohnmächtig. Passanten fanden sie und brachten sie in ein Krankenhaus. Dort wurde ihr Handgelenk versorgt und sie in die Kinder- und Jugendpsychiatrie transferiert. Sie wirkt sehr bedrückt und ängstlich und macht einen sehr depressiven Eindruck, als sie zu uns kommt. Weitere Angaben will sie auch keine machen, es hat schon gereicht, dass sie die Geschichte mit ihrem Freund erzählt hat.

Anamnestische Daten

Vorgeschichte des Kindes

Jasmin ist in der Türkei geboren. Ihre Eltern leben getrennt. Sie hatten sich überlegt, dass der Vater nach Deutschland gehen sollte, um dort Geld zu verdienen. Dann sollte er seine Familie nachholen. Jasmin hat noch einen zwei Jahre jüngeren Bruder.

Jasmin erzählt später, die Mutter hätte sie immer wie eine Angestellte behandelt und nicht wie eine Tochter; sie ließ Jasmin die ganze Hausarbeit erledigen. Der Vater war nur selten zu Hause, immer nur dann, wenn er im Urlaub in der Türkei war; er ließ sich dann ständig von Jasmin bedienen und kommandierte sie herum. Sie gibt an, immer Angst vor ihrem Vater gehabt zu haben. Er habe sich nie richtig für sie interessiert, er habe auch nie gemerkt, wenn sie in Schwierigkeiten gesteckt habe. Die Eltern gaben ihr immer das Gefühl, sie sei zu langsam und zu ungeschickt, nie wurde sie gelobt. Sie bekam sehr oft Hausarrest, weil sie irgendetwas falsch gemacht hatte.

Als der Vater vor ca. einem halben Jahr Jasmin und ihren Bruder nach Deutschland holen wollte, gab es sehr viele Streitereien in der Familie zwischen den Eltern, da die Mutter Jasmin als Hilfskraft im Haushalt nicht verlieren wollte. Der Vater schlug die Mutter und es kam zu heftigen Wutausbrüchen und Beschimpfungen innerhalb der Familie. Immer wieder machte der Vater negative Bemerkungen über die Mutter, gab ihr zu verstehen, dass sie für die Kinder alleine gar nicht sorgen könnte. Schließlich gab Jasmins Mutter nach und ließ Sohn und Tochter mit dem Mann nach Deutschland gehen. Zuvor hatte die Mutter dem Vater immer wieder vorgeworfen, er würde die Familie nicht mehr nach Deutschland holen. Es kam wiederholt zu gegenseitigen Anklagen und es herrschte eine gespannte Atmosphäre, wenn der Vater zu Hause war. Oft sprachen die Eltern mehrere Tage nicht miteinander.

Eigentlich war sie froh, dass der Vater sie, als sie mit ihrer Schule nach fünf Jahren zu Hause fertig war, nach Deutschland holen wollte. Er hatte die Idee, sie könnte in Deutschland Krankenschwester werden. Obwohl Jasmin kaum Deutsch sprechen und so gut wie gar nichts verstehen konnte, wurde sie vom Vater in der 9. Klasse der Hauptschule angemeldet. Sie hatte noch nie einen Sprachkurs besucht. So erreichte sie lediglich ein schlechtes Abgangszeugnis; einen regulären Schulabschluss zu erreichen war gänzlich unmöglich. Sie fühlte sich sehr unsicher und ganz in der Rolle einer Versagerin, wie oft zuvor in der Türkei.

Aber da war Mussam, den sie schon aus seinem Urlaub in der Türkei kannte.

Jasmin hatte sich den Alltag in Deutschland ganz anders vorgestellt. Der Vater hatte eine Ein-Zimmer-Wohnung in Frankfurt gemietet und Jasmin und ihr Bruder waren die meiste Zeit alleine. Jasmin, der Bruder und der Vater teilten sich in dieser Wohnung ein Bett. Jasmin gibt an, der Vater sei manchmal aufdringlich gewesen. Jasmin fühlte sich auch sonst körperlich von dem Vater bedrängt, da er immer wieder darauf bestand, daß sie sich auf seinen Schoß setzen solle, was sie nur sehr ungern tat. Weigerte sie sich, wurde er sehr wütend. Auch bestand er darauf, daß sie in der Mitte des Bettes schlafen solle. Jasmin wurde in die Mutterrolle gedrängt, da sie sich um den Bruder kümmern musste und auch für den Vater kochen sollte und seine Wäsche waschen, wenn dieser von der Arbeit kam.

Als der Vater in Untersuchungshaft kam, blieb Jasmin mit ihrem Bruder alleine in der Wohnung des Vaters. Ein Onkel verfrachtete die Kinder in ein Flugzeug, das sie zur Mutter in die Türkei brachte. Sie waren ca. zwei bis drei Wochen bei der Mutter, bevor sie wieder nach Deutschland zurückkehrten.

In der Zwischenzeit in der Türkei sei das mit dem «Onkel» passiert. Ihre Mutter hatte sehr viele Männerbekanntschaften. Jasmin erzählt, dass die Mutter einen dieser Männer durch einen Schlag auf den Kopf in Jasmins Anwesenheit getötet habe. Er sei ein sehr guter Bekannter gewesen, der immer wieder zur Mutter gekommen war und auch Jasmin schon Geschenke mitgebracht habe. Als er die Mutter umarmen wollte, habe diese sich aber gewehrt. Jasmin weiß nicht warum, aber die Mutter sei deutlich betrunken gewesen (was nicht selten der Fall gewesen sei). Jedenfalls habe die Mutter nach einer Flasche gegriffen und damit auf den Kopf des Besuchers geschlagen. Da er ohnmächtig wurde, rief die Mutter einen Krankenwagen. Im Krankenhaus kam der «Onkel» wieder zu sich, er verriet aber niemandem, wie er zu der Verletzung gekommen war. Er sagte, er könne sich an nichts mehr erinnern. Eine Woche später sei der «Onkel» im Krankenhaus gestorben. Jasmin wurde erzählt, er habe im Kopf geblutet. Seither sieht sie immer wieder diesen Mann auf sich zukommen. Am Abend, wenn sie auf der Terrasse der Station steht und in die Bäume schaut, färbt sich der Himmel immer wieder rot und dann fühlt sie, wie der Onkel näher kommt. Jasmin war es gewohnt, alles für sich zu behalten. Immer wieder leidet sie unter Alpträumen und muss an den Onkel denken.

Jasmin hatte Angst, sie müsste ihre Mutter belasten, deshalb wollte sie zurück nach Deutschland. Jetzt hat sie ein schlechtes Gewissen, denn der Onkel war immer so nett zu ihr, er hatte ihr immer Geschenke mitgebracht. Vielleicht war sie ja mitschuldig an seinem Tod. Sie hatte deswegen Streit mit ihrer Mutter. Ihre Mutter reagierte wie so oft bei einem Streit: Sie ignorierte sie völlig und sprach tagelang nicht mit ihr. Schließlich meinte sie die Situation nicht mehr aushalten zu können.

Deswegen benutzte sie kurzerhand das (für den Hin- und Rückflug gültige) Ticket, um mit ihrem Bruder in die Wohnung des Vaters nach Deutschland zurückzukehren. Eine Hausmitbewohnerin verständigte schließlich das Jugendamt, das die beiden Kinder in ein Übergangswohnheim unterbrachte. Jasmin ärgert sich darüber, sie hätte ruhig zu Hause bleiben können. Ihr Freund Mussam könnte ihnen ja helfen. Der hätte sie schon mit Geld versorgt. Sie hätte sich gar keine Sorgen machen brauchen. Wenn sie nicht in das Übergangswohnheim gekommen wäre, wäre sie immer noch mit Mussam zusammen. So wichtig war der Vater ja auch nicht. Jasmin sagt, in dem Übergangswohnheim sind überdies lauter aggressive Jugendliche.

Mussam konnte sie immer erzählen, was für Probleme sie mit dem Vater und der neuen Umgebung hatte. Mussam hatte ihr versprochen, sie zu heiraten. Jasmin meinte, sie gehörten ja auch zusammen. Er habe schließlich mit ihr schlafen wollen. Das käme aber für sie als Türkin nur in Frage, wenn sie verheiratet sei. Trotzdem dachte Jasmin, wenn er mich sowieso heiraten will, ist es ja auch egal, dann kann ich ihm den Wunsch auch erfüllen. Nachdem Jasmin mit Mussam zusammen war, machte er aber Schluss mit ihr. Sie wollte und konnte das nicht glauben. Sie würde doch nun keinen anderen Mann in der Türkei finden. Wenn ihr Vater das erfahren würde, würde er Mussam und vielleicht auch sie umbringen.

Mutter

Die 32-jährige Mutter arbeitet in der Türkei als Schneiderin. Sie leidet an einer Epilepsie, sie und auch ihre Familie fühlten sich (nach Meinung von Jasmin) in der türkischen Gesellschaft nicht anerkannt. Durch die Epilepsie der Mutter hat Jasmin Schwierigkeiten, Freunde in ihrem Dorf zu finden. Jeder wusste, dass ihre Mutter krank war, und es wurde häufig in ihrer Gegenwart gelacht und so getan, als ob einer umfallen würde. Jasmin hatte dadurch keine richtigen Freunde. Da die Mutter sich immer krank fühlte, hatte Jasmin den Haushalt zu versorgen und sich um ihre Geschwister zu kümmern. Später erzählt Jasmin, dass auch ihre Mutter in der Türkei immer wieder verschiedene Männer empfangen hätte und dass der Vater auch immer wieder Männer für die Mutter mitgebracht habe.

Vater

Jasmins Vater ist 38 Jahre alt und lebt seit nunmehr 15 Jahren in Deutschland. Er arbeitete im Schichtdienst einer Autofabrik und machte sehr viele Überstunden. Der Vater heiratete vor vier Jahren eine deutsche Frau (mit Tochter aus einer früheren Beziehung), mit der er einen 4-jährigen Sohn hat. Diese Frau trennte sich jedoch vor 2 Jahren von ihm.

Als Jasmin zwei oder drei Monate in Deutschland war, kam der Vater in Untersuchungshaft. Er soll Nacktfotos von seiner 16-jährigen Stieftochter gemacht haben. Später erzählt sie stockend, er soll diese auch prostituiert haben. Er habe immer wieder türkische Männer eingeladen und diese mit seiner Stieftochter zusammengebracht. Jasmin weiß aber nicht, ob das stimmt; ihre Verwandten hier in Deutschland hätten ihr das erzählt und gesagt, sie wollten nichts mehr mit ihm zu tun haben. Das ganze ist ihr sichtlich peinlich und unangenehm.

Untersuchung des Kindes

Jasmin war am Anfang sehr bedrückt, sie litt unter Schlafproblemen und hatte immer wieder Alpträume. Später erzählte sie, in ihren Träumen habe sie immer einen roten Himmel gesehen und einen verletzten Mann, der mit ausgestreckten Armen auf sie zulaufe. Es fiel ihr anfangs schwer, sich an die Stationsregeln zu halten; am Anfang war Jasmin sehr ängstlich, sehr deprimiert und äußerte Todeswünsche, ausgelöst durch die Trennung von ihrem Freund. In der Gruppe wurde sie zunehmend aufgeschlossener und kontaktfreudiger. Anfangs äußerte sie immer wieder, sie hätte Angst, zurück in die Türkei geschickt zu werden. Sie wolle hier eine Ausbildung machen. Aber während des Aufenthalts wurde sichtbar, dass Jasmin nicht in der Lage war, aktiv an der Verwirklichung ihrer Pläne zu arbeiten. Immer wenn sich ihr ehemaliger Freund meldete, vergaß Jasmin alle ihre Pläne und war sehr unkooperativ. Sie verließ mehrmals unerlaubt die Klinik. Am Ende des Klinikaufenthalts gab sie an, nur in der Türkei Mussam vergessen zu können, sie wolle nicht länger in Deutschland bleiben, sondern lieber zurück in die Türkei gehen. Durch die mangelnde Fähigkeit, sich emotional von ihrer Beziehung zu lösen, bestand die Gefahr, dass sie bei erneuter Kontaktaufnahme mit dem Freund wieder suizidal wurde. Deswegen erschien es uns, auch im Hinblick auf die Gefährdung durch die undurchschaubaren Männerbesuche während des Krankenhausaufenthaltes, dringend ratsam, die Patientin in ihre familiäre Einbindung in die Türkei zurückzuschicken, zumal vom Jugendamt auch der Verdacht der Prostitution Jasmins durch den Vater geäußert worden war.

Intellektuell schien sie durchschnittlich begabt zu sein. Dies entsprach auch dem Ergebnis einer kurzen (kulturell weitgehend voraussetzungslosen) testpsychologischen Untersuchung.

Diagnose auf der Achse I

F43.0 Akute Belastungsreaktion mit vorherrschender emotionaler Störung

Für Jasmin war es ein außergewöhnlich belastendes Lebensereignis, ihren Freund mit einem anderen Mädchen im Bett vorzufinden. Er war für sie immer der «Retter» in ihrem Leben gewesen, so dass sich ihre Zukunftsperspektiven plötzlich auflösten. Jasmin versuchte sich noch in Gegenwart ihres Freundes, also zeitlich eng verknüpft an das Auftreten der Belastungssituation, mit einem Messer zu suizidieren, wobei sie angab, sie sei wie «betäubt» gewesen, habe nicht mehr gewusst, was sie tat. Jasmin konnte sich in der Aufnahmesituation gut distanzieren von ihrer suizidalen Handlung und nahm bereits nach zwei Tagen auf der Station Kontakt zu Mitpatienten auf und hatte Spaß an allen gebotenen Aktivitäten der Station. Die von ihr anfangs angegebenen optischen Nachhallerinnerungen verschwanden, auch sonst waren keine engeren Anzeichen einer posttraumatischen Belastungsstörung als differentialdiagnostische Erwägung zu erkennen.

Zutreffende Kategorien der Achse V

Die Zuordnung zu verschiedenen Kategorien stellt hier eine Besonderheit dar, da in die Zeit des ziemlich genau sechsmonatigen Aufenthalts von Jasmin in Deutschland ein ca. dreimonatiger Aufenthalt beim Vater als auch in einer Institution fällt, wie auch ein kurzer Verbleib dazwischen in der Türkei bei der Mutter.

1.0 Mangel an Wärme in der Eltern-Kind-Beziehung durch ein oder beide Elternteile «2»

a, b, c, d: Die Mutter behandelte Jasmin in der Türkei immer wie eine Angestellte, nicht wie ihre Tochter (a). Sie musste die ganze Hausarbeit alleine machen. Nie wurde sie gelobt, sondern immer hieß es, sie könne alles noch besser machen, wenn sie nur wolle; das erfuhr sie auch vom Vater hier in Deutschland (d). Jasmin war sehr unglücklich darüber, das schien die Eltern jedoch nicht zu interessieren (b). Der Vater ließ sich von Jasmin bedienen und kommandierte sie herum (c). Jasmin hatte Angst vor ihrem Vater.

1.1 Disharmonie in der Familie zwischen Erwachsenen oder Geschwistern über 16 «0»

i: Der Vater war vor 15 Jahren nach Deutschland ausgewandert und sollte später die Familie nachholen. Im Laufe der Zeit verstanden die Eltern sich aber immer weniger. Es kam immer wieder zu heftigen Streitereien. Als der Vater vor einem halben Jahr Jasmin und den Bruder nach Deutschland holen wollte, gab es zahlreiche Streitereien, da die Mutter Jasmin als Hilfskraft im Haushalt nicht verlieren wollte. Inwieweit dies eine floride, über die aktuelle Auseinandersetzung hinausgehende Problematik zum gegenwärtigen Zeitpunkt betrifft, bleibt zweifelhaft.

2.1 Behinderung eines Elternteiles «2»

a: Jasmins Mutter leidet seit Jahren an einer Epilepsie; sie und auch ihre Familie sind daher in ihrer Gesellschaft nicht voll anerkannt und Jasmin wird deshalb verspottet; das Einfühlungsvermögen der Mutter für die Probleme des Kindes erscheint deutlich reduziert.

4.1 Unzureichende elterliche Aufsicht und Steuerung durch ein oder beide Elternteile «2»

A d, e; B a, c: Der Vater hatte sich früher nie um die Erziehung gekümmert und war auch jetzt erkennbar nicht darum bemüht (B c). Da er viele Stunden im Betrieb arbeitete, wusste er meist nicht, was Jasmin und ihr Bruder in dieser Zeit machten. Er verbot ihnen zwar häufig, das Haus am Nachmittag zu verlassen, aber er konnte es ja nicht kontrollieren und es gab dort keine angemessene Beschäftigung (A e). Jasmin hielt sich häufig bei Mussam auf, was der Vater gar nicht wusste (A d). Sie sagt, wenn er es gewusst hätte, hätte er sie bestimmt zurück in die Türkei geschickt. Die Kinder waren sich selbst überlassen, an erkennbare Regeln mussten sie sich nicht halten (B a).

4.3 Unangemessene Forderungen und Nötigung durch ein oder beide Elternteile «2»

B b, C a: Der Vater hatte es sich in den Kopf gesetzt, dass Jasmin Krankenschwester werden sollte, und obwohl sie die deutsche Sprache noch nicht beherrschte, wurde sie ohne Vorbereitung in die 9. Klasse geschickt (C a). Dort hatte sie keine Chance, dem Unterricht zu folgen, da sie gar nicht verstehen konnte, was die Lehrer von ihr wollten. In Vaters Haushalt musste sie alle Aufgaben einer Hausfrau und die Aufsicht über den zwei Jahre jüngeren Bruder übernehmen (B b).

5.0 Erziehung in einer Institution «2»

a: Jasmin lebt seit ca. 3 Monaten in einem Übergangswohnheim, weil der Vater in Untersuchungshaft sitzt. Bisher wurde sie noch nicht in die Türkei abgeschoben, aber sie hat ständig Angst davor. In dem Übergangswohnheim seien sehr aggressive Jugendliche, die ihr Furcht einjagen.

5.3 Lebensbedingungen mit möglicher psychosozialer Gefährdung «2»

A a: Jasmin teilt mit ihrem Bruder und ihrem Vater ein Bett. Die 1-Zimmer-Wohnung beinhaltet ein Schlafraum, eine Küche und eine Toilette.

6.0 Verlust einer liebevollen Beziehung «2»

i: Mussam hatte ihr versprochen, sie zu heiraten, hatte sie dann aber verlassen. Jasmin konnte es nicht fassen, dass er am Telefon mit ihr die 2-jährige Beziehung beenden wollte und offenbar auch schon eine andere Freundin hatte.

6.1 Bedrohliche Umstände infolge von Fremdunterbringung «0»

a: Der Aufenthalt im Übergangsheim ist nicht von unbestimmter Dauer (nur bis eine Überstellung in die Türkei gewährleistet ist).

6.3 Ereignisse, die zur Herabsetzung der Selbstachtung führen «2»

A a, B c: Jasmin schämt sich dafür, dass sich der Vater in Untersuchungshaft befindet. Ein Teil der Familie lebt in Deutschland, sie wollen mit dem Vater nichts mehr zu tun haben (B c). Sie hat mit ihrem Freund Mussam geschlafen. Der habe aber nicht vor, sie zu heiraten, und ließ sie sitzen. Jasmin sah keinen Ausweg und fühlte sich wertlos.

6.5 Unmittelbare beängstigende Erlebnisse «2»

e: In der Türkei war Jasmin anwesend, als ihre Mutter im betrunkenen Zustand während eines Streits einen ihrer Liebhaber erschlug; der Mann verstarb nach 2 Wochen an einer Hirnblutung im Krankenhaus, ohne die Mutter belastet zu haben. Jasmin sieht in den Träumen manchmal diesen Mann, der auf sie zuläuft.

7.1 Migration und soziale Verpflanzung «2»

Jasmin und ihr Bruder wurden vor ca. 6 Monaten vom Vater aus der Türkei nach Deutschland geholt. Sie sprechen kaum Deutsch. Jasmin hat noch große Schwierigkeiten, sich in Deutschland zurechtzufinden, und hat ihr gewohntes Umfeld verloren.

Zusammenhangsanalyse

Jasmin war im letzten Jahr sehr vielen traumatischen Erlebnissen ausgesetzt. Als sie von dem einzigen Menschen, der ihr das Gefühl gab, für sie da zu sein, auch noch enttäuscht wurde, wurde die Belastung zu groß und sie wollte nicht mehr leben. Die familiäre Situation, die Migration und unzureichende elterliche Unterstützung sowie die Nötigungen des Vaters hatte sie bis dahin verkraften können, weil sie sich eine Zukunft mit Mussam erträumte. Als dieser Halt auch noch wegfiel, brach Jasmin zusammen.

Therapeutische Überlegungen und Verlauf

Jasmin sprach zunächst davon, Mussam vergessen zu wollen; sie erzählte auch, dass ihr Vater in Untersuchungshaft sei und ihre Mutter in der Türkei etwas Schlimmes getan habe. Ihr größter Wunsch sei es, in Deutschland zu bleiben; sie möchte eine Schule besuchen und den Wunsch ihres Vaters, eine Ausbildung zur Krankenschwester zu machen, erfüllen. Sie litt ferner unter den erheblichen Verständigungsschwierigkeiten in Deutschland, die ihre Berufsvorstellungen gefährdeten. Sie tröstete sich mit ihrer Beliebtheit, denn sie habe viele Bekannte.

Tatsächlich besuchten sie immer wieder türkische Männer, die 10 bis 20 Jahre älter als sie waren, auf der Station und brachten ihr Geschenke oder besorgten ihr Kleidung. Es wurde nie so ganz klar, in welchem Verhältnis diese Männer zu Jasmin standen. Obschon ihr der Ausgang mit diesen Männern untersagt wurde, tauchten sie immer wieder auf und gaben Geschenke für sie ab.

Jasmins Zukunftsvorstellungen und unrealistische Wünsche sind immer dann vorhanden, wenn sie Unterstützung von außen bekommt. Sobald ihre Bekannten auftauchen, hält sie sich an keine Regeln mehr. Sie wird sehr aggressiv, wenn sie einen Ausgang nicht erlaubt bekommt. Als Mussam sie in der Klinik besuchen kommt, hat Jasmin kein Interesse mehr daran, ihre Ausbildung zu machen und dafür die Schule zu besuchen. Erneut hofft sie, er würde sie jetzt heiraten und sie würden zusammen eine Familie gründen. Aber wieder verlässt Mussam sie. Jasmin bleibt noch eine Weile im Krankenhaus, bis ihre Stimmung besser geworden ist, dann geht sie zurück ins Übergangswohnheim, um von dort in die Türkei zu ihrer Mutter gebracht zu werden.

Wir behandelten die depressive Symptomatik Jasmins, boten ihr Gespräche an (bei komplexeren Themen war ein Dolmetscher notwendig). Sie fühlte sich entlastet, da sie sich endlich auch über ihre Schuldgefühle im Zusammenhang mit dem Todes des Onkels äußern konnte und eine Verarbeitung möglich schien. Sie erkannte, dass es für sie besser sei, in die Türkei zurückzukehren, und nahm hier auch unsere Beratung gerne an.

16. «Wenn ich tot bin, kann ich nicht mehr hungern…»

Aufnahmegrund

Die 17-jährige Angelika kommt nach einem dringenden telefonischen Notruf der Eltern wegen schwerwiegenden Essproblemen zur stationären Aufnahme.

Die Mutter wirkt ratlos, beteiligt sich kaum am Aufnahmegespräch und steht mehrmals unmotiviert auf; sie stöhnt, äußert kurz, dass sie selbst «schwere Depressionen» habe und deswegen auch in psychiatrischer Behandlung sei. Ohne das Verhalten seiner Frau zu kommentieren, berichtet der Vater, dass Angelika seit fast einem Jahr kaum noch etwas esse; sie ernähre sich von Knäckebrot und Magerquark. Deshalb habe sie in den letzten Monaten auch ziemlich viel abgenommen: Von 46 kg vor etwa einem halben Jahr auf jetzt 39 kg. In den letzten Wochen sei Angelika zweimal wegen Kreislaufschwäche zusammengebrochen, einmal auf dem Schulhof, einmal zu Hause im Badezimmer. Bei dem Sturz im Bad habe sie sich am Kopf verletzt und stark geblutet; die Wunde musste in der Chirurgie genäht werden. Der behandelnde Arzt habe geäußert, dass Angelikas Untergewicht bedenklich sei; vermutlich sei sie «magersüchtig» und müsste deswegen schnell behandelt werden.

Bis auf das gestörte Essverhalten wird Angelika von ihrem Vater als problemloses Mädchen geschildert, das mit gutem Erfolg die 10. Klasse eines Gymnasiums besuche, zahlreiche Freundinnen habe und sich in seiner Freizeit im Kirchenchor und in einer kirchlichen Jugendgruppe engagiere.

Unmittelbar nach der Klinikaufnahme der Tochter wird auch die Mutter stationär in einer psychiatrischen Klinik aufgenommen; es wird die Diagnose einer bipolaren affektiven Erkrankung gestellt.

Anamnestische Daten

Vorgeschichte des Kindes

Schwangerschaft und Geburt verliefen komplikationslos; das Kind hat in der Säuglings- und Kleinkindzeit jedoch sehr viel geschrien. Auch gab es von Anfang an Ernährungsprobleme: Angelika nahm immer nur wenig und sehr langsam Nahrung zu sich und war untergewichtig. Dies hat der Mutter schon immer Sorgen bereitet. Die Meilensteine der frühkindlichen Entwicklung (Laufen, Sprechen, Abschluss der Sauberkeitsentwicklung) hat das Kind zeitgerecht absolviert. Vom 4. bis zum 7. Lebensjahr besuchte Angelika einen Kindergarten; sie sei nur ungern dorthin gegangen und habe sich schüchtern-gehemmt verhalten im Kontakt mit den Erziehern und mit den anderen Kindern. Sie habe sich nicht wehren können, wenn andere Kinder ihr z. B. Spielzeug weggenommen oder sie geärgert hätten. Wegen ihrer Unsicherheit im Kontakt und ihrer ängstlichen Zurückgezogenheit wurde sie zunächst von der Einschulung zurückgestellt. Ab dem 8. Lebensjahr besuchte sie die Grundschule, nach der 4. Klasse wechselte sie auf ein Gymnasium. Bislang gab es keine ernsthaften Erkrankungen.

Mutter

Die 43-jährige Mutter ist eine gelernte Werbekauffrau, die mit dem Vater Angelikas seit 21 Jahren verheiratet ist. Sie assistiert ihm bei seiner Arbeit als Bürokraft.

Nach Angaben von Angelika war die Mutter im letzten Vierteljahr traurig, jammerte und weinte oft; sie saß tagsüber im Wohnzimmer, blickte vor sich hin und sprach kaum noch etwas. Sie ging nur noch selten aus dem Haus und konnte sich kaum noch um den Haushalt kümmern; deswegen hatte es Angelika übernommen einzukaufen, für die Mutter und die jüngere Schwester zu kochen, aufzuräumen und zu putzen. Die Mutter suchte oft Trost bei ihr, sie schlief auch in Angelikas Zimmer auf einer Matratze auf dem Fußboden, um dem Vater aus dem Weg zu gehen.

Vater

Herr M., ein 51-jähriger Kaufmann, betreibt als Selbständiger einen Handel mit elektrotechnischen Geräten.

Angelika schildert ihren Vater als gewissenhaften, zuverlässigen Menschen, der sich verantwortungsvoll um sein Geschäft und um die materiellen Bedürfnisse der Familie kümmere. Er sei sehr eifersüchtig, dulde z. B. nicht, dass die Mutter telefoniere, und verlange, dass er alle Gespräche mithören könne. Alle Türen in der Wohnung müssten immer offen stehen. Er sei ein «Sauberkeitsfanatiker», ziehe die Teppiche immer gerade, ordne die Sofakissen, alles müsse immer an seinem Platz sein. Wenn die Mutter nicht dabei gewesen sei, habe er sie den Kindern gegenüber oft schlecht gemacht; zum Beispiel habe er sie als «Schlampe» und «Nutte» bezeichnet. Manchmal sei er in Wut geraten und habe Worte gebraucht, die sie nicht wiederholen könne.

Der Vater nahm von dem Zustand seiner Frau keine Notiz; er schien gar nicht zu bemerken, dass es seiner Frau schlecht ging. Angelika berichtete, dass ihre Eltern schon seit Monaten gar nicht mehr miteinander redeten; auch mit Angelika spreche der Vater nicht mehr, nachdem er sich im letzten Sommerurlaub über sie geärgert hatte (sie hatte sich geweigert, mit ihm Tennis zu spielen). Das «eisige Schweigen» konnte sie kaum mehr aushalten; deswegen hatte sie ihrem Vater einen Versöhnungsbrief geschrieben. In dem Brief hatte sie sich für ihr Benehmen entschuldigt und ihn gebeten, doch wieder mit ihr und der Mutter zu reden. Sie hatte ihm den Brief auf sein Kopfkissen gelegt; der Vater reagierte jedoch gar nicht darauf und tat so, als sei nichts gewesen.

Die feindlich-angespannte Beziehung zum Vater spitzte sich zu in folgender Szene: Als Angelika, bedingt durch ihre körperlich schlechte Verfassung, zu Hause im Badezimmer zusammenbrach und auf dem Fußboden lag, stieg der Vater, um ans Waschbecken zu kommen, über sie hinweg, ohne sie zu beachten. Erst die Mutter, die einige Zeit später nach Hause kam, brachte Angelika, die am Kopf blutete und kaum ansprechbar war, zur Untersuchung in ein Krankenhaus.

Weitere Bezugsperson

Die 13-jährige Schwester Angelikas ist gesund und wird von ihren Eltern als vollkommen unproblematisches Kind geschildert.

Untersuchung des Patienten

Bei der Aufnahme war das Mädchen in einem ausgesprochen kachektischen Zustand und hatte einen Körpermassenindex (BMI) von 13,3 (39 kg bei einer Größe von 1,71 m). Schon vor einem halben Jahr war sie beträchtlich abgemagert gewesen (BMI von 15,7 bei 46 kg). Die Periode war seit 14 Monaten nicht aufgetreten; davor hatte sie normale Regelblutungen über 2,5 Jahre hinweg gehabt. Sie wirkte außerordentlich unglücklich und klagte über Müdigkeit, zunehmende Konzentrationsprobleme und – auf gezielte Befragungen – über dauerndes Zwangsgrübeln über Essthemen. Trotzdem waren ihre Schulleistungen bis zuletzt sehr gut geblieben, wenn sie auch viel mehr Zeit dafür investieren musste als früher.

In der testpsychologischen Untersuchung erreichte sie immer noch eine weit überdurchschnittliche Leistung bei einem ausgeglichenen Testprofil.

Diagnose auf der Achse I

F50.0 Anorexia nervosa

Deutliche Symptome mit äußerst restriktiver Diät, dauernder gedanklicher Beschäftigung mit dem Thema Essen, einem Gefühl, bei geringer Zufuhr von Nahrung explosiv zuzunehmen und besonders an den Oberschenkeln zu dick zu sein, was mit einem Gefühl von Ekel verknüpft war. Das Gewicht bei der Aufnahme lag weit unter der Grenze des Idealgewichts mit 39 kg (BMI 13,3).

Zutreffende Kategorien der Achse V

1.0 Mangel an Wärme in der Eltern-Kind-Beziehung «2»

In Bezug auf das Verhalten des Vaters treffen folgende Punkte zu:

a, b, c: Der Vater spricht nicht mit der Tochter (a), er geht nicht auf sie ein und nimmt keinen Anteil an ihrem Alltag (b). Er zeigt keine Reaktion und kein Mitgefühl, auch nicht, als es ihr sichtlich schlecht geht und sie ihm einen Brief schreibt bzw. im Badezimmer zusammengebrochen ist (c).

1.1 Disharmonie in der Familie zwischen Erwachsenen «2»

f, g, i: Die Beziehung zwischen den Eltern ist gestört: Sie sprechen nicht mehr miteinander (g), der Vater macht die Mutter den Kindern gegenüber schlecht (i) und ignoriert ihre psychische Erkrankung. Die konflikthafte Beziehung kommt auch darin zum Ausdruck, dass die Mutter im Zimmer der Tochter übernachtet (f).

2.0 Psychische Störung / Abweichendes Verhalten eines Elternteils «2»

b: Beide Eltern sind psychopathologisch auffällig. Die Mutter leidet an einer behandlungsbedürftigen depressiven Störung; dies bedingt, dass sich die Jugendliche in altersinadäquater Weise um die Mutter selbst und den Haushalt kümmern muss, was sicher eine Überforderung darstellt. Bei dem Vater scheint eine schizoid / zwanghafte Persönlichkeitsstörung mit mutistischen Zügen vorzuliegen.

3. Inadäquate oder verzerrte intrafamiliäre Kommunikation «2»

b, e: Die sprachliche Kommunikation in der Familie ist sehr eingeschränkt dadurch, dass der Vater mit seiner Frau und der Tochter nicht mehr spricht (b). Einer Auseinandersetzung über die Probleme verweigert er sich (keine Reaktion auf den Brief der Tochter); Konflikte können weder benannt noch ausgetragen werden (e).

Zusammenhangsanalyse

Das inadäquate Kontaktverhalten des Vaters (und in geringerem Maße die Depression der Mutter) ist für die aktuellen abnormen Umfeldbedingungen, in denen Angelika lebt, relevant. Dies verhindert mindestens die Etablierung eines notwendigen Unterstützungssystems in der Familie zur Überwindung der Magersucht. Die Therapie muss deshalb – neben der spezifischen Behandlung der Magersucht – auf die Trennung des Mädchens von seiner Familie und dem Aufbau einer inneren Autonomie zielen.

Therapeutische Überlegungen und Verlauf

Angelika wird – mit kurzen Unterbrechungen – 16 Monate lang stationär behandelt. Sie lebt sich rasch auf der Station ein, verhält sich allen Mitarbeitern und Mitpatienten gegenüber freundlich und hilfsbereit; sie zeigt immer viel Verständnis und Mitgefühl, wenn sie sieht, dass es jemandem schlecht geht. Bei allen ist sie nach kurzer Zeit beliebt, bei den Mädchen auch als Freundin begehrt.

Die Therapie umfasst ein verhaltenstherapeutisches und ein im engeren Sinn psychotherapeutisches Vorgehen. Zusammenfassend stellt sich die Nahrungsverweigerung Angelikas als ganz außerordentlich schwer beeinflussbar heraus; über Wochen muss sie durch eine Sonde ernährt werden, denn trotz eines strikten Verhaltensplans (Besuche, Telefonate, Aktivitäten etc. in Abhängigkeit vom Gewicht) umgeht sie jegliche Nahrungsaufnahme und isst geringste Mengen, wenn überhaupt, nur unter massivem Druck in einer Zweiersituation (sie mit einer Bezugsperson in ihrem Zimmer). Für eine halbe Scheibe Brot braucht sie zunächst ca. 45 Minuten.

Parallel zum verhaltenstherapeutischen Vorgehen gelingt es rasch, eine tragfähige Beziehung zu ihr herzustellen. Angelika berichtet von Anfang an offen, ausführlich und differenziert von sich und ihrer Situation. Im Vordergrund stehen anfangs die Sorgen um ihre kranke Mutter und um ihre jüngere Schwester, die jetzt «allein zu Hause» sei.

Themen der psychotherapeutischen Gespräche sind in erster Linie Angelikas Erleben der Ablehnung durch den Vater, ihre «Vermittlungsversuche» im chronischen Konflikt zwischen den Eltern und ihre Schwierigkeit, sich innerhalb der Familie abzugrenzen. Dabei wird deutlich, wie schwer es ihr auch in anderen Zusammenhängen fällt, eigene Wünsche und Vorstellungen zu formulieren und durchzusetzen, sich zur Wehr zu setzen und zu behaupten, wenn sie sich angegriffen fühlt.

Ihre Grundüberzeugung kann in dem Satz: «*Ich darf mir nichts gönnen!*» zusammengefasst werden. Beispielhaft schildert sie folgende Situation: «*Ich stehe vor dem Schaufenster eines Delikatessengeschäfts und betrachte die wunderbar dekorierten Spezialitäten. Mir läuft das Wasser im Mund zusammen, und je besser mir das, was ich da sehe, schmecken würde, umso intensiver genieße ich es, darauf zu verzichten.*» Sie erklärt so das Hungern zu ihrem Lebensinhalt. Konfrontiert mit der Gefahr, dass sie an ihrer Magersucht sterben könnte, äußert sie: «*Ich will nicht sterben; denn wenn ich tot bin, dann kann ich nicht mehr hungern.*»

Die pathologische Interaktion in der Familie stellt sich (ebenso wie die Symptomatik der Patientin) als kaum beeinflussbar heraus. Nach intensiven, aber ergebnislosen Versuchen, die Eltern in die Behandlung mit einzubeziehen, muss dies schließlich aufgegeben werden. Es war zunächst schwierig für Angelika, diese Trennung innerlich zu akzeptieren und einer längeren Unterbringung anderswo zuzustimmen.

Wegen der Schwere und der Chronifizierung der Essstörung und wegen den unverändert sehr ungünstigen familiären Bedingungen wird die Patientin im Anschluss an die stationäre Behandlung zur längerfristigen Rehabilitation in eine psychotherapeutische Einrichtung entlassen.

17. AIDS ist überall

Aufnahmegrund

Die Mutter und die Großmutter berichten folgendes zur unmittelbaren Vorgeschichte: Der 11-jährige Richard hat seit 2 Wochen nur noch ein Thema: Er hat Angst, dass er sich mit AIDS infizieren könnte. Diese Befürchtung versetzt ihn in ständige Panik, und er spricht über nichts anderes mehr. Überall wittert der Junge das Virus: angetrocknet an Hauswänden, in dunklen Flecken auf dem Bürgersteig, in jeder Art von Schmutz, auch zu Hause auf dem Fußboden und im Waschbecken, in der Badewanne. Um zu verhindern, dass er sich ansteckt, wäscht Richard sich viele, viele Male am Tag die Hände. Den gestiegenen Wasserverbrauch können die Eltern an der Wasserrechnung ablesen: Sie ist fünfmal so hoch wie im Monat zuvor.

Richard wäscht sich die Hände immer sehr lang, er braucht 20 bis 30 Minuten dafür; dabei wäscht er auch die Unterarme. Der Vater muss dabei zuschauen und Richard versichern, dass er nirgendwo «drangekommen» ist. Wenn der Junge während des Waschens z. B. aus Versehen den Wasserhahn oder das Waschbecken berührt, muss er von vorne anfangen mit dem Waschen. Richard braucht dafür so lange, dass er morgens jetzt meist zu spät zur Schule kommt und auch kaum noch Zeit zum Frühstücken findet. Das ist ein großes Problem, denn Richard leidet seit zwei Jahren an einem insulinpflichtigen Diabetes mellitus; wenn er zuwenig oder unregelmäßig isst, besteht die Gefahr, dass er einen hypoglykämischen Schock bekommt. Richard müsste sich zweimal täglich selbst Insulin spritzen; seit er die Ängste hat, schafft er das nicht mehr, und der Vater muss ihm die Insulininjektionen geben. Genauso sind auch die Blutzuckerkontrollen (mit einem Blutstropfen aus der Fingerkuppe) ein großes Problem geworden. Richard besteht auf zeitaufwendigen Desinfektionsmaßnahmen; auch das Händewaschen gehört dazu. Dabei verlangt er jetzt auch von seinem Vater, dass er sich die Hände genauso lange waschen soll und dass auch er «nirgendwo drankommen» darf. Sein Verbrauch an Einmal-Spritzen ist enorm gestiegen, denn viele Spritzen müssen weggeworfen werden, weil sie aus Richards Sicht unsteril geworden und «vielleicht mit AIDS verseucht» sind. Richard fragt seine Eltern täglich ungezählte Male, ob er irgendwo blute; sie müssen ihm dann jedesmal versichern, dass das nicht der

Fall sei. Wenn man ihm diese Frage nicht beantwortet, schreit Richard laut und wird panisch.

Richard fasst vieles nicht mehr an, er öffnet z. B. Türklinken nur noch mit dem Ellenbogen, und er kann Wasserhähne nicht mehr allein auf- und zudrehen. Auf der Straße geht er nur langsam in gebeugter Haltung, immer in der Mitte des Bürgersteigs, «um nirgendwo dranzustoßen». Den Blick hat er auf den Boden geheftet, um dunklen Flecken auszuweichen: «Die sind vielleicht getrocknetes AIDS-Blut. Wenn hier ein Glassplitter liegt, kann der meine Schuhsohle durchschneiden, und dann kriege ich AIDS.»

Richard traut sich oft nicht, seine Spucke hinunterzuschlucken, weil das AIDS-Virus darin sein könnte; er benutzt deshalb Spucktücher oder sabbert auch manchmal.

Die Ängste haben angefangen, nachdem in Richards Schulklasse ein neuer Mitschüler kam, ein farbiger Junge amerikanischer Nationalität. Richard sagt, dass dieser Junge ihm in einem Streit auf seinen nackten Oberarm gespuckt habe. In den Oberarm spritzt sich Richard oft sein Insulin. Aus der Zeitung wisse er, sagt Richard, dass «40 % aller Amerikaner aidsverseucht» seien.

Anamnestische Daten

Vorgeschichte des Kindes

Die Schwangerschaft mit Richard sei von der körperlichen Seite her ohne Komplikationen verlaufen; die Mutter litt jedoch an anhaltendem starken Erbrechen, auch habe sie verstärkt Ängste gehabt, die sich hauptsächlich auf die bevorstehende Geburt bezogen hätten. Diese sei dann aber ungestört verlaufen; Richard sei gesund gewesen und habe die Meilensteine der frühkindlichen Entwicklung (Laufen, Sprechen, Abschluss der Sauberkeitserziehung) zeitgerecht durchlaufen. Vom 5. bis zum 7. Lebensjahr sei der Junge in den Kindergarten gegangen; er habe dort schlecht Kontakt zu den anderen Kindern gefunden, habe sich abgekapselt und sei sehr ruhig gewesen. Er sei dann zeitgerecht in die Grundschule eingeschult worden und nach der 4. Klasse kam er in die Hauptschule, deren 6. Klasse Richard zum Zeitpunkt der Aufnahme besucht. Richard hat keine engeren Freunde in der Klasse. Seine Schulleistungen werden als durchschnittlich beurteilt. In seiner Freizeit spielt er ausdauernd und mit großer Freude Keyboard; darin wird er auch unterrichtet. Mit Schulkameraden oder Kindern aus der Nachbarschaft trifft er sich nachmittags fast nie; der Vater sieht es auch nicht gerne, dass Richard unbeaufsichtigt ist, denn er hat Angst, dass der Blutzuckerspiegel stark schwanken und Richard dann vielleicht sogar in ein Koma fallen könnte. Der Junge äußerte in der letzten Zeit aber auch gar nicht mehr den Wunsch, sich mit jemandem zu verabreden.

Mutter

Richard ist das einzige Kind einer 36-jährigen Mutter. Sie ist gelernte Sekretärin und seit ihrer Heirat Hausfrau. Sie berichtet, dass sie seit ihrer Pubertät unter Angstzuständen leidet. Zeitweilig konnte sie nicht allein aus dem Haus gehen; sie hatte Panikzustände und war während ihrer Ausbildungszeit deswegen oft krank geschrieben. Eine mehrjährige psychotherapeutische Behandlung habe ihr geholfen; Angstzustände habe sie aber immer noch, auch leide sie oft unter Schlafstörungen und unter Erstickungsgefühlen.

Die Mutter hat sich inzwischen ganz von Richard zurückgezogen, sie kümmert sich kaum noch um ihn, weil sie selbst wieder häufig Panikattacken und «Erstickungsgefühle» hat. Auch wenn sich Richard sehr schlecht fühlt und weinerlich bis erschöpft Anlehnung sucht, weist ihn die Mutter ab. Sie sieht ihn nur noch beim Essen.

Vater

Der Vater ist ein 38-jähriger Industriekaufmann. Er wirkt sehr nachgiebig und überprotektiv: Er ist ja auch überwiegend in das Zwangsritual Richards mit einbezogen. Er «versteht» die Ängste und Sorgen Richards so sehr, dass er ihm zunehmend immer mehr einfache Aufgaben aus dem Alltag abnimmt wie z. B. das Ankleiden und Waschen. Auch kontrolliert er zunehmend Richards Aktivitäten, weil er sich vergewissern will, dass Richard richtig isst und pünktlich seine Insulinspritzen bekommt.

Weitere Bezugsperson

Die Großeltern väterlicherseits wohnen in der Nähe und haben viel Kontakt mit der Familie.

Untersuchung des Patienten und Beobachtung

Körperlich ist Richard bis auf seinen Diabetes gesund. Lediglich seine Hände sind rau und rotgescheuert vom vielen Waschen. Intellektuell ist er knapp durchschnittlich begabt.

Er erzählt wenig von sich, und es ist sehr schwierig, ein zusammenhängendes Gespräch mit ihm zu führen. Ängste und die Waschzwänge leugnet er zunächst im Gespräch ab. Erst später spricht er über seine Angst vor einer Aidsinfektion.

Auf der Station wirkt Richard überangepasst; er verhält sich geradezu unterwürfig, befolgt alle Aufforderungen der Betreuer, stellt keine Fragen, widerspricht nicht.

Auffallend ist eine ausgeprägte Umständlichkeit und Langsamkeit im lebenspraktischen Bereich: Richard braucht sehr lange zum Aus- und Umziehen und für die Körperpflege; es fällt ihm schwer, seine Sachen in Ordnung zu halten. Er knüpft kaum freundschaftliche Kontakte zu Mitpatienten und hat auf der Station nach kurzer Zeit die Rolle eines wohlgelittenen Außenseiters.

Diagnose auf der Achse I

F42.2 Zwangsgedanken und -handlungen, gemischt

Zwangsstörung mit Überwiegen von Zwangshandlungen (Waschzwang) und zwanghaftem Grübeln, Frageritutale (und -zwänge) und angstphobischen Symptomen.

Achse IV

Juveniler Diabetes mellitus

Zutreffende Kategorien der Achse V

1.0 Mangel an Wärme in der Eltern-Kind-Beziehung «2»

a, f: Richards Mutter hat sich vor ihrem Sohn seit seiner Erkrankung aufgrund eigener Ängste zurückgezogen und reagiert auch auf seine Bedürftigkeit nicht (a), auch wenn es Richard nötig hätte, nimmt sie ihn nie in den Arm (f).

2.0 Psychische Störung eines Elternteils «2»

b: Die Mutter leidet an einer manifesten Angststörung. (F41.1 generalisierte Angststörung). Ihre Erkrankung führt zu einer abnormen, inadäquaten Erfüllung der Elternrolle insofern, als sie den Jungen beim Erlernen des Managements seiner Diabetes-Erkrankung nicht unterstützen konnte. Auch stellt die Mutter für Richard ein Modell für zwanghaft-ängstliches Verhalten dar und verhält sich deshalb unpassend in Bezug auf seine Zwänge.

4.0 Elterliche Überfürsorge durch ein Elternteil «2»

A g, h; B a: Der Vater nimmt Richard die Verantwortung für das Management seiner Erkrankung ab. Er spritzt ihm das Insulin, kontrolliert seinen Blutzuckerspiegel und rechnet seine erlaubten Kalorien-(Kohlehydrat-)Mengen aus, obwohl Richard dies selbst tun könnte (A g). Weil der Vater die Verantwortung für die Kontrolle des Diabetes übernommen hat, will er auch andere eventuelle Aktivitäten seines Sohnes indirekt kontrollieren und wünscht, dass er immer «unter Aufsicht» ist (A h). Teilweise hilft er ihm auch bei der Körperpflege und zieht ihn an (B a).

Infantilisierend gehen auch die Großeltern mit Richard um; ihr Verhalten erfüllt jedoch nicht die Kriterien für eine Kodierung. (Dass der Junge mit Berichten der Boulevardpresse über AIDS konfrontiert wurde und in diesem Zusammenhang von einer Infektionsgefahr durch «Spritzen» hörte, wird nicht als abnormer psychosozialer Umstand kodiert, ebensowenig der «Vorfall» mit dem amerikanischen Mitschüler. Die Gefährdung durch AIDS und die reißerische Berichterstattung darüber ist vielmehr ein psychosozialer Umstand, der die ganze Bevölkerung betrifft und deshalb nicht als «abnorm» anzusehen ist.)

Zusammenhangsanalyse

Die Behandlung der Ängste und Zwänge des Kindes sind durch die Abschottung der Mutter auf der einen und durch die überprotektive Haltung des Vaters auf der anderen Seite außerordentlich erschwert.

Therapeutische Überlegungen und Verlauf

Der Verlauf der stationären Behandlung ist langwierig (mit mehreren Unterbrechungen 15 Monate) und gekennzeichnet von häufigen Rückschlägen.

Richards Ängste und Zwangshandlungen sind in der Klinik zunächst kaum, im Lauf der Zeit dann doch auch mit zunehmender Häufigkeit und Intensität zu beobachten. Nur mühsam gelingt es den Betreuern, durch konkretes Eingreifen auf dem Hintergrund eines mit Richard besprochenen verhaltenstherapeutischen Plans, die Waschrituale zu unterbrechen und ihn dazu zu bringen, eine Tagesstruktur durchzuhalten. Dabei soll Richard auch wieder lernen, die Verantwortung für das Umgehen mit seiner Erkrankung zu übernehmen (kontrolliertes Essen, Insulin spritzen, Blutzuckerkontrollen). Dies gelingt nur phasenweise.

Von dem Ausmaß der Ängste der Mutter berichtet Richard in den Therapiegesprächen: Er erzählt, dass seine Mutter manchmal nicht aus dem Haus geht, weil sie befürchtet, dass «giftiger Staub» in der Luft sein könnte. Im Sommer, wenn es draußen warm ist, kann sie oft gar nicht rausgehen. Die Mutter arbeitet immer sehr viel im Haushalt, saugt täglich Staub, scheuert die Waschbecken. Dabei zieht sie grundsätzlich Handschuhe an, denn das Scheuermittel ist «giftig». Die Mutter mag auch nicht zusehen, wenn Richard sich sein Insulin spritzt, sie «kann das nicht haben» und gruselt sich davor. Sie hat auch Angst, die Tupfer zum Desinfizieren oder die Blutzucker-Sticks anzufassen. Um den Diabetes kümmert sich deshalb der Vater. Richard ist nur selten, eigentlich nur bei den Mahlzeiten, mit seiner Mutter zusammen, unternimmt fast nie etwas mit ihr. Dafür geht der Vater manchmal mit ihm ins Kino oder am Wochenende spazieren.

An den Wochenenden, die Richard zu Hause verbringt, kommt es regelmäßig zu einer erheblichen Verschlimmerung der Waschzwänge. Es fällt dem Vater sehr schwer, sich der Einbindung in die Zwangsrituale (Beantwortung der stereotypen Fragen, Zusehen beim Händewaschen) zu entziehen; Richard wäscht sich wieder sehr oft und lang die Hände, stellt 1000-mal dieselbe Frage und tobt, wenn sie ihm nicht beantwortet wird. Einmal droht er sogar, aus dem Fenster zu springen.

Oft kommen die Großeltern zu Besuch, oder Richard fährt mit seinen Eltern zu ihnen. Sie verwöhnen Richard sehr, besonders jetzt, da er diese schrecklichen Ängste hat. Geduldig beantworten sie wieder und wieder seine Fragen über AIDS und bestätigen ihm, dass er nirgendwo blutet. Sie lesen ihm jeden Wunsch von den Augen ab und überhäufen ihn regelmäßig mit Süßigkeiten. Die stecken sie ihm, trotz des Diabetes, auch hinter dem Rücken von Richards Eltern und entgegen dem Verbot des Klinikpersonals weiterhin zu. Wenn die Großmutter Richard in der Klinik besucht, wird der Junge im Besucherraum oft auf dem Schoß der Oma sitzend angetroffen.

Nach dem offenkundigen und dramatischen Scheitern einer mehrwöchigen Entlassung nach Hause können sich Richard und seine Eltern dazu entschließen, der Unterbringung in einer therapeutischen Einrichtung zur längerfristigen Rehabilitation zuzustimmen. Dort entwickelt sich der Junge nach einer sehr schwierigen Eingewöhnungszeit ausgesprochen gut. Die Zwangssymptome verschwinden schließlich weitgehendst.

18. Ich mag dich, ich mag dich nicht

Aufnahmegrund

Die Mutter berichtet: Die sechsjährige Anna Y. hat an einem Abend, als sie, die Mutter, im Wohnzimmer Fernsehen schaute, heimlich im Bett geraucht – die Zigaretten hatte sie in einem Geschäft gestohlen – und sich dabei schwere Verbrennungen am rechten Oberkörper und Oberarm zugezogen. Sie musste deshalb mehrere Wochen in einer Kinderklinik behandelt werden; von dort kam nun der Vorschlag, Anna in die Kinderpsychiatrie zu verlegen.

Anna ist ein Kind, das seiner Mutter viele Sorgen bereitete. Sie ist oft stur und hört nicht auf die Mutter oder sie ist weinerlich und sagt immer wieder, dass sie hässlich sei und keiner sie möge. Schon mit 5 Jahren, so die Mutter, habe sie angefangen, in Läden Süßigkeiten, Kaugummi und andere Dinge wegzunehmen; auch das Feuerzeug, womit sie die Zigaretten anzündete, habe sie geklaut. Im Kindergarten klagten die Erzieherinnen auch über sie, dass sie sich nicht gut in die Gruppe eingliedern könnte, sie oft alleine spielte oder immer den Ton angeben wollte. Fremden Leuten gegenüber war sie oft distanzlos und würde mit jedem mitgehen. Ähnlich hatte sie sich auch im Kinderkrankenhaus verhalten. Es kam aber auch vor, dass sie Erwachsenen gegenüber ängstlich und ablehnend war, man könne sich nie sicher sein, was in dem Kind vorginge.

Ihrem kleinen Bruder gegenüber zeigte sie große Eifersucht und behandelte ihn oft aggressiv. Anna wurde sehr früh mitverantwortlich in die Versorgung des kleinen Bruders einbezogen, der noch deutlich schwerere Entwicklungsdefizite aufwies als sie selbst. Bis vor fünf Monaten habe sie noch häufig in die Hose gemacht; jetzt nässe sie noch ein- bis zweimal nachts pro Woche ein.

Die Mutter schilderte, dass Anna immer alles selbständig machen wolle. Wenn die Mutter ihr helfen oder etwas gemeinsam mit ihr unternehmen wolle, werde sie von Anna oft beschimpft und abgelehnt. Sie sei noch nicht in der Schule, weil die Erzieherinnen im Kindergarten sagten, dass sie noch nicht schulreif und zu unruhig sei.

Anamnestische Daten

Vorgeschichte des Kindes

Anna wurde mit Hilfe eines Kaiserschnitts zum errechneten Termin geboren. Sie musste während der ersten vier Lebensmonate vier Wochen wegen einer schweren Magen-Darm-Infektion in einer Kinderklinik stationär behandelt werden; ferner hatte sie Kinderkrankheiten wie Masern, Mumps, Scharlach und Windpocken durchgemacht.

Das Mädchen hatte sich verzögert entwickelt. Sie hatte mit etwa 18 Monaten laufen gelernt. Erste Worte habe sie mit ca. zwei Jahren gesprochen, dann jedoch sehr lange in einer Art Babysprache. Die Sauberkeitserziehung war zum Zeitpunkt der Aufnahme noch nicht abgeschlossen, sie kotete auch in der Klinik ein.

Mit drei Jahren wurde sie in einem Kindergarten aufgenommen. Dort fiel von Anfang an auf, dass sie nicht gut spielen konnte und schlecht mit anderen Kindern auskam, weil sie sich oft in den Vordergrund spielte, Streit anfing und ungehemmt mit sexuell getönten Ausdrücken um sich warf, sich auszog und aufreizend vor die anderen Kinder oder Betreuer hinstellte.

Mutter / Vater

Die Mutter ist 26 Jahre alt und lebt mit ihren beiden Kindern alleine. Sie ist lernbehindert, hat keinen Schulabschluss, keine Ausbildung und kann nicht lesen und schreiben. Sie ist früh von ihrer Mutter weggegangen und war vor Annas Geburt längere Zeit ohne festen Wohnsitz. Anna war ihrer Mutter in einigen Bereichen deutlich überlegen. Die Mutter schilderte selbst anschaulich, wie hilflos sie Anna gegenüberstand. Sie hatte keine Ahnung, wie man einem Kind Alltagsregeln beibringen kann. Ihre erzieherischen Maßnahmen blieben ungenau und vage.

Die Mutter lebte ab der Geburt von Anna zwei Jahre mit ihr in einem Mutter-Kind-Heim. In ihrer Wohnung lebte Frau Y. weitgehend isoliert; Fremden und Zufallsbekannten gegenüber war sie sehr unsicher. Sie hatte keine Freundinnen oder männliche Bekannte und auch keinen Kontakt zu weiteren Verwandten, da sie sich mit diesen überworfen hatte.

Der Vater sei alkohol- und drogenabhängig gewesen; er habe nach Annas Geburt keinen Kontakt mehr zur Mutter gehabt; Anna kenne ihn nicht.

Weitere Bezugsperson

Den früh abgebrochenen Kontakt zu ihrer Mutter hatte Frau Y. zwar wieder aufgenommen und intensiviert, weil Anna manchmal dort übernachtete. Jedoch gab es zwischen den beiden Frauen sehr viel Streit, auch in Anwesenheit der beiden Kinder.

Untersuchung und Beobachtung der Patientin

Als Anna auf die Station kam, zeigte sie keine Trennungsängstlichkeit und nahm rasch Kontakt zu den Betreuern und anderen Kindern auf. Sie beantwortete Fragen aber nur knapp, wirkte dabei manchmal kokettierend, z. B. bei der Frage nach ihren Freunden. Sie zeigte sehr wenig Ausdauer bei Spielen, fing rasch neue Dinge an und war nicht in der Lage, ein Bild zu malen. Psychomotorisch fiel eine leichte Unruhe auf. Die Stimmung erschien indifferent, nicht besonders fröhlich, aber auch nicht traurig.

Sie freute sich, wenn ihre Mutter zu Besuch kam, ging aber auch gern wieder auf die Station zurück. Sie sprang anfangs fast wahllos auf jeden zu, entwickelte einen wahren Beziehungshunger, wies die Personen dann aber oft auch misstrauisch zurück, so, als würde sie Ablehnung erwarten. Lob und positiver Zuwendung schien sie anfangs nicht zu vertrauen. Auch sich selbst schien sie wenig zuzutrauen und sie reagierte bei geringen Anforderungen oft mit Verweigerung. Dieses konnten wir vor allem in der Schule beobachten: Sie gab sehr schnell auf mit den Worten «das ist zu schwer». Es kam dann auch dazu, dass sie sich selbst verletzte, an ihrer Verbrennungswunde manipulierte, bis die Anforderungen zurückgenommen wurden und sie Zuwendung erfuhr. Sie versuchte auch immer wieder, sich Beachtung zu erkaufen, z. B. stahl sie mehrmals Dinge, um sie anderen Kindern zu schenken.

Da sie sich selbst nicht hübsch und liebenswert fand, was sie immer wieder äußerte, ging sie auch nicht sorgfältig mit sich um.

Die Sauberkeitserziehung war nicht abgeschlossen. Ihr Reinlichkeitsverhalten entsprach nicht ihrem Alter. Obwohl, wie ihre Mutter und die Kindergärtnerin berichteten, ihr oft gezeigt wurde, wie sie sich auf der Toilette verhalten sollte, konnte sie sich nicht richtig abputzen.

Anna hatte deutliche motorische Koordinationsschwächen. Ihre kognitiven Fähigkeiten lagen im Bereich der leichten Lernschwäche.

Diagnose auf der Achse I

F94.2 Bindungsstörung des Kindesalters mit Enthemmung

Anna zeigt ein relatives Fehlen an selektiven sozialen Bindungen mit einem abnormen Mangel bei der Auswahl der Personen, von denen sie Unterstützung erwarten kann. Die sozialen Interaktionen mit unvertrauten Personen sind wenig moduliert und gekennzeichnet durch unangemessene Anklammerungen, aufmerksamkeitsheischendes oder wahllos freundliches Verhalten.

Die von der Mutter anfangs geschilderten Verhaltensauffälligkeiten Annas wiesen auf eine Störung des Sozialverhaltens mit emotionaler Störung hin. Die intensivere stationäre Beobachtung zeigte jedoch, dass hier eine Bindungsstörung mit Enthemmung vorlag. Letzteres wurde besonders deutlich in Annas Verhalten ihrer Mutter und ihren Bezugspersonen gegenüber, das zwischen emotionaler Distanzlosigkeit und ängstlicher Ablehnung wechselte.

F98.00 Nicht-organische Enuresis nocturna

F98.1 Nicht-organische Enkopresis

Zutreffende Kategorien der Achse V

1.0 Mangel an Wärme in der Eltern-Kind-Beziehung durch ein oder beide Elternteile «2»

a, b, d: Die Mutter sprach häufig in sehr kritischem und abweisendem Ton über Anna (a), lobte und ermutigte sie selten (d), sie enttäuschte sie oft, indem sie nicht zu vereinbarten Besuchen kam (b).

1.1 Disharmonie in der Familie zwischen Erwachsenen oder Geschwistern über 16 «1»

i: Die Mutter lebte selbst in einer deutlichen Streitbeziehung zu ihrer Mutter, was sie auch offen vor den Kindern äußerte, z.B. versprach sie Anna einen Besuch der Oma, schimpfte dann wieder auf diese und drückte damit aus, dass sie diesen Besuch nicht wünschte. Zwar wohnt die Großmutter nicht im selben Haushalt, da sie jedoch eine der wenigen familiären Bezugspersonen darstellt, wird sie bei dieser Kodierung berücksichtigt.

2.1 Behinderung eines Elternteils «2»

A b, c: Die Mutter war aufgrund ihrer eigenen psychischen Labilität und ihrer intellektuellen Behinderung deutlich überfordert mit ihren Erziehungsaufgaben in Bezug auf die Versorgung und Aufsicht des Kindes (A b); dabei zeigte sie wenig Einfühlungsvermögen für die Probleme des Kindes (c).

2.2 Behinderung / abweichendes Verhalten der Geschwister «2»

c, g: Annas jüngerer Bruder fordert viel Energie von seiner Mutter, dadurch bleibt wenig Zeit für Anna übrig (c), und Anna wurde schon verantwortlich in die Mitversorgung des Bruders einbezogen (g).

4.1 Unzureichende elterliche Aufsicht und Steuerung durch ein oder beide Elternteile «2»

B a, c; C b: Das Kind war sehr viel sich selbst überlassen, eine ausreichende Gewissensbildung war mangels Alltagsregeln (B a) und adäquater Interventionen der Mutter nicht erreicht worden (C b), so dass Anna schon sehr früh begann, zu stehlen und zu lügen. Die Erziehung der Mutter in diesem Zusammenhang war inkonsequent und wenig konkret (B c).

4.2 Erziehung, die eine unzureichende Erfahrung vermittelt, durch beide Elternteile «2»

A a, c, e: Die Mutter konnte Anna die notwendigen sprachlichen Anregungen und Förderungen nicht geben (A b), ihr nicht vorlesen (A c), ihr Spielverhalten auch nicht kreativ unterstützen (A e), das Kind verbrachte seine Freizeit überwiegend alleine oder vor dem Fernseher (Anna lehnte gemeinsame Unternehmungen mit der Mutter ab – deshalb trifft B a nicht zu).

5.1 Abweichende Elternsituation «2»

c: Die Mutter war alleinerziehend; Anna kannte ihren Vater nicht.

5.2 Isolierte Familie «0»

Die Mutter ist zwar isoliert, das Kind wird aber direkt nicht gehindert, andere Kontakte zu haben; allerdings ist es noch zu klein, um hier selbständig agieren zu können. Die Mutter stimmte aber der Aufnahme in die Kinderpsychiatrie wie auch der Heimaufnahme zu (siehe unten).

5.3 Lebensbedingungen mit möglicher psychosozialer Gefährdung «1»

B d: Die Mutter lebte von der Sozialhilfe und konnte häufig kaum das Fahrgeld für die Besuche aufbringen. Weitere Einschränkungen aus diesem Grund sind aber nicht deutlich.

Zusammenhangsanalyse

Bei der Entstehung der Störung spielen die diversen Defizite und Auffälligkeiten im familiären Hintergrund eine besondere Rolle. Zu den geschilderten Punkten der Achse 5 kam erschwerend für die Mutter hinzu, dass bei Anna auch Entwicklungsverzögerungen vorhanden waren, die Sprachentwicklung setzte verspätet ein. Erfahrungsgemäß sind Kinder mit solchen Entwicklungsdefiziten vulnerabler und benötigen eine umso konstantere Betreuung und Förderung, die leider aufgrund der oben beschriebenen mütterlichen Voraussetzungen nicht gegeben waren.

Therapeutische Überlegungen und Verlauf

Während der stationären Beobachtung und Behandlung stellte sich schon sehr bald heraus, dass Anna in einer strukturierteren Umgebung nachreifen und Fortschritte machen konnte. Dies wäre jedoch bei einer Rückkehr zur Mutter gefährdet gewesen. Daher wurde als Ziel der Behandlung die Trennung von der Mutter und eine Unterbringung in einer geeigneten heilpädagogischen Pflegestelle gestellt. Ein solcher Schritt wäre vermutlich nicht erforderlich gewesen, wenn nicht eine derartige Häufung psychosozialer Risikofaktoren vorgelegen hätte und man auf mehr Ressourcen der Mutter hätte zurückgreifen können.

Die Trennung von der Mutter bzw. auch die Annäherung an die neue Umgebung wurde langsam und behutsam vorbereitet.

Im Laufe der Behandlung veränderte sich ihre Beziehungsfähigkeit deutlich, indem ihre Beziehungen stabiler wurden. Auch ihre Fähigkeit, mit den anderen Kindern in der Gruppe besser auszukommen, hat sich während des Aufenthaltes so verbessert, dass wir an eine Integration in einer Schulklasse denken konnten. Erst im engen Kontakt mit ihrer Bezugsbetreuerin wurde sie in der Körperhygiene selbständiger und sauber.

In den Einzeltherapiestunden wurde die ambivalente Beziehung Annas zur Mutter oft zum hervorstechenden Thema. Anna hing an der Mutter, sie fühlte sich aber andererseits vor allem emotional von ihr nicht richtig versorgt. So reagierte sie zornig, später auch traurig, wenn die Mutter ohne eine Mitteilung Besuchstermine nicht einhielt oder sie zu einem Wochenende nicht abholte.

19. Hans im Unglück

Aufnahmegrund

Die Mutter berichtet, dass der 11-jährige Hans sehr verschlossen sei, wenig erzähle, seit einiger Zeit über Bauchschmerzen klage und sie den Eindruck habe, dass er etwas auf dem Herzen hat. Etwa ein dreiviertel Jahr vor der Vorstellung fand sie, während sie sein Zimmer aufräumte, eine Reihe von Dingen, wie Schlüsselanhänger, Geldbörsen und kleine Täschchen für Kondome. Die Mutter versuchte damals mit Hans darüber zu reden. Er wollte zunächst nichts darüber erzählen, gab dann aber zu, die Dinge in einem Geschäft weggenommen zu haben. Er schien zunächst sehr erleichtert, die morgendlichen Bauchschmerzen ließen auch wieder nach. Einige Monate später stellte die Mutter dann fest, dass er ein Taschenmesser in einem Einkaufsmarkt weggenommen hatte. Gleichzeitig habe er wieder sehr bedrückt gewirkt und häufig über Kopfschmerzen geklagt. Das veranlasste die Mutter, sich an die Klinik zu wenden. Sie schilderte weiter, dass Hans ein starkes Harmoniebedürfnis habe, Auseinandersetzungen nicht ertragen könne, nie gut mit anderen Kinder ausgekommen sei und auch keinen festen Freund in seiner Klasse habe. Seine schulischen Leistungen waren durchschnittlich, Verhaltensprobleme gab es in der Schule nicht, jedoch war Hans auch dort sehr verschlossen und ruhig und meldete sich selten.

Anamnestische Daten

Vorgeschichte des Kindes

Die Geburt erfolgte zum errechneten Termin mit einem Geburtsgewicht von 3650 g spontan. Postpartal musste Hans wegen einer verstärkten Gelbsucht eine Lichttherapie bekommen, ansonsten gab es keine Probleme. Die frühkindlichen Entwicklungsschritte erreichte Hans zeitgerecht, zu laufen begann er mit 14 Monaten, erste Worte sprach er mit 18 Monaten, die Sauberkeitserziehung war mit $2^{1}/_{2}$ Jahren tags und nachts abgeschlossen. An Kinderkrankheiten machte er nur die Windpocken durch, er hatte ansonsten keine schweren Erkrankungen. Ab dem 3. Lebensjahr besuchte er einen Kindergarten. Dort fiel er zwar als etwas kontaktscheu auf, hatte Schwierigkeiten, mit anderen Kindern etwas gemeinsam zu unternehmen, zeigte ansonsten jedoch keine Auffälligkeiten. Die Einschulung erfolgte zeitgerecht. Zur Zeit der Vorstellung besuchte er die 6. Klasse eines Gymnasiums. Seine Schulleistungen hatten sich bedeutend verschlechtert. Darüber konnte er sich der Mutter gegenüber kaum äußern. Manchmal log er sie an oder versteckte eine Arbeit oder ein Heft.

Mutter / Vater

Hans ist der jüngste von drei Söhnen einer 47-jährigen Mutter und eines 45-jährigen Vaters. Die Mutter, früher Lehrerin, ist jetzt nicht mehr berufstätig. Der Vater ist Notar und Rechtsanwalt. In der Ehe gab es viele Schwierigkeiten.

In Gesprächen mit beiden Eltern gemeinsam bzw. getrennt wurde klar, dass der Vater die Familie verlassen wollte. Daraus hatte sich im steigenden Maße eine weitgehende und heftige Streitsituation entwickelt mit gegenseitigen Beschuldigungen, Verletzungen und Ausbrüchen. Diese wurden zunächst vor den Kindern, insbesondere aber vor Hans (als den jüngsten), versucht zu verbergen. Da aber der Vater nach einem derartigen Streit mitunter das Haus verließ, um bei seiner Freundin zu übernachten, und andererseits die Mutter ihn aus dem gemeinsamen Schlafzimmer aussperrte, konnte das vor den Kindern nicht verborgen bleiben.

Untersuchung des Patienten

Hans war ein körperlich gesunder, kontaktfähiger und freundlicher Junge, dem es jedoch sichtlich schwer fiel, über den Anlass der Vorstellung hier zu sprechen. Er bekam sofort Tränen in die Augen und ließ häufig die Mutter für sich antworten. Auch während der psychologischen Testuntersuchung begann er bei dem Untertest «Rechnerisches Denken» zu weinen (als Ergebnis des Tests zeigte sich eine intellektuelle Begabung im oberen Durchschnittsbereich, so dass keine eigentliche schulische Überforderung vorlag).

Er war ansonsten sehr kooperativ, wirkte überangepasst, etwas gehemmt und wenig spontan. Seine Stimmung erschien leicht gedrückt, ängstlich und labil, wenn es um ihn oder die Familie betreffende Themen ging. Hans klagte, allerdings erst, als er ausdrücklich danach gefragt wurde, über deutliche Ein- und Durchschlafstörungen.

Die Diebstähle standen im Gegensatz zum sonstigen Verhalten von Hans, auffällig war seine Traurigkeit und Gehemmtheit. Auch seine schlechten Schulleistungen standen im Kontrast zu seiner guten Begabung. Eine weitere Untersuchung war nötig, um über seine Beweggründe für seine Diebstähle und seine deutlichen depressiven Reaktionen Einsicht zu erlangen.

Nach einigen Gesprächen kam seine Angst vor einer möglichen Trennung der Eltern zur Sprache und auch, dass er sehr an seinem Vater hing, dieser aber kein Interesse an ihm zeigte. Hans beklagte sich darüber, dass der Vater ihn kaum in der Klinik besuchte und auch schon früher nie Zeit für ihn hatte. Er hatte nie mit ihm etwas unternommen, und auf Versuche von Hans, mit ihm über seine Probleme des Alltags zu sprechen, war er nie eingegangen.

Diagnose auf der Achse I

F43.21 Längere depressive Reaktion im Rahmen einer Belastungssituation

Hans zeigte deutlich Zustände von subjektivem Leiden und emotionaler Beeinträchtigung, die seine sozialen Funktionen und Leistungen behinderten. Sie waren durch ein ihn sehr belastendes (aber nicht ein katastrophales Ausmaß erreichendes) Lebensereignis mit bedingt. In diesem Fall lag die Belastung in dem von Hans bereits seit längerer Zeit gefürchteten Auseinanderbrechen der Familie und dem Verlust des Vaters (für die Kodierung genügt das Vorkommen einer längeren depressiven Reaktion auf eine länger anhaltende Belastungssituation, die aber zwei Jahre nicht überschreitet).

Zutreffende Kategorien der Achse V

1.0 Mangel an Wärme in der Eltern-Kind-Beziehung durch ein oder beide Elternteile «2»

b, e: Der Vater zeigte deutlich wenig Interesse an Hans, hielt Verabredungen nicht ein und kümmerte sich nicht um ihn (b); ferner reagierte der Vater oft gereizt, wenn Hans es wagte, ihm Schwierigkeiten mitzuteilen (e).

1.1 Disharmonie in der Familie zwischen Erwachsenen «2»

c, f, h, i, j: Die Eltern hatten häufig heftige Auseinandersetzungen und machten sich gegenseitig Schuldvorwürfe wegen des Auseinanderbrechens der Ehe (i); der Vater verließ in solchen Auseinandersetzungen mehrfach das Haus ohne

Ankündigung, wann er wiederkomme (c); die Mutter verlangte getrennte Schlafzimmer (f); der Vater übernachtete mehrfach auswärts (h); auch neutrale Bemerkungen der Partner wurden als Kritik von beiden aufgefasst (j).

3. Inadäquate Kommunikation «2»

d, e: Die Eltern versuchten lange Zeit ihre Spannungen vor den Kindern zu verbergen, obwohl diese für Hans schon deutlich spürbar waren (e); die Mutter bezog Hans nicht in wichtige Entscheidungsprozesse nach der Trennung ein (d).

5.1 Abweichende Elternsituation «0»

c: Hans wohnte erst nach der Aufnahme in die Klinik bei seiner dann allein stehenden Mutter.

6.0 Verlust einer liebevollen Beziehung «1»

b: Trennung der Eltern durch die geplante Scheidung, der Vater ging für Hans als wichtige Bezugsperson weitgehend verloren. Die Trennung erfolgte erst, als Hans in der Klinik aufgenommen war, sie hatte sich aber deutlich angekündigt (der Vater hatte sich öfter nach Streitigkeiten mit der Mutter zur Freundin begeben).

Zusammenhangsanalyse

Bei der Entstehung der Störung spielt das Auseinanderbrechen der Familie durch Trennung der Eltern sowie die im Vorfeld bereits seit längerer Zeit vorhandenen, aber nicht ausgesprochenen Spannungen der Eltern eine wesentliche Rolle. Die Schulschwierigkeiten von Hans sind ebenfalls im Rahmen der Auswirkung dieser Belastungssituation zu sehen.

Hans zeigte keinerlei andere Symptome einer Störung des Sozialverhaltens, die vermutet hätte werden können. Vorstellungsanlass waren kleinere Diebstähle gewesen, die jedoch bereits als Symptom seiner Irritation durch die Veränderung in der Familie zu verstehen sind. Möglicherweise war es auch ein Mittel, die Aufmerksamkeit der Mutter auf sich zu lenken, da es Hans sehr schlecht gelang, seine Befürchtungen und Schwierigkeiten verbal auszudrücken.

Therapeutische Überlegungen und Verlauf

Verschiedene Versuche der Eltern, einen Neuanfang zu machen, schlugen fehl; der Vater zog aus der Familie aus.

Intention der Behandlung war es, Hans bei der Verarbeitung der neuen Familiensituation zu helfen. Gespräche mit der Mutter waren notwendig, um ihre eigenen Nöte im Gefolge der Trennung zu bewältigen und um ihr Einsicht zu geben im Umgang mit Hans.

Während den in der Folgezeit durchgeführten Einzelgesprächen mit Hans fiel immer deutlicher auf, wie sehr bedrückt er war. Auch während der nächsten Wochen begann er immer wieder während der Gespräche zu weinen. Hans, der der Jüngste der Familie war, erlebte es als besonders schwierig, dass die Mutter immer nur mit seinen beiden älteren Brüdern über Veränderungen oder Probleme in der Familie sprach. Dabei registrierte er ihre gedrückte Stimmung und geringe Belastbarkeit sehr genau. Seine anfangs sehr loyale Haltung zum Vater, der mittlerweile mit seiner Freundin zusammenlebte, schlug zunächst in aggressive, später gleichgültige Ablehnung um. Dazu trug auch das geringe Interesse des Vaters bei, der Hans häufig enttäuschte, indem er angekündigte Besuche nicht wahrnahm oder für Hans nicht zu sprechen war, wenn dieser ihn in der Kanzlei aufsuchte.

Nachdem die Mutter mit ihren Söhnen in ein anderes Haus umgezogen war, gewann auch Hans mehr Distanz zu dem früher erlebten Familienleben, seine Schulsituation stabilisierte sich wieder und er begann mehr Kontakte zu Gleichaltrigen zu suchen. Im folgenden Schuljahr erfolgte ein Schulwechsel auf ein Gymnasium am Heimatort, so dass er auch mehr Gelegenheit hatte, an Nachmittagsaktivitäten mit Mitschülern teilzunehmen. Die ursprünglich von der Mutter als Vorstellungsanlass geschilderten kleinen Diebstähle traten nicht mehr auf. Nachdem sich auch die Situation der Mutter etwas konsolidiert hatte und sie Hans mehr in Entscheidungsprozesse der Familie einbezog, klang die depressive Stimmungslage bei Hans ab.

20. Der Junge, den keiner mehr riechen konnte

Aufnahmegrund

Die Mutter berichtet bei der Aufnahme, dass der 11-jährige Heinz seit drei Jahren täglich einkotet. Außerdem gibt es erhebliche Schulschwierigkeiten in Form von deutlicher motorischer Unruhe, Impulsivität sowie störendem Verhalten und in letzter Zeit auch einen Leistungsabfall, so dass Heinz das Ziel der 5. Gymnasialklasse nicht erreichte. Heinz ist es bisher nie gelungen, befriedigende und längere Freundschaften zu Gleichaltrigen aufzubauen. In den letzten Jahren war er zudem erheblichen Hänseleien und Auseinandersetzungen in seiner Klasse ausgesetzt gewesen wegen seines Einkotens. Da er auch sehr aggressiv war und gelegentlich klaute, war er in der Klasse in eine regelrechte Außenseiterrolle geraten. Er wurde für viele Dinge verantwortlich gemacht, auch wenn er daran gar nicht beteiligt war. Auch in der Familie führte die Problematik zu erheblichen Spannungen und einer Ablehnung von Heinz. Insbesondere schwierig war sein Verhältnis zu seiner älteren Schwester, der gegenüber er sich häufig zurückgesetzt fühlte, die aber ihrerseits auch die Freiräume von Heinz oft nicht respektierte und ständig sein Tun kontrollierte und kritisierte.

Anamnestische Daten

Vorgeschichte des Kindes

Die Schwangerschaft mit Heinz, die bereits drei Monate nach der Geburt der älteren Schwester unerwartet eintrat, war kompliziert durch vorzeitige Wehen in der 32. Woche. Deshalb musste die Mutter 5 Wochen stationär mit wehenhemmenden Mitteln behandelt werden. Die Geburt erfolgte spontan zum errechneten Termin mit einem Geburtsgewicht von 3800 g. Postpartal habe kurzfristig eine Asphyxie bestanden, die eine Sauerstoffgabe erforderlich machte, ansonsten gab es keine weiteren Komplikationen. Die frühkindliche Entwicklung war regelgerecht, die

Sprachentwicklung habe früh eingesetzt, nach der Erinnerung der Mutter habe Heinz jedoch anfangs über längere Zeit leicht dysgrammatisch gesprochen. Die primäre Sauberkeitserziehung war mit drei Jahren abgeschlossen.

Mit $1^1/_2$ Jahren erkrankte Heinz an einer Neurodermitis, die auf vielfache Allergien zurückgeführt wurde, wie Tierhaare, Staub und verschiedene Nahrungsmittel. Im Alter von $2^1/_2$ Jahren traten zusätzlich Asthmaanfälle auf, die mehrfach zu Notaufnahmen führten und anfangs auch eine Cortison-Behandlung erforderten. Zwischen dem 7. und 8. Lebensjahr kamen Migräneanfälle hinzu; zum Zeitpunkt der Aufnahme hatte Heinz etwa einen Anfall pro Monat mit starken Kopfschmerzen, Lichtempfindlichkeit und Erbrechen. An Kinderkrankheiten machte Heinz nur Windpocken und Keuchhusten durch. Die Mutter fühlte sich durch diese Krankheiten von Heinz sehr überfordert und war dadurch auch später nicht in der Lage, ihren Beruf als Lehrerin wieder aufzunehmen.

Ab dem 3. Lebensjahr besuchte er einen Kindergarten, in dem bereits das hypermotorische Verhalten sowie impulsive Aggressionen auffielen; er konnte damals auch nicht gut mit den anderen Kindern spielen. Die Einschulung erfolgte zeitgerecht; zur Zeit der Aufnahme wiederholte er die 5. Klasse des Gymnasiums.

Mutter / Vater

Heinz war das mittlere von drei Kindern einer nicht berufstätigen 34-jährigen Mutter, die ursprünglich Lehrerin war, und eines 35-jährigen Vaters, der Geschäftsführer einer größeren Verwaltungsbehörde ist. Während einiger Jahre pendelte der Vater an den Wochenenden zwischen seinem Wohn- und Berufsort. Die Mutter zog vor allem deswegen nicht mit den Kindern zum Vater, weil sie immer mit Heinz an verschiedene Ärzte und Krankenhäusern gebunden war. Gleichzeitig fühlte sie sich aber mit den Problemen von Heinz alleine gelassen und reagierte zunehmend gereizt und missmutig darauf. Beide Eltern gaben an, damals eine schwierige Zeit in ihrer Partnerschaft durchlebt zu haben, die sich bis heute fortsetzte mit häufigen Streitigkeiten und wiederholten gegenseitigen Beschuldigungen (»Ich war immer alleine mit meinen Problemen« (Mutter); «Du hast dich nie bemüht, zu mir an meinen Berufsort nachzuziehen» (Vater). Beide gaben auch an, Heinz gegenüber irritiert und zu wenig einfühlsam gewesen zu sein. Auch jetzt noch seien ihnen die dauernden Schwierigkeiten mit Heinz eigentlich zu viel. Sämtliche Auseinandersetzungen in ihrer Ehe seien eigentlich auf ihn zurückzuführen.

In weiteren Gesprächen wurde deutlich, wie sehr die Mutter auf Heinz herumhackte und eigentlich selten auf ihn zuging, ihn mal lobte, in den Arm nahm oder mit ihm in einer entspannten Atmosphäre spielen oder reden konnte. Auch der Vater nahm kaum je solche Gelegenheiten wahr.

Untersuchung des Patienten

Heinz wirkte anfangs etwas unsicher und wenig kooperativ, er erzählte wenig spontan, beantwortete jedoch Fragen und man konnte auch einen tragenden Kontakt zu ihm aufbauen. Das von den Eltern geschilderte oppositionell verweigernde und aggressive Verhalten trat bereits in den ersten Tagen des stationären Aufenthaltes deutlich hervor. Auch die erhebliche psychomotorische Unruhe fiel auf. Seine Stimmung erschien anfangs ausgeglichen, wurde aber zunehmend gereizt-dysphorisch und traurig. Er kotete mehrmals in der Woche ein.

Seine Begabung war nach den Ergebnissen der testpsychologischen Untersuchung leicht überdurchschnittlich. Körperlich und neurologisch waren keine weiteren (über seine nun eher mild ausgeprägten Allergien hinausgehenden) Auffälligkeiten zu erkennen.

Diagnose auf der Achse I

F90.1 Hyperkinetische Störung des Sozialverhaltens

Die Kriterien sowohl für das Vorliegen einer hyperkinetischen Störung als auch eine Störung des Sozialverhaltens sind bei Heinz erfüllt. Charakteristische Merkmale sind ein früher Beginn, die Kombination von überaktivem, wenig moduliertem Verhalten mit deutlicher Unaufmerksamkeit und Mangel an Ausdauer bei Aufgabenstellungen, die situationsunabhängig und zeitstabil sind.

Die gleichzeitig bestehenden Störungen des Sozialverhaltens sind durch ein sich wiederholendes und andauerndes Muster dissozialen, aggressiven oder aufsässigen Verhaltens charakterisiert.

F98.1 Nicht-organische Enkopresis

Heinz kotete mehrmals in der Woche in seine Hose ein.

Diagnosen auf der Achse IV

Allergisches Asthma bronchiale, Neurodermitis, Migräneanfälle.

Zutreffende Kategorien der Achse V

1.0 Mangel an Wärme in der Eltern-Kind-Beziehung durch ein oder beide Elternteile «2»

a, d, e: Beide Eltern zeigten sich abweisend und uneinfühlsam (a); Heinz erhielt selten Lob und Ermutigung (d); die Mutter reagierte häufig gereizt auf Heinz (e).

1.1 Disharmonie in der Familie zwischen Erwachsenen «1»

i, e: Es wurden hier keine offenen Auseinandersetzungen mit Kontrollverlust geführt, jedoch fielen häufig negative Bemerkungen, manchmal in verletzend ironischer Art; die Atmosphäre zwischen den Eltern war häufig gespannt (i); die früheren Umstände des getrennt Lebens der Eltern wurden immer wieder als gegenseitige Beschuldigung aufgeworfen. Insgesamt entsprechen die Ausprägungen der Disharmonie nicht dem für die Kodierung mit «2» geforderten Ausmaß.

1.2 Feindliche Ablehnung oder Sündenbockzuweisung gegenüber dem Kind durch eines oder beide Elternteile «2»

a, b, d: Heinz wurde sehr häufig für sämtliche Probleme zu Hause verantwortlich gemacht (a); Heinz wurde sehr rasch allgemein negativ beurteilt (b); insbesondere die Mutter hackte sehr rasch auf Heinz herum, wenn sie mit anderen Dingen unzufrieden war (d).

9.2 Abhängige Ereignisse, die zur Herabsetzung der Selbstachtung führen «2»

a: Da die Enkopresis auch während des Unterrichts auftrat, wurde Heinz in der Klasse offen damit gehänselt und war sehr isoliert.

Zusammenhangsanalyse

Die langjährigen Belastungen durch die bereits in der frühen Kindheit von Heinz aufgetretenen Störungsbilder (Asthma bronchiale, Neurodermitis, später Migräne) führten zu einer enormen Beanspruchung vor allen Dingen der Mutter. Erschwerend kam hinzu, dass die Eltern berufsbedingt über einige Zeit getrennt leben mussten und die Mutter ihren ursprünglichen Berufswunsch nicht verwirklichen konnte. Diese Faktoren trugen in einem erheblichen Maße dazu bei, dass Heinz abgelehnt wurde und er in eine Sündenbockrolle geriet, was sich noch erheblich verstärkte, als die Enkopresis hinzukam.

Therapeutische Überlegungen und Verlauf

Während der therapeutischen Gespräche stellte sich heraus, dass Heinz von Anfang an in der Familie eine Sonderstellung hatte, zunächst durch die Überforderung der Mutter, da er so rasch nach seiner älteren Schwester geboren wurde, dann durch seine zahlreichen somatischen Komplikationen infolge der Neurodermitis und der asthmatischen Beschwerden, die umfangreiche Behandlungen erforderlich machten. Dieses führte zu einem eher aversiven Umgang der Mutter mit Heinz, hinzu kam seine Position zwischen zwei relativ unkomplizierten Geschwistern, die sein häufig sehr rivalitätsbetontes Verhalten mit erklärte. Seine Schulschwierigkeiten, die in der Klinikschule kaum zutage traten, waren nicht durch eine mangelnde Begabung zu erklären, sondern vor allem durch das hyperkinetische und aggressive Verhalten. Auch die Enkopresissymptomatik führte zu einer hohen emotionalen Belastung innerhalb seiner Klassengruppe, in der er ein deutlicher Außenseiter war.

Aus diesen Überlegungen und Interpretationen abgeleitet wurde ein Therapieplan erstellt, der die Schwerpunkte in der zeitlichen Abfolge der Behandlung der einzelnen Störungen festlegte.

Nach einer medikamentösen Einstellung mit Stimulantien ließ sich sein hyperkinetisches Verhalten rasch verbessern.

Auch die Behandlung der Enkopresis zeigte schon nach wenigen Wochen eine deutliche Besserung. Über längere Zeiten waren regelmäßige Schickzeiten und Stuhlkontrollen notwendig. Heinz lernte jedoch bald, sein Stuhlverhalten selbständig zu regeln und hat damit auch einen wichtigen Erfolg erlebt.

Große Schwierigkeiten bereiteten ihm auf der Station die Auseinandersetzung mit gleichaltrigen Mitpatienten, die oft zu heftigen Aggressionen führten. Durch die Medikation und das Beziehungsangebot der Betreuer sowie mit Hilfe von Selbstinstruktionen konnte er ein alternatives Verhalten aufbauen, das er auch auf zu Hause übertragen konnte.

Er besuchte dann ein der Klinik nahegelegenes Gymnasium als Gastschüler. Dort integrierte er sich sehr gut und fand zum ersten Mal erfreuliche Kontakte zu Mitschülern. Er hatte auch gute Erfolge in seinen Schulleistungen.

Die Eltern gewannen mehr Einsicht in die komplizierte Position von Heinz in der Familie und waren in der Lage, die Spannungen, die sich wegen seinem Verhalten in den letzten Jahren aufgebaut hatten, rasch zu reduzieren. Es kam vor allen Dingen wieder vermehrt zu gemeinsamen Aktivitäten der Familie.

21. Der Jüngste, der beschloss, der Dünnste zu werden

Aufnahmeanlass

Gerd wurde im Alter von 14 Jahren, auf Rat einer niedergelassenen Psychiaterin, zur stationären Behandlung gebracht. Sechs Wochen vor Aufnahme hatte Gerd auf einer Kanutour mit einer Jugendgruppe begonnen, das Essen einzustellen. Er erzählte, er habe bereits am ersten Tag festgestellt, dass sein Lunchpaket, von der Mutter gepackt, deutlich größer gewesen sei als das der anderen Jungen. Schon einige Zeit vorher habe er vermehrt über sein Essen und sein Gewicht nachgedacht und sich an Oberschenkeln und Bauch deutlich zu dick gefühlt. Trotz körperlicher Anstrengung habe er täglich nur ein bis zwei Brote und evtl. zusätzlich Joghurt zu sich genommen, so dass er massiv abgenommen hatte und schließlich auch über Kreislaufprobleme klagte. Zu Hause angekommen, habe er das von der Mutter angebotene Essen verweigert und habe sich nun vegetarisch ernähren wollen. In einem anschließenden gemeinsamen Urlaub der Eltern mit Gerd sei die Situation mit aggressivem Verhalten von beiden Seiten zunehmend eskaliert. Weder gut gemeinte Vorträge der Eltern über Ernährung noch Strenge hätten Gerd zum Essen bewegt. Zum Zeitpunkt der Aufnahme besuchte Gerd die 9. Klasse eines Gymnasiums mit guten Leistungen.

Anamnestische Daten

Vorgeschichte des Kindes

Gerd wurde als 3. Kind seiner Eltern geboren. Er sei ein sehr zartes und zu häufigen Infektionen neigendes Kind gewesen, sehr lieb und unkompliziert. Aufgrund der häufigen Erkrankungen sei die Mutter um ihn besonders besorgt gewesen. Sie selbst beschreibt das Verhältnis zu diesem Kind als sehr eng. Mit 3 Jahren wurde Gerd in den Kindergarten aufgenommen, den er nur ungern besuchte. Mit 6 Jahren wurde er dann eingeschult. Die bisherige Schullaufbahn sei unauffällig gewesen; die Eltern beschreiben ihn als kontaktfreudig. Die Schulleistung mit Durchschnittsnote 1,7 wurde von den Eltern als eher mäßig beurteilt, «es könnte besser sein». Gerd selbst erlebt sich in der Schule immer nur als Anhängsel seiner älteren Geschwister, die die gleiche Schule besuchen. Vor allem werde er immer als kleinerer Bruder seines Bruders Klaus angesprochen, der durch besonders gute Schulleistungen auffalle und bereits Preise in Wettbewerben in Mathematik und Geschichte gewonnen habe. Er selber erlebt sich insgesamt immer als zurückgesetzt und weniger beachtet. Er klagt über seine große Unzufriedenheit mit sich selbst. Schon mit ca. 11 Jahren habe er sich als zu dick erlebt, sei von Familienangehörigen gehänselt worden, seine Mutter habe häufiger schmunzelnd von seinem «kleinen Hintern» gesprochen. Seit langer Zeit sei er insgesamt mit sich selber sehr unzufrieden und unglücklich. Von anderen Jugendlichen sei er auch häufig wegen seiner Kleidung gehänselt worden, da er von den Eltern aus nur sehr konservative Kleidung tragen durfte.

Im Laufe des letzten Jahres vor der stationären Aufnahme habe sich Gerd, wie die Eltern berichten, sehr verändert. Der bis dahin eher kompromissbereite, hilfsbereite und unkomplizierte Sohn sei zunehmend eigenwilliger geworden, er habe sich Vorschriften der Eltern widersetzt oder sie nur mürrisch ausgeführt und habe die Eltern zeitweise angeschrien. Gerd berichtet, er habe bereits lange Zeit vor der Kanutour sein Essen bewusst eingeschränkt, habe die Schulbrote weggeworfen und über Diäten sein Gewicht zu reduzieren versucht. Bis kurz vor der stationären Aufnahme sei dies seinen Eltern offensichtlich nicht aufgefallen.

Von Seiten der Mutter fühlte Gerd sich eng kontrolliert. So habe sie die Schlüssel zu seinem Zimmer sowie zum Badezimmer entfernt, habe ihm bei der Erledigung seiner Hausaufgaben ständig über die Schulter geschaut und auch sonst in kürzesten Abständen sein Zimmer aufgesucht, um zu fragen, was er denke und tue. Kontakte zu Schulkameraden würden von der Mutter weitgehend verboten, sie bestehe auf einer Rückkehr sofort nach Unterrichtsschluss. Bezüglich seiner eigenen Belange und Wünsche erlebte er die Eltern, insbesondere den Vater, sehr gleichgültig. Seine Versuche in Richtung stärkerer Selbstbestimmung hätten trotz vielen Redens zu keinem Erfolg geführt. Erst durch sein verstärktes Hungern habe er erhöhte Aufmerksamkeit auch des Vaters erreicht und verschiedene seiner Wünsche durchsetzen können. Sein sehr geringes Selbstwertgefühl, das bis zu dem Wunsch kosmetischer Operationen geführt hatte, sei durch den Stolz auf seine Fähigkeit zu hungern gestiegen.

Mutter

Die Mutter, 51 Jahre alt, sah sich selbst als «ewig Zurückgewiesene». Sie sei als jüngere Schwester aufgewachsen. Ihre Eltern hätten sich eigentlich einen Sohn gewünscht und hätten ihr stets das Gefühl vermittelt, «falsch» zu sein. Sie habe sich immer unter großem Leistungsdruck gefühlt, habe jedoch trotz größtem Engagement nie die erhoffte Anerkennung gefunden. Ihr Vater sei viel unterwegs gewesen, selbst bei Geburtstagen sowie größeren Examensfeiern der Töchter sei er häufig nicht da gewesen.

Das Essverhalten sei auch in ihrer Kinderzeit stets ein Problem gewesen, bis zum 12. Lebensjahr sei sie deutlich untergewichtig gewesen. Zudem habe sie mit 10 Jahren unter massiven Ängsten gelitten. Seit ca. 4 Jahren werde sie wegen funktionellen vegetativen Störungen behandelt.

Nach dem Abitur nahm die Mutter ein Lehramtsstudium in Geschichte und Latein auf. Während dieser Zeit lernte sie dann auch ihren jetzigen Mann kennen, den sie nach Abschluss des Studiums heiratete. Zu Beginn der Ehe hätten sich sexuelle Probleme ergeben, die ihr erneut das Gefühl vermittelt hätten, «falsch» zu sein. Träume, ihre Ehe nach Ideen der 68er Generation zu gestalten und als Frau weiter berufstätig zu bleiben, hätten sich nicht umsetzen lassen. Nach wenigen Jahren der Berufstätigkeit habe sie mit der Geburt ihres 1. Kindes ihre Arbeit als Lehrerin aufgegeben. Jetzt, mittlerweile Mutter von 4 Kindern, fühle sie sich auch von diesen abgeschoben, benutzt und abgelehnt. Sie habe das Gefühl, auch als Mutter versagt zu haben. Mit der zunehmenden Ablösung ihrer Kinder fühle sie sich jetzt nutzlos und ohne Perspektive. Von Seiten des Ehemannes fühle sie sich gleichgültig behandelt, «wie ein Schrank in der Ecke»; zudem gäbe es zahlreiche gegenseitige Vorwürfe bezüglich der Erziehungsprobleme, die sich in Streit oder vorwurfsvollem Schweigen und Rückzug äußerten.

Vater

Der Vater, 49 Jahre alt, arbeitet als Betriebswirt in hoher Position bei einer Bank. Er sei beruflich viel auf Reisen, erlebte seine Tätigkeit als sehr befriedigend. Er beschrieb sich als eher isoliert, mit wenigen relativ oberflächlichen Kontakten zu Bekannten. Aufgrund sexueller und emotionaler Probleme habe er zu Beginn der Ehe ca. ein Jahr eine psychotherapeutische Behandlung aufgesucht. Der jetzt nicht übergewichtig erscheinende Vater habe auch bereits mehrere Diäten durchgeführt, kennt genau sein Gewicht und die Kalorien verschiedenster Lebensmittel. Früher sei er eher untergewichtig gewesen, später hätten sich immer wieder «Fressattacken» eingestellt. Fast täglich trinke er eine Flasche Wein. Der sehr verzweifelten Situation seiner Frau steht er recht hilflos gegenüber. Durch das zuletzt extrem auffällige Essverhalten von Gerd fühle er sich mehr als seine Frau provoziert.

Geschwister

Die 21-jährige *Schwester Andrea* ist Chemiestudentin. Sie beschreibt sich als recht durchsetzungsfähig. Mit der Mutter habe sie heftigste Konflikte ausgefochten, die zuletzt besonders im Zusammenhang mit einem den Eltern unerwünschten Freund gestanden hätten. Sie sei als Konsequenz aus der elterlichen Wohnung ausgezogen und habe einen von zu Hause entfernten Studienort gewählt. Dem von der Mutter erwünschten Bild einer Tochter habe sie nie entsprochen.

Der 19-jährige *Bruder Klaus*, früher eher mittelmäßiger Schüler, habe sich in den letzten Jahren zu ausgezeichneten Schulleistungen hochgearbeitet, was bereits zu Auszeichnungen führte. Er wird als sehr ruhig und häuslich beschrieben, er habe aber drei bis vier gute Freunde. Seit der 8. Klasse leidet er an einer Neurodermitis, die eine Diät erforderlich machte. Bei einer Größe von 193 cm und einem Gewicht von 63 kg ist er deutlich untergewichtig. Er wird von den Eltern als das «Musterkind» hervorgehoben, mit dem sie im Großen und Ganzen zufrieden seien.

Der 17-jährige B*ruder Peter* wird von den Eltern als «enfant terrible» bezeichnet. Seine Schulleistungen wurden als «nie gut» bewertet (Notendurchschnitt 2), er sei chaotisch und ungeschickt, dabei eher künstlerisch begabt. Über Aushilfsjobs verdiene er sich Geld, um seine Ideen und Freizeitinteressen zu verwirklichen. Mit drei Jahren habe er gestottert, was nach ca. vier Jahren ohne therapeutische Intervention geendet habe. Zum jetzigen Zeitpunkt wird besonders eine ausgeprägte Rivalität zwischen Peter und Gerd als problematisch beschrieben, es käme immer wieder zu heftigsten Auseinandersetzungen zwischen den Brüdern.

Die Familie lebt in einem kleinen Einfamilienhaus, in dem jedes der Kinder ein eigenes Zimmer bewohnt. Gerd habe aufgrund fehlender anderer Möglichkeiten zunächst einen kleinen, bis dahin als Abstellraum genutzten Raum bezogen. Die Mutter hat kein eigenes Zimmer und sieht für sich keinerlei angenehme Rückzugsmöglichkeit im Hause.

Untersuchung des Patienten

Gerd sah bei seiner Größe von fast 180 cm und seinem Anfangsgewicht von 43 kg sehr abgemagert und lang aufgeschossen aus, wirkte blass und kränklich. Im Gesicht zeigte sich eine deutliche Akne, aufgrund einer Zahnfehlstellung trug er eine Zahnspange.

Zu Beginn der stationären Behandlung befand er sich in einem körperlich besorgniserregenden Zustand, es zeigten sich ausgeprägte Hormonveränderungen sowie CT- und EKG-Auffälligkeiten.

Er war in einer sehr verzweifelten depressiven Stimmung und zeigte massive Ängste bezüglich der Essenssituation und Gewichtszunahme. Er klagte über große Selbstunsicherheit und das Gefühl, für nichts, was ihn beträfe, eine Verantwortung übernehmen zu können, und forderte somit engste Kontrollmaßnahmen ein. In unbeobachteten Momenten stürzte er sich panisch in sportliche Aktivitäten und klagte über ständige Anspannung. Es zeigten sich darüber hinaus ausgeprägte Zwangshandlungen in Form von exzessivem Türenschließen, Stühlerichten und Ordnungsmaßnahmen in seinem Zimmer. In der Stationsgruppe zeigte er sich überangepasst mit unangemessenen Freundlichkeiten und Hilfsangeboten. In Konfliktsituationen reagierte er sofort mit Rückzugsverhalten, wobei er eine große Angst vor Auseinandersetzungen beschrieb, verbunden mit einem Ohnmachtsgefühl, letztendlich sowieso immer der Schwächere zu sein.

Die testpsychologische Untersuchung ergab bei Gerd eine überdurchschnittlich gute Intelligenz.

Diagnose auf der Achse I

F50.0 Anorexia nervosa

Der Gewichtsverlust ist durch Hungern selbst herbeigeführt und ausgeprägt bei einem Gewicht bei der Aufnahme von 43 kg und einer Körpergröße von 1,80 m (BMI von 13,27).

Zutreffende Kategorien der Achse V

1.0 Mangel an Wärme in der Eltern-Kind-Beziehung durch ein oder beide Elternteile «2»

b,c: Der Vater zeigt eine eher gleichgültige, wenig interessierte Haltung gegenüber dem Sohn (b). Die Schwierigkeiten und Belange des Sohnes sind für beide Eltern nur schwer einfühlbar. Aufgrund höchster Leistungsansprüche reagieren die Eltern überwiegend mit negativer Bewertung (c).

2.0 Psychische Störung / abweichendes Verhalten eines Elternteils «2»

2.0 b: Hier ist die schwere depressive Symptomatik der Mutter kodierbar. Die Symptomatik des Vaters reicht aufgrund fehlender sichtbarer Einschränkung

z. B. im Beruf nicht aus. Beide Eltern fungieren aber als negative Modelle bezüglich des Essverhaltens. Die depressive Stimmung der Mutter hat eine fehlende positive Sicht bei Problemlösungen zur Folge.

4.0 Elterliche Überfürsorge durch ein oder beide Elternteile «2»

A a, b, e, g, h; B a: Die Außenkontakte von Gerd wurden stark eingeschränkt, am ehesten im eigenen Hause geduldet (A b). Aufgrund seiner Kleidung beschreibt Gerd Hänseleien von Seiten der anderen Jugendlichen (A e; B a). Die Verantwortung für schulische Dinge wurden noch von der Mutter übernommen (z. B. Hausaufgaben) (A g). Der Tagesablauf von Gerd wurde weitestgehend von der Mutter festgelegt und kontrolliert (A a, h).

Zusammenhangsanalyse

Die depressive Mutter mit ihrem negativen Selbstbild überträgt das übermäßig ehrgeizige Leistungsstreben auch auf ihre Kinder, die diesen Ansprüchen nicht gerecht werden können. Für Gerd, der im Rahmen der Pubertät und den damit verbundenen körperlichen Veränderungen in seinem Selbstwertgefühl sowieso äußerst verunsichert ist, ergibt sich daher kein positiver Halt, sondern eine Verstärkung von Selbstabwertung und Unsicherheit. Die Ablösung der Kinder versetzt die Mutter in eine Krise, in der es ihr nicht möglich ist, dem Autonomiestreben ihres jüngsten Kindes Raum zu geben. Der Vater bildet aufgrund seiner häufigen Abwesenheit und des geringen Engagements kein Gegengewicht. Gerd, der bei den massiven Kontrollmaßnahmen nicht in der Lage war, seine altersentsprechenden Autonomiewünsche zu vertreten, erreichte durch sein Hungern einen Zuwachs an Aufmerksamkeit und Macht sowie Stolz auf diese besondere Fähigkeit.

Therapeutische Überlegungen und Verlauf

Die Behandlung wird an erster Stelle eine Verhaltensmodifikation zur Gewichtsanhebung beinhalten. Dabei soll eine zunächst vorwiegend fremdgesteuerte Nahrungsaufnahme über einen Essensplan in eine zunehmend selbstgesteuerte Nahrungsaufnahme übergehen. Zusätzlich können eine Beschäftigungstherapie, Bewegungstherapie in Einzel- und Gruppenarbeit und eine Ernährungsaufklärung über eine zielführende Diät auf der Station durchgeführt werden. Wichtig ist auch die frühzeitige Einbindung der Familie in die Behandlung.

In den familientherapeutischen Gesprächen, zu denen wiederholt auch die Geschwister eingeladen wurden, wurde die massive Selbstwertproblematik aller Familienangehörigen deutlich. Die Tochter fasste weinend zusammen, dass wohl keines der Kinder je das Gefühl gehabt habe, so, wie man ist, in Ordnung zu sein.

Die Mutter stellte dabei fest, dass sie, mit Ausnahme des ältesten Sohnes, wirklich keines ihrer Kinder als nach ihren Wünschen geraten erlebte. Als viertes Kind habe sie sich eigentlich wegen ihrer als sehr wenig mädchenhaft erlebten Tochter ein «liebes Mädchen» gewünscht. Diesem Wunsch habe Gerd natürlich nie entsprechen können.

Der Vater wusste zu Beginn der Gespräche nur sehr wenig über seinen Sohn Gerd zu berichten. Dessen Wünsche, beruflich in die Fußstapfen des Vaters zu treten, waren diesem überraschend und neu. Nachdem Gerd seine Sehnsucht nach mehr Aufmerksamkeit und Austausch mit dem Vater äußern konnte, ließ sich dieser auf wiederholte Unternehmungen mit Gerd ein. Es stellte sich aber zunehmend als für den Vater eher belastend erlebte Intervention heraus, «man müsse das verstehen, beim 4. Kind sei die Energie einfach raus».

Nachdem Gerd im Rahmen der Behandlung und mit zunehmendem Gewicht auch konfliktbereiter wurde, veränderte sich auch die Beziehung zu dem 17-jährigen Bruder Peter. Dieser berichtete, Gerd stets als den lieben, unkomplizierten Bruder vorgehalten bekommen zu haben und jetzt erstmals mehr Zugang und Interesse an ihm zu finden.

Gerd hatte nach sieben Monaten stationärer Behandlung sein Zielgewicht von 55 kg erreicht. Er wurde in eine weiterführende ambulante Behandlung entlassen, die auch eine Familienarbeit beinhalten sollte.

22. Das Schweigen der Anklage

Aufnahmegrund

Melanie wurde im Alter von 13 Jahren in unsere stationäre Behandlung aufgenommen, nachdem sie bereits mit kurzer Unterbrechung seit einem Jahr in der psychosomatischen Abteilung einer Kinderklinik behandelt worden war. Anlass zur Aufnahme in die Kinderklinik war ein Suizidversuch mit Medikamenten. Melanie hatte während einer heftigen Auseinandersetzung zwischen ihrer Mutter und deren Lebenspartner wahllos verschiedene Tabletten eingenommen. Bei der körperlichen Untersuchung waren dann zahlreiche oberflächliche Schnittverletzungen an Beinen, Armen und Handgelenken sichtbar geworden. Die Beziehungsaufnahme zu dem damals 12-jährigen Mädchen hatte sich äußerst schwierig gestaltet. Aufgrund der sehr desolat erscheinenden familiären Verhältnisse (s. u.) war schließlich eine Heimunterbringung ins Auge gefasst worden, die jedoch letztlich an der Weigerung des Mädchens scheiterte. Da sich Melanie während des gesamten stationären Aufenthalts in der Kinderklinik weiterhin selbst Schnittverletzungen an Armen und Beinen zufügte und es während des dortigen Behandlungszeitraums noch zu 2 weiteren Suizidversuchen gekommen war, wurde Melanie schließlich in unsere Abteilung überwiesen. Während der vorangegangenen Behandlungszeit hatten die Gespräche mit Mutter und Melanie bei unterschiedlichen Therapeuten stattgefunden, die Beschulung war aufgrund der Suizidgefährdung während der gesamten Zeit nur klinikintern erfolgt.

Anamnestische Daten

Vorgeschichte des Kindes

Geburt und Perinatalzeit seien ohne Komplikationen gewesen. Melanie erlebte mehrere Wechsel der Bezugspersonen: Mutter, Großmütter, Trennung der Eltern, als Melanie sechs Jahre alt war.
Das Kind war körperlich recht stabil und hatte außer einer Neigung zur Adipositas keine gesundheitlichen Probleme.

Ihr Kindergartenbesuch fand nur zeitweilig und lückenhaft statt. Die Einschulung erfolgte regelgerecht. Großen Ehrgeiz zeigte Melanie von Beginn an bezüglich ihrer schulischen Leistungen. Sie arbeitete mit großem Fleiß, konnte ihre hohen Ansprüche an sich jedoch trotz guter Leistungen nie zufrieden stellen. Die Mutter habe an schulischen Belangen kaum Anteil genommen, habe auch gute Leistungen äußerst selten gelobt. Zeitweilig musste Melanie sehr viel im Haushalt arbeiten, weil die Mutter häufig betrunken war. Ihr jüngerer Bruder war davon, bestärkt von der Mutter, freigestellt. Zu ihm hatte Melanie eine heftige Rivalität entwickelt.

Die Eltern hatten schließlich wegen der eigenen Probleme gar keinen Überblick über die Lebensweise und die Aktivitäten von Melanie.

Mutter / Vater / weitere Bezugspersonen

Die jetzt 36-jährige Mutter war das einzige Kind ihrer Eltern. Nachdem sich ihre Mutter aufgrund gewalttätiger Übergriffe von ihrem Ehemann, dem Vater von Melanies Mutter, getrennt hatte, lebte letztere in einem Kinderheim, in dem ihre Mutter (Melanies Großmutter) beruflich tätig war. Sie erinnert sich an das Gefühl, ewig zu kurz zu kommen. Mit 18 Jahren brachte sie ihr erstes Kind, eine Halbschwester von Melanie, zur Welt. Da die Beziehung zu dem Vater dieses Kindes nicht fortbestand und sie sich alleine nicht in der Lage fühlte, ein Kind großzuziehen, wurde die älteste Tochter von der Großmutter mütterlicherseits erzogen und lebt bis heute in deren Haushalt.

Die Mutter von Melanie hat keine abgeschlossene Berufsausbildung, sie arbeitete über längere Zeit als Verkäuferin. Nach ihrer Scheidung hatte sie wechselnde Partnerschaften mit ebenfalls alkohol- und drogenabhängigen Männern, mit denen es auch immer wieder zu gewalttätigen Auseinandersetzungen vor den Augen der Kinder gekommen war. In solchen Situationen verließ die Mutter häufig das Haus und sei oft erst in den Morgenstunden alkoholisiert zurückgekehrt.

Der Vater von Melanie war gelernter Koch und sehr gewalttätig.

Bereits während der Schwangerschaft mit Melanie sei die Beziehung der Eltern nach Angaben der Mutter äußerst problematisch gewesen. Meist aufgrund heftiger Eifersucht des Mannes sei es zwischen den Eltern zu massiven Streitereien gekommen, in denen die Mutter auch geschlagen und getreten worden sei. Trotzdem habe sich die damals 23-jährige Frau dazu entschieden, den Vater des Kindes zwei Monate nach der Geburt von Melanie zu heiraten.

Die Beziehungsaufnahme zu dem neugeborenen Kind sei jedoch für die Mutter äußerst problematisch gewesen, da sie aufgrund der weiteren Misshandlung von Seiten des Ehemannes selbst schwer psychisch belastet gewesen sei. Als Melanie fünf Monate alt war, beschlossen die Eltern, gemeinsam eine Gastwirtschaft zu führen, in der der Vater in seinem Beruf als Koch arbeitete. Melanie wurde aufgrund dessen zu der Großmutter väterlicherseits gegeben, die das Kind in dieser Zeit versorgte. Zwischen der Mutter und ihrer Schwiegermutter entwickelte sich zunehmend eine heftige Rivalität in der Betreuung des Kindes. Die Mutter erlebte eine zunehmende Entfremdung von ihrem Kind, die sie ein halbes Jahr später dazu bewegte, die Versorgungssituation zu verändern. Sie beschloss, die damals einjährige Tochter parallel zu ihrer Arbeit im Lokal selbst zu betreuen.

Melanie befand sich ab diesem Zeitpunkt in der Wohnung in der ersten Etage, während die Eltern in der direkt darunter gelegenen Gastwirtschaft arbeiteten. Wenn die Mutter Rufe des Kindes hörte, begab sie sich in die darüber gelegene Wohnung; zeitweise habe auch die Urgroßmutter väterlicherseits nach Melanie geschaut.

Drei Jahre später wurde der jüngere Bruder von Melanie geboren. Nach Angaben der Mutter hätten sich die groben Misshandlungen von Seiten des Vaters weiter fortgesetzt, wobei vor allem die Mutter selbst und dann auch der kleine Sohn betroffen gewesen seien. In diesem Zusammenhang berichtete die Mutter auch von wiederholten Vergewaltigungen von Seiten ihres Ehemannes. Melanie habe auf den Vater mit großer Angst reagiert, sei jedoch nach Wissen der Mutter nicht von ihm geschlagen worden.

Als Melanie vier Jahre alt war, sei die Mutter mit den beiden Kindern in ein Frauenhaus geflohen und habe die Scheidung einreichen wollen. Von Seiten des Vaters und der Schwiegermutter sei sie dann jedoch massiv unter Druck gesetzt worden, insbesondere bezüglich des Sorgerechts für die Kinder, das der Vater zusammen mit seiner Mutter für sich erkämpfen wollte.

Die Mutter sei daraufhin mit ihren beiden Kindern schließlich zu dem Ehemann zurückgekehrt, wo sich die gleiche Situation fortsetzte. Nachts sei sie in der darauffolgenden Zeit häufig gemeinsam mit ihren Kindern zu ihrer eigenen Mutter geflüchtet. Erst als Melanie sechs Jahre alt war, gelang es der Mutter, sich von ihrem Mann zu trennen. Ausschließlich zu Melanie habe der Vater weiterhin Kontakt gehabt, er habe sie regelmäßig an Wochenenden zu sich geholt. Im Alter von ca. acht Jahren habe sich Melanie weinend aus einem dieser Wochenenden gemeldet und darum gebeten, nie wieder zu dem Vater gehen zu müssen.

Im Anschluss an die Trennung begann die Mutter zunehmend Alkohol zu konsumieren, woraus sich ein massiver Abusus entwickelte. In der Wohnung mit Mutter und Kindern lebten wechselnde Lebenspartner der Mutter, die, wie Melanie berichtet, auch massiv Alkohol konsumierten und sich zum Teil auch Drogen injizierten. Wie Melanie erzählt, habe sie in dieser Zeit viele Aufgaben im Haushalt übernommen, wovon der Bruder, auch bestärkt von der Mutter, freigestellt gewesen sei.

Einen engen Kontakt habe Melanie weiterhin zu der Großmutter väterlicherseits gehalten, die mit ihrem Mann in einer Nachbarwohnung lebte. Da die starke

Konkurrenz zwischen ihrer Mutter und der Großmutter väterlicherseits offen ausgetragen wurde, war Melanies Hinwendung zur Oma jeweils eine spürbare Strafe für die Mutter.

Einige Zeit vor Aufnahme in die Kinderklinik hätten zu Hause alltägliche heftige Streitereien zwischen der Mutter und ihrem damaligen Partner, der ebenfalls drogenabhängig war, stattgefunden, die Melanie besonders belasteten, da sie zu dem Partner der Mutter einen guten Kontakt aufgebaut hätte. In der massiven Streitsituation, in der es dann auch um die Trennung der Partner ging, habe sich bei Melanie eine große Angst vor erneutem Verlust einer vertrauten Bezugsperson entwickelt und es kam erstmals zu einem Suizidversuch vor den Augen des Paares.

Mit der Erziehung ihrer beiden Kinder fühlte die Mutter sich überfordert, über deren Aktivitäten hatte sie keinen Überblick. Einen Zugang zu Melanie habe sie seit langem verloren, sie habe sich mehr und mehr zurückgezogen. Den oftmals handgreiflichen Übergriffen des Sohnes habe sie nichts Wirksames entgegenzusetzen gehabt.

Der jüngere Bruder von Melanie besucht eine Gesamtschule. Er sei wiederholt durch unregelmäßigen Schulbesuch, aggressives Sozialverhalten und schlechte schulische Leistungen aufgefallen. Es habe sich zwischen den Geschwistern, die ein Zimmer teilten, eine heftige Rivalität entwickelt, die sich von Seiten des Bruders häufig in handgreiflichen Übergriffen geäußert hätten. Mit zunehmender körperlicher Überlegenheit des Bruders habe Melanie immer mehr Angst vor ihm bekommen. Von der Mutter habe sie in diesem Punkt keine Unterstützung erfahren.

Dem Jugendamt ist die Familie seit vielen Jahren bekannt. Es fanden wiederholt Gespräche mit der Mutter statt, die diese als nicht hilfreich erlebt hat. Darüber hinaus waren bis zum Zeitpunkt der stationären Aufnahme von Melanie keine Interventionen erfolgt.

Untersuchung der Patientin

Melanie war ein für ihr Alter sehr großes, adipöses Mädchen und wirkte deutlich älter. Bezüglich ihres Körpers wirkte sie sehr schamhaft, verhüllte sich stets in weiter Kleidung.

Bei der körperlichen Untersuchung zeigten sich an Armen und Beinen dicht gesetzte oberflächliche Schnittwunden neben zahlreichen Narben.

Sie wirkte sehr scheu und unsicher, erschien sehr depressiv und weinte viel. Zu ihrer Situation und ihren Gedanken äußerte sie sich nur spärlich, so dass der Zugang zu ihr zunächst sehr schwierig war.

In der psychologischen Testung ergab sich bei Melanie eine durchschnittliche Intelligenz.

Diagnose auf der Achse I

F60.7 Abhängige Persönlichkeitsstörung

Die für das junge Alter ungewöhnliche Diagnose gründet sich auf folgende Symptome: die mangelnde Bereitschaft zur Äußerung angemessener Ansprüche gegenüber Bezugspersonen; die Selbstwahrnehmung als hilflos und inkompetent und übertriebene Angst, nicht für sich selbst sorgen zu können; die Ängste vor Verlassenwerden und das ständige Bedürfnis, von anderen wichtige Entscheidungen treffen zu lassen; häufig mit der Furcht beschäftigt zu sein, verlassen zu werden und auf sich selbst angewiesen zu sein.

Dabei ist die Summe der Symptome sowie deren starke Ausprägung Anlass für die Klassifizierung gewesen.

Zutreffende Kategorien der Achse V

1.0 Mangel an Wärme in der Eltern-Kind-Beziehung durch ein oder beide Elternteile «2»

b, c, d: In der häuslichen Situation war Melanie vorwiegend sich selbst überlassen (b). Der Mutter blieben Gefühle, Schwierigkeiten und Nöte von Melanie weitgehend verborgen (c), auch gute Leistungen hatten kein Lob zur Folge (d).

1.1 Disharmonie in der Familie zwischen Erwachsenen oder Geschwistern über 16 «2»

a, b, c, i: Die Partnerschaften der Mutter gestalteten sich immer wieder mit heftigen Gewalttätigkeiten (b) und insbesondere nach Alkoholkonsum mit Kontrollverlust (a). Die Mutter habe in solchen Auseinandersetzungen auch häufig das Haus verlassen (c). Die Atmosphäre wurde von Melanie als täglich gereizt und äußerst angespannt geschildert (i).

2.0 Psychische Störung / abweichendes Verhalten eines Elternteils «2»

a, b: Aufgrund der desolaten häuslichen Situation war Melanie zuletzt in einer nicht altersentsprechenden Form in Haushaltsaufgaben und Sorge um die

Mutter und ihren Bruder involviert (b) und konnte so ihren eigenen altersentsprechenden Aktivitäten nicht nachgehen (a). Das Verhalten der Mutter war aufgrund des Alkoholismus heftigen Schwankungen unterworfen und war so für die Kinder nicht vorhersehbar.

4.1 Unzureichende elterliche Aufsicht und Steuerung durch ein oder beide Elternteile «2»

A a, b, c, e: Aufgrund der häufigen Abwesenheit sowie des Alkoholismus der Mutter war diese über Aufenthalt im Haus (e) und außer Haus (a), über ihre Freunde (b) und über ihr Heimkommen nachts (c) weitestgehend uninformiert.

B a, b, e: Die Mutter wird von Melanie als äußerst schwankend und in ihren Reaktionen stimmungsabhängig wechselnd beschrieben (b). Alltagsregeln waren kaum darstellbar (a). Ihre erzieherischen Maßnahmen waren inkonsequent bis nicht vorhanden (e).

C a, c: In den Kontakten zu den drogenabhängigen Partnern wurde kein Schutz der Kinder deutlich (a). Auch wurde in den immer heftiger werdenden handgreiflichen Auseinandersetzungen zwischen den Geschwistern keine Intervention der Mutter beschrieben (c).

4.3 Unangemessene Forderungen und Nötigungen durch ein oder beide Elternteile «1»

B b: Die unangemessene Einbindung von Melanie in Haushaltsaufgaben für die Familie stellt eine Überforderung dar, allerdings wegen der fehlenden exklusiven Einschränkung nicht in dem geforderten Schweregrad für diese Kategorie.

5.1 Abweichende Elternsituation «2»

k: Die Mutter lebte nach der Scheidung von dem Kindesvater in wechselnden Partnerschaften. Die Partner lebten jedoch oft mehrere Monate innerhalb der gemeinsamen Wohnung der Mutter mit den Kindern.

6.0 Verlust einer liebevollen Beziehung «2»

g: Drohender Verlust des letzten Lebenspartners der Mutter, zu dem nach Angaben von Melanie eine engere emotionale Beziehung bestanden habe. In der Trennungssituation des Paares kam es zu dem ersten Suizidversuch von Melanie.

Zusammenhangsanalyse

Die Vorgeschichte und das vor der Aufnahme bestehende soziale Umfeld von Melanie machen die Entwicklung der beschriebenen Symptomatik verstehbar. In der Vorgeschichte waren immer wieder massive Verhaltensäußerungen erforderlich, um Aufmerksamkeit zu erlangen. Das sehr gewalttätige und aggressive Beziehungsmuster zeigte sich bei Melanie vor allem in ihrem autoaggressiven Verhalten in Form des Ritzens wie auch in dem von dem Gegenüber als sehr aggressiv erlebten Schweigen. Ein gegeneinander Ausspielen von Bezugspersonen war ein für Melanie vertrautes Muster aus der Erfahrung mit Mutter und Großmutter.

Auch die starke Rivalität mit anderen Jugendlichen und ihr Gefühl, ewig zu kurz zu kommen, findet in der Beziehung zu ihrem Bruder eine Parallele.

Therapeutische Überlegungen und Verlauf

Wichtige Schritte der Behandlung waren die Bewusstmachung der eigenen Einstellung und Affekte auf dem Hintergrund ihrer Lebensgeschichte, die Trennung von ihrem bisherigen Lebensbereich sowie eine Bearbeitung ihrer Hilflosigkeit und Passivität.

Auf unserer Jugendstation gestaltete sich die Beziehungsaufnahme zu Melanie äußerst schwierig. Sie löste ein großes Mitgefühl und hohes Engagement sowohl bei dem Krankenhauspersonal wie auch bei Kontaktpersonen außerhalb der Klinik aus. Es kam weiterhin zu Selbstverletzungen in Form von oberflächlichen Schnitten an Armen und Beinen. Melanie ritzte vor allem in Situationen, in denen sie sich über Therapeutin oder Bezugsbetreuerinnen ärgerte oder sich gegenüber anderen Patientinnen zurückgesetzt fühlte. Verbale Äußerungen dazu lehnte sie trotz großer Bemühung von Seiten des Personals ab und hüllte sich in vorwurfsvolles Schweigen. Dabei versetzte sie ihre Gegenüber zunächst in ein Gefühl großer Hilflosigkeit, das schließlich auch in erheblichen Ärger umschlug. Die Emotionen schienen dabei bei den Mitarbeitern deutlicher spürbar als bei der Patientin selbst. In der therapeutischen Arbeit mit Melanie ging es dann um die gefilterte Rückmeldung dieser Affekte und ein zunehmendes Verständnis vor dem Hintergrund ihrer Geschichte. Melanie war es dabei zunehmend möglich, ihre eigenen aggressiven Anteile zu erkennen und über ihre häufig sehr verzweifelte Situation vor dem Suizidversuch zu berichten.

Da Melanie aufgrund ihrer latenten Suizidalität bereits zum Zeitpunkt der Aufnahme in unsere Abteilung seit fast einem Jahr nicht mehr die Schule besucht hatte und kaum Außenkontakte gepflegt hatte, sahen wir die große Gefahr einer Hospitalisierung des Mädchens. Die hohe Motivation zur Schule sahen wir daher als positiven Faktor für Melanie, wieder eigene Verantwortung für sich zu übernehmen. Sie wurde daher bereits nach wenigen Wochen Aufenthalt in unserer Klinik wieder in ihrer Herkunftsschule eingegliedert. Dabei war zunächst eine engmaschige Zusammenarbeit zwischen der zuständigen Lehrerin und der Therapeutin erforderlich.

Gespräche mit der Mutter wurden von derselben Therapeutin, jedoch nicht in Anwesenheit von Melanie geführt. Die Mutter erschien hier äußerst überfordert und hilflos, jedoch motiviert zu einer Zusammenarbeit. Sie zeigte deutliche Symptome des Alkoholismus, wobei sie selbst zu Beginn keinerlei Krankheitseinsicht zeigte. Nach der stationären Behandlung wieder die Verantwortung für Melanie zu übernehmen sah sie sich nach den vorangegangenen Ereignissen nicht mehr in der Lage. So wurde gemeinsam mit der Mutter eine auch von Melanie befürwortete Heimunterbringung geplant.

Nach einem dreiviertel Jahr stationärer Behandlung war es möglich, Melanie aus der stationären Behandlung zu entlassen. Sie wurde in eine Wohngruppe mit flexibler Einzelbetreuung aufgenommen, in der eine Bezugsperson für eine Jugendliche zuständig ist. Wie sich mittlerweile, nach mehreren Jahren des Aufenthalts in der Einrichtung zeigte, war dieses stabile Beziehungsangebot eine Maßnahme, die Melanie eine sehr positive Entwicklung ermöglichte. Melanie konnte sich zunehmend öffnen und Kontakte aufnehmen, zu Selbstverletzungen ist es seit $1^{1}/_{2}$ Jahren nicht mehr gekommen. Wie wir erfahren haben, hat Melanie auch zu ihrer Mutter wieder Kontakt aufgenommen, wobei ihr ein eher distanziertes Verhältnis wichtig ist.

23. Mit der Straßenbahn in das Land der Abenteuer

Aufnahmegrund

Die Eltern berichten: «Seit kurzer Zeit hat der achtjährige Benjamin viel Angst, vor allen Dingen nachts. Er kommt dann immer zu uns ins Bett. Er kann gar nicht mehr alleine schlafen und schreit wie am Spieß, wenn wir ihn in sein Zimmer bringen. Er sagt, er würde Gespenster sehen. Die Gespenster sind rot, grün und gelb, und tauchen auch tagsüber auf. Er erzählt, eines hätte ihn in der Schule in den Papierkorb geworfen. Ein gelbes Monster habe eine Spitze in seinen Bauch geschickt oder die Gespenster senden Strahlen in seinen Mund und er kann nichts mehr sagen. Ein roter Vogel mit Hörnern schickte Strahlen in seinen Kopf. Er spielt viel mit diesen Sega-Computerspielen und liebt ‹Aladin und die Wunderlampe›. Meistens sitzt er den ganzen Nachmittag vor dem Computerspiel oder er guckt mit uns Fernsehen. Was soll man denn auch sonst machen. Freunde hat er keine. Am liebsten liest er in Kaufwerbungen von Kaufhausketten. Meistens zappelt er dann mit den Händen und hüpft auf einem Bein. Er ist ein ziemlicher Stubenhocker, kann nicht Fahrrad fahren oder schaukeln. Wir alle gehen auch kaum raus, außer wenn der Hund raus muss.»

Anamnestische Daten

Vorgeschichte des Kindes

Benjamin ist das einzige Kind seiner 44-jährigen Mutter und seines 39-jährigen Vaters. Er wurde vorzeitig in der 36. Woche geboren und lag einen Monat im Brutkasten. Laufen und Sauberkeit erlernte er zeitgerecht, an die Sprachentwicklung können sich die Eltern nicht erinnern.

Weil Benjamin keinen Kontakt zu anderen Kindern entwickeln konnte, wenig Gruppenfähigkeit zeigte, motorisch sehr unruhig und insgesamt entwicklungsverzögert war, kam er in einen Sonderkindergarten. Danach wurde er in eine Vorschule und in die erste Klasse einer Sonderschule eingeschult. Die Maßnahme war vom Jugendamt eingeleitet worden.

Die Mutter wusch und kleidete ihn noch immer. Auch durfte Benjamin kaum alleine rausgehen, weil die Mutter dann sehr besorgt war. Erzieherisch bestand eine große Inkonsequenz. War die Mutter müde, erlaubte sie Benjamin viele Dinge, die er in anderen Momenten nicht durfte. Mal sollte er seinen Teller wegräumen, ein anderes Mal wieder nicht. Er wurde aufgefordert, in seinem Zimmer zu schlafen, am nächsten Abend holten sie ihn wieder zu sich ins Schlafzimmer. Erkennbare Alltagsregeln gab es nur bedingt.

Von beiden Eltern wurden keinerlei Hobbys gepflegt bzw. das Kind darin angeleitet. Wenn die Mutter nach der Nachtarbeit schlief und der Vater fernsah, war Benjamin sich selbst überlassen. Es existierten zwar altersentsprechende Spielmaterialien, doch der Vater lehnt es ab, mit dem Kind zu spielen, mit der Begründung, er sei zu ungeduldig. Die Mutter konnte nur in beschränktem Maß mit ihm spielen, da sie nicht in der Lage war, z. B. Spielregeln oder ähnliches als Analphabetin zu lesen. Anregung zu Rollenspielen, z. B. mit Playmobilfiguren oder ähnlichem wurde nicht durchgeführt.

Die Familie war ausschließlich unter sich, die Mutter hatte eine Freundin, die sie aber nur bei der Nachtarbeit sah. Benjamin hat keinerlei Freunde, Kindergeburtstage fanden nicht statt und als seinen einzigen Freund bezeichnete er seinen Hund «Flori». Besuche von außen kamen nicht; es gab auch keinen Kontakt zu Verwandten.

Aufgrund der äußerst schlechten finanziellen Situation wurden nur selten Ausflüge unternommen.

Mutter

Die Mutter war eigentlich krankheitsbedingt arbeitsunfähig; sie arbeitet aber nachts in einer Kneipe. Sie war vor Benjamins Geburt drogenabhängig gewesen und ist zeitweise von ihren Eltern entmündigt worden. Als Analphabetin kann sie nicht lesen und nur ihren Namen schreiben. Ihr erstes, eheloses Kind wurde von ihren Eltern adoptiert, gegen ihren Willen: Sie konnte nicht lesen, was sie unterschrieben hatte.

Durch ihren Stiefbruder und ihren Schwager war sie jahrelang sexuell missbraucht worden.

Durch die Ehe mit Benjamins Vater wurde die Entmündigung aufgehoben.

In den Gesprächen mit der Mutter wurde deutlich, dass diese häufig aufgrund einer langsam progredient fortschreitenden neurologischen Erkrankung hinstürzte. Früher war sie öfter mit Benjamin auf dem Arm hingefallen, jetzt fiel sie öfter vor seinen Augen auf den Boden oder gegen einen Schrank. Sie sagte, sie sehe auch alles doppelt und würde manchmal z. B. die Gabel neben den Mund führen.

Vater

Benjamins Vater ist seit einiger Zeit arbeitslos; er geht gerne in die Wirtschaft und trinkt dort sein Bier. Ansonsten schaut er Fernsehen. Er weiß nicht, was er sonst tun soll. Er mag keine Menschen um sich herum – außer seiner Familie – und schildert, dass er Schwierigkeiten habe, mit jemandem in Kontakt zu kommen. Außerdem sei er bisher ohne andere Menschen mit allem fertig geworden und brauche daher auch jetzt keinen. Er ist angespannt und ungeduldig, sagt, er könne nicht gut Spiele spielen und reagiert leicht cholerisch. Er mag keine Unordnung und hasst Knete oder Malzeug, weil es Dreck macht. Häufig rutscht ihm die Hand aus und er schlägt dann auch die Mutter unkontrolliert. Er rät auch Benjamin, sich so gegen andere zu wehren, wenn er in einen Konflikt kommt.

Inwieweit bei dem Vater ein Alkoholismus vorhanden war, blieb bis zum Schluss fraglich; manchmal erschien er mit einer deutlichen Alkoholfahne zum Besuch an der Klinik.

Untersuchung des Patienten

Benjamin reagierte auf die stationäre Aufnahme sehr trennungsängstlich. Er wollte seine Eltern gar nicht weggehen lassen und sagte dann später, dass er starkes Heimweh habe. Besonders würde er seinen Schäferhund «Flori» vermissen. Vor allem im Dunkeln und im Untergeschoss äußerte er Angst vor Gespenstern. Er wirkte sehr ängstlich und schreckhaft. Er war motorisch sehr unruhig und konnte sich nicht konzentrieren.

Es fiel auf, dass er mit sich selber überhaupt nichts anfangen konnte; ständig äußerte er, ihm sei langweilig, und er war sehr schlecht zum Spielen zu motivieren. Er wirkte innerlich völlig unstrukturiert, zeigte in der sozialen Interaktion massive Unzulänglichkeiten und behielt die ängstlich misstrauische Stimmung gegenüber den Betreuern und der betreuenden Ärztin bei. Unterbrochen war dies von «Anfällen» mit Albernheit und extrem kaspernden Verhalten, das einen ausufernden und haltlosen Charakter hatte. Seine ausgeprägte Fantasietätigkeit wurde deutlich. Er sagte, er wolle zu «Aladin» in die «Welt der Abenteuer». Sonst sei ihm so langweilig.

Seine Suggestibilität in dieser Hinsicht wurde deutlich, als ein Junge ihm sagte, er solle in die Straßenbahn steigen, weil an der Endhaltestelle das Land der Abenteuer auf ihn warten würde. Er glaubte ihm und fuhr in einem unbeobachteten

Moment einfach los. In lebenspraktischen Bereichen wie Anziehen, Zähne putzen, Schulsachen packen machten sich deutliche Defizite sichtbar.

Der Papa würde die Mama oft schlagen, berichtet Benjamin. Sein Vater wäre oft sehr ungeduldig, vor allen Dingen, wenn er Fußball gucken würde. Häufig würde er ihm dann drohen, dass er eine Ohrfeige bekomme. Einmal habe ihn der Papa auch aufs Bett geworfen und seinen Kopf in ein Kissen gedrückt. Er habe dann kaum Luft gekriegt. Er sei auch schon mal mit dem Kochlöffel auf den Po gehauen worden und das hätte ganz schön weh getan.

In der Untersuchung seiner intellektuellen Fähigkeiten zeigte sich mit einem Intelligenzquotienten von 66 eine leichte geistige Behinderung.

Diagnose auf der Achse I

F90.0 Hyperkinetische Störung mit einfacher Aktivitäts- und Aufmerksamkeitsstörung

Benjamin zeigt die wesentlichen Symptome in der Störung der Konzentration, motorischer Unruhe und Impulsivität in ausgeprägter Form.

Achse III

Benjamins Entwicklungsdefizite sind nicht nur durch die mangelnde Anleitung von Seiten der Eltern erklärbar. Seine Intelligenzminderung liegt im oberen Behinderungsbereich (Gesamt-IQ 66).

Zutreffende Kategorien der Achse V

1.1 Disharmonie in der Familie zwischen Erwachsenen «2»

a: Der Vater schlägt die Mutter häufig bei Auseinandersetzungen.

1.3 Körperliche Kindesmisshandlung «1»

b: Der Vater schlug das Kind einmal mit einem Gegenstand. Er drückte ihn nach Angabe von Benjamin aufs Bett, so dass er keine Luft mehr bekam. Für eine Misshandlung ist diese sicher grenzüberschreitende Strafe nicht schwer genug, um mit einer 2 kodiert zu werden.

2.1 Behinderung eines Elternteils «0»

Die Mutter leidet zwar an einer Friedreichschen Ataxie; diese wirkt sich aber nicht erkennbar auf das Kind aus.

4.0 Elterliche Überfürsorge durch ein oder beide Elternteile «1»

B a: Die Mutter zieht das Kind an, wäscht es, bindet die Schuhe (zum Teil sind die übertrieben wirkenden Eingriffe und Kontrollen der Mutter durch die geistige Behinderung, das hyperkinetische Verhalten und das junge Alter von Benjamin angemessen).

4.1 Unzureichende elterliche Aufsicht und Steuerung «2»

B a, e: Inkonsequente Erziehungsmaßnahme (B e); kaum erkennbare Alltagsregeln (B a) und eine undeutliche erzieherische Grenzsetzung.

4.2 Erziehung, die unzureichende Erfahrung vermittelt «2»

A c, e; B a: Die Eltern lassen das Kind viel fernsehen und mit dem Computer spielen. Der Vater mag nicht mit ihm spielen, die Mutter kann keine Spielregeln lesen (A e). Die Eltern gehen nie mit ihm weg (B a) und lesen ihm nie vor (A c).

5.2 Isolierte Familie «0»

Die Eltern sind isoliert und wollen keinen Besuch; eine aktive Zielsetzung der Eltern, einen Kontakt für das Kind zu verhindern, ist nicht erkennbar.

Zusammenhangsanalyse

Die schwache intellektuelle Ausstattung aller Familienmitglieder und die unstrukturierte Alltagsroutine und ferner das hyperkinetische Verhalten des Kindes wirken zusammen und verstärken Benjamins Schwierigkeiten.

Therapeutische Überlegungen und Verlauf

Ein großer Teil der therapeutischen Bemühungen war auf den Aufbau von Struktur gerichtet, sowohl für den elterlichen Hintergrund als auch bei Benjamin selbst unter Einschluss seiner hyperkinetischen Verhaltensweisen.

Im sozialen Umgang mit anderen Kindern hatte Benjamin große Probleme. Er wählte Lösungen für Konflikte mit anderen Kindern, die auf eine mangelnde Gewissensbildung und Sozialisation hinweisen, z. B. ging er auf einen anderen Jungen mit einer Säge los und wollte ihn umbringen, weil beide zuvor einen kleinen Streit hatten. Ihm schien das völlig normal und es dauerte eine Weile, bis ihm nähergebracht werden konnte, warum dieses Verhalten nicht angemessen ist.

Wegen der bestehenden psychomotorischen Unruhe und einer erkennbaren Aufmerksamkeits- und Konzentrationsstörung wurden Benjamin Stimulantien verordnet. Spontan berichteten die Eltern, dass Benjamin zugänglicher wurde und besser lenkbar sei.

Schon nach etwa zwei Wochen wurde deutlich, dass die strukturierte und fördernde Umgebung der Klinik Benjamin sehr gut tat. Die sehr skurril anmutenden Erlebnisse, die Benjamin bei der Aufnahme geschildert hatte, wichen einem immer realistischeren Bezug zu seiner Umgebung. Die Flucht in die Welt der Phantasie konnte er langsam aufgeben.

Wichtige lebenspraktische Dinge wurden ihm beigebracht und darauf bestanden, dass er sie selbständig durchführte. Gleichzeitig wurde den Eltern in Gesprächen klargemacht, dass sie die hier erlernten Dinge mit Benjamin ebenso durchführen sollten.

Zwischen Eltern und Kind war trotz allem eine durchgängig emotionale Beziehung zu spüren und Benjamin hing sehr an seinem Zuhause. Deshalb blieb die Familie nach Benjamins Entlassung noch durch geraume Zeit in einer niederfrequenten ambulanten Betreuung.

24. Der Baum, der nicht wachsen darf – oder: Der Vater verschimmelt

Aufnahmegrund

«Nein!» Für den zehnjährigen Bert war es ganz klar: Unsere Station würde er auf keinen Fall betreten und wenn, dann sowieso nur mit seiner Mutter zusammen. Etwas adipös, mit hochrotem Kopf und schweißnassen Haaren erinnerte er an eine kleine Lokomotive, die sich mit viel Unterstützung zischend und dampfend auf den Weg machte, einen hohen Berg zu erklimmen. Mit viel Zureden ging es Meter für Meter voran, bis Bert das erste Etappenziel erreicht hatte; er schaffte es, die Station zu betreten.

«So geht es schon eine ganze Weile; er geht nur noch aus dem Haus, wenn ich oder sein Vater dabei sind. In die Schule mag er gar nicht mehr gehen, er verbringt den ganzen Vormittag bei mir oder bei meinem Mann im Büro. Versuchen wir ihn in die Schule zu bringen, beginnt er zu drohen, dass er vom Balkon springen würde und Ähnliches. Er ist dabei so furchtbar bockig und überhaupt keiner Argumentation zugänglich.» Berts Mutter weint sehr und wirkt völlig verzweifelt. «Schon vor den Sommerferien hat er ständig über Bauchschmerzen geklagt und wollte nicht in die Schule gehen. Ich verstehe das nicht, er hat mit Mitschülern gar keine Probleme und auch seine Schulleistungen sind ziemlich gut.» Berts Mutter erzählt unter Tränen weiter, dass Bert eigentlich ein recht lebensfrohes Kind sei, welches Farben liebe und ebenso die Natur, recht gut und gerne Gitarre spiele und auch gerne singe und lese.

Anamnestische Daten

Vorgeschichte des Kindes

Bert ist das jüngere von zwei Kindern einer 51-jährigen Mutter und eines 53-jährigen Vaters. Die Schwangerschaft sei unauffällig verlaufen, jedoch habe die Mutter erhebliche psychische Belastungen gehabt, da der Vater damals arbeitslos gewesen sei. Bert sei mit 3 Jahren in den Kindergarten gegangen, dort habe es keinerlei Probleme gegeben und er wurde als «Kann-Schüler» vorzeitig in die Grundschule eingeschult. Jetzt, seit der Einschulung in die 5. Klasse des Gymnasiums, seien die Probleme gravierend geworden. Schon in der 2. Klasse habe sich Bert einmal in der Schule nicht besonders wohl gefühlt. Das gleiche sei in der 4. Klasse erneut aufgetreten. Die Mutter erzählt, sie hätte das ganz gut verstehen können, da sie selber früher häufig Angst in der Schule hatte. Zu kleinen Verpflichtungen im Haushalt wird Bert nicht herangezogen, da die Mutter versucht, ihn vor «Stress» zu bewahren. Sie räumt ihm das Zimmer auf, zieht ihm immer das Bett ab und putzt ihm die Schuhe.

Die Mutter traut ihrem Sohn nicht zu, dass dieser ein kleines Stück mit der Straßenbahn selbständig fahren kann. Sie verbietet es ihm für die Zukunft, da dies zu viel für ihn sei.

Er sei immer ein körperlich sehr gesunder Junge gewesen; die Meilensteine seiner Entwicklung waren unauffällig.

Mutter

Berts Mutter kann ihn sehr gut verstehen und ist in großer Besorgnis. Schon durch ihre eigenen Eltern hatte sie immer sehr viel Schutz erfahren, den sie auch brauchte. Sie ist nicht berufstätig und hat auch nach dem Absolvieren der Schule keinen Beruf erlernt. Sie geht kaum aus dem Haus.

Vater

Der Vater ist ein Beamter im mittleren Dienst. Bei ihm ist seit 20 Jahren ein Alkoholismus bekannt, der im Büro zu keinen ernsthaften Problemen geführt hat. Die Mutter macht sich aber vor allem Sorgen, da er abends häufig betrunken nach Hause kommt und alkoholisiert Auto fährt. Mit Bert beschäftigt er sich kaum, gibt die Mutter an. Der Vater wehrt sich entschieden gegen eine Entziehungskur, die ihm auch von uns nahegelegt wird. Er sagt, er habe keine Probleme und es ginge ihm gut.

Untersuchung des Patienten

Bert hat große Schwierigkeiten, ohne seine Eltern auf Station klar zu kommen. Deutlich demonstriert er, dass er mit nichts und niemandem etwas zu tun haben wolle. Er argumentiert, dass er zu Hause eine neue Bettdecke habe und deshalb nur zu Hause schlafen könne. Deshalb wolle er nicht hier sein.

Angesprochen auf seine Trennungsängstlichkeit erzählt er, ein Freund habe ihm erzählt, im Jahre 2000 würde eine schreckliche Umweltkatastrophe passieren. Seitdem habe er fürchterliche Angst um seine Eltern und wolle sich gar nicht mehr von denen trennen. Aber er habe das ja jetzt gesagt und wisse, daß das Quatsch sei, und deswegen könne er doch wieder nach Hause.

Seine Ängste werden deutlich, als die Sprache auf einen möglichen Schulbesuch in seiner Schule kommt. Dann gibt Bert an, dass schon einmal jemand in der Schule über den Alkoholismus seines Vaters gesprochen habe. Es sei für ihn schrecklich und demütigend gewesen.

Nach seinen Schilderungen ergeben sich Eindrücke einer persistierend gespannten Atmosphäre zu Hause. Es kommt nicht selten zu heftigem Streit zwischen den Eltern, der aber nie zu körperlichen Schlägen führt. Die Eltern sprechen kaum miteinander und wenn, dann nur in einem sehr aggressiven Ton (Bert: «Die schreien dauernd miteinander und dann reden sie gar nichts mehr.»).

Seine Begabung ist nach den psychologischen Testergebnissen sehr gut und sicher ausreichend für das Gymnasium.

Diagnose auf der Achse I

F93.0 Emotionale Störung mit Trennungsangst des Kindesalters

Bert zeigt unrealistische Sorgen über ein drohendes Unheil, Katastrophenangst, Trennungsprobleme von zu Hause, und er ist unfähig, zur Schule zu gehen.

Zutreffende Kategorien der Achse V

1.1 Disharmonie in der Familie zwischen Erwachsenen «2»

g, i: In der Familie herrscht eine persistierende, gespannte Atmosphäre, es fallen häufig negative Bemerkungen (i) und es wird länger nicht miteinander gesprochen, besonders nach Streitigkeiten (g).

2.0 Psychische Störung / abweichendes Verhalten eines Elternteils «2»

b, c: Der Alkoholismus des Vaters greift eindeutig in das Sozialleben der Familie ein: Häufig kommt der Vater zu spät, er stürzt betrunken in der Wohnung und er erfüllt seine Elternrolle zu Hause inadäquat (b); in der Schule wird über seinen Alkoholismus gesprochen und Bert schämt sich deswegen (c).

3.0 Inädaquate oder verzerrte intrafamiliäre Kommunikation «2»

e: Der Vater weigerte sich, sich mit den familiären Schwierigkeiten auseinanderzusetzen; er lehnt es ab, dass er selber und seine Familie Probleme haben, und verweigert auch die Gespräche in der Klinik (dies betrifft sowohl seinen Alkoholmissbrauch als auch Berts Probleme); siehe Abschnitt Therapie und Verlauf.

4.0 Elterliche Überfürsorge durch ein oder beide Elternteile «2»

A g; B g: Die Mutter nimmt Bert allen Alltags-»Stress« ab, wie sie es nennt (A g); sie verhindert, dass das Kind sich mit altersentsprechenden Herausforderungen auseinandersetzt (B g).

6.3 Ereignisse, die zur Herabsetzung der Selbstachtung führen «1»

Bert erfährt eine Demütigung, indem in der Schule über den Alkoholismus des Vaters gesprochen wird, was ihm sehr peinlich ist. Dies erfüllt nicht den geforderten Schweregrad für diese Kategorie.

Zusammenhangsanalyse

Bert Probleme sind zum einen auf die Überfürsorglichkeit der Mutter zurückzuführen, die ihm keine oder nur sehr wenig Möglichkeit zur eigenen Entfaltung und zum Entwickeln von Selbstvertrauen bietet, und andererseits auf den Vater, der ihm ein Modell der Verweigerung vorlebt (er unterstützt die Therapie in der Klinik überhaupt nicht und gibt damit das Modell der Verweigerung zur Problemlösung vor) und Berts Selbstachtung herabsetzt. Die Kommunikationsstruktur in der Familie ist völlig verzerrt, so dass Bert nicht lernt, seine Bedürfnisse direkt auszusprechen. So entwickelt er die irrationale Idee, dass er immer zu Hause sein müsse, um aufzupassen, was dort los ist. Ebenso basiert seine Angst auf realen Umständen, da sein Vater betrunken Auto fährt und in diesem Zustand nach Hause kommt.

Therapeutische Überlegungen und Verlauf

Bert muss lernen, die realistischen Belastungen des Alltags zu bewältigen. Das ist nicht einfach, weil einerseits der Vater unkooperativ ist, die Mutter Berts Ängste allzugut «versteht» und dadurch unterstützt. Für Bert selbst bedeutet die Aufnahme in die Klinik eine fast unerträgliche Trennungssituation.

Es braucht einige Zeit, bis die Trennung zwischen Bert und seiner Familie einigermaßen erträglich geworden ist. Er kann schließlich mit den Eltern telefonieren, dann auch Besuch von ihnen haben, ohne heftige Klagen über die Trennung zu äußern.

Die Gespräche mit den Eltern, die anfangs ohne Bert stattfinden (bis er sich ohne Trennungsängste mit ihnen treffen kann), gestalten sich zunächst äußerst schwierig.

Die Mutter begegnet Berts Problemen mit großem emotionalen Einsatz. Sie ruft täglich mehrmals an, um darum zu bitten, dass man bei Bert dies oder jenes noch mal anspreche. Unbedingt müsse man mit ihm im Rollenspiel die angstbesetzten Situationen in der Schule durchspielen; er bräuchte das, sonst käme er nicht zurecht.

Auf Betreiben der Therapeutin erlaubt sie Bert recht zögerlich, mit einem anderen Jungen von der Station Schlittschuhlaufen zu gehen. Sie gerät dann aber außer sich, weil Bert angeblich nicht die richtigen Handschuhe dabei gehabt hätte. Außerdem möchte sie nicht noch einmal, dass Bert mit der Straßenbahn fahre, weil er das nicht könne. Das sei doch wirklich zu viel für ihn; Bert selber hatte nach unserem Eindruck keinerlei Probleme mit dem Bahnfahren gehabt. Bert bleibt kaum Luft zum Atmen, so eingeschränkt ist sein Freiraum.

Zu den elterlichen Gesprächsterminen kommt der Vater nur anfangs; er sagt, er habe das nicht nötig, und verweigert sämtliche nachfolgenden Gespräche. Zu Besuchszeiten kommt er immer im alkoholisierten Zustand. Meist kommt er zu spät und Bert muss auf ihn warten. Trifft er dann auf einen Betreuer der Klinik, wird er meist recht ausfallend und angriffslustig, was Bert sichtlich peinlich ist. Der Vater spricht auch Bert gegenüber immer wieder davon, dass er ihn aus diesem «Gefängnis» hier befreien wolle. Ein anderes Mal will er mit einem großen Bulldozer kommen und die Klinik zusammenfahren (meint Bert).

Bert macht sich auch Sorgen, weil sein Vater im betrunkenen Zustand Auto fährt. Bezüglich des körperlichen Verfassung des Vaters sagte Bert einmal: «Mein Vater verschimmelt.» Im späteren Verlauf, an einem Wochenende, an dem Bert zu Hause ist, hat der Vater soviel getrunken, dass er in eine Glasscheibe fällt. Bert und seine Mutter finden ihn blutend im Badezimmer und versorgen ihn. Bei Rückkehr in die Klinik zieht sich Bert völlig zurück und verweigert jegliche Therapie.

Der Vater weigert sich grundsätzlich, sich mit den Problemen der Familie und mit den Problemen von Bert auseinander zu setzen. Keiner in der Familie spricht direkt mit dem anderen: Möchte der Vater z. B. Bert etwas sagen, spricht er seine Frau an und sagt zu ihr: «Sag Bert bitte…». Möchte die Mutter etwas dem Vater sagen, ruft sie in der Klinik an und bittet dies oder jenes an ihren Mann weiterzugeben. Ebenso schafft es Bert nicht, seine Bedürfnisse in der Klinik direkt zu äußern. Meistens wendet er sich während der Besuchszeit an seine Mutter und bittet sie, die Ärztin etwas zu fragen. Er schafft es nicht, direkt zu fragen.

Schließlich gelingt es doch mit Zustimmung der Eltern, bei ihm einen Außenschulversuch zu beginnen. Bert wünscht sich, nochmals den Anlauf in die 5. Klasse zu versuchen. Seine Mutter wehrt sich aber entschieden dagegen, das ginge nicht, das könne er nicht, er bräuchte seine ganze Kraft, um die Angst bezüglich der Trennung zu bewältigen. Wenn er sich dann noch inhaltlich auf die Schule konzentrieren müsse, würde er es nicht schaffen. Den Stoff der 4. Klasse kenne er schon und hätte damit keine Probleme. Also sollte er lieber in die 4. Klasse zurückgestuft werden.

Bert gestaltet danach in der Ergotherapie ein Bild, in dem der Gärtner die Knospen eines Baumes immer wieder abschneidet: Der Baum, der nicht wachsen darf.

In den letzten zehn Wochen bis zur Entlassung ging Bert regelmäßig zur Schule (in die 4. Klasse). Die Wochenenden bzw. die Trennung nach den Wochenenden verliefen überwiegend unproblematisch. Doch bis zum Schluss seines stationären Aufenthaltes ist Bert kaum in der Lage, über für ihn schwierige Themen zu sprechen. Er verweigert sich, dreht sich weg und verstummt völlig. Die häusliche Situation ändert sich dahingehend, dass die Mutter sich vom Vater trennt und mit beiden Kindern in eine neue Wohnung zieht. Der Kontakt des Vaters zu den Kindern bleibt bestehen. Dieser weigert sich bis zuletzt, an seinem Alkoholismus etwas zu verändern. Nach wie vor behauptet er, er habe keine Probleme.

In der Nachuntersuchung ist zu erkennen, dass es zwar noch immer zu einigen ängstlichen Schwankungen bei Bert kommt, aber er besucht nun mit gutem Erfolg das Gymnasium und erobert sich in kleinen Schritten einen altersangemessenen Lebensstil.

25. Lisa, der Rowdy

Aufnahmegrund

Die 10-jährige Lisa wird von ihren Eltern in der kinderpsychiatrischen Poliklinik vorgestellt, weil sie sehr häufig die Schule nicht besuchen kann. Lisa leidet morgens oft an Übelkeit und muss sich erbrechen; auch hat sie Durchfälle und Kopfschmerzen. Eingehende körperliche Untersuchungen hatten keinen Hinweis auf eine körperliche Erkrankung erbracht. Kürzlich hatte Lisa wieder 14 Tage lang die Schule nicht besuchen können; einen Tag zuvor war sie im Klassenraum neben eine andere Schülerin gesetzt worden.

Die Eltern führten die Probleme auf die Klassenlehrerin zurück, nach ihrer Meinung habe Lisa sehr große Angst vor der Lehrerin. Die Eltern beschrieben, dass Lisa «weiß wie die Wand» nach Hause zurückkehre, wenn sie mehrere Stunden Unterricht bei dieser Lehrerin gehabt habe. Auch sei diese Klassenlehrerin noch unerfahren, sei nicht in der Lage, psychologisch zu denken und sich in Kinder einzufühlen.

Lisa selbst schilderte im Aufnahmegespräch, dass sie sehr gerne in die Schule gehe; sehr gut sei sie in den Fächern Deutsch, Mathematik und Sport. Große Schwierigkeiten und Ängste habe sie aber in den Fächern Sachkunde und Religion, die eine andere Lehrerin unterrichtet.

Im Laufe des Aufnahmegespräches wurden weitere Ängste Lisas aufgezählt: Lisa leide unter starken Ängsten vor Feuer; hierzu wurde berichtet, dass bei einer Geburtstagsfeier vor vier Jahren der Kranz auf dem Kopf des Geburtstagskindes Feuer gefangen hatte, und danach hatte Lisa extreme Ängste vor Feuer. Lisa war damals bereits einem Kinderpsychiater vorgestellt worden, die Mutter hatte jedoch die Behandlung nach drei Sitzungen abgebrochen, weil sie mit der von diesem Kinderpsychiater vorgeschlagenen Gruppentherapie nicht einverstanden gewesen sei.

Die erneute Vorstellung beim Kinderpsychiater war jetzt von der Mutter betrieben worden.

Anamnestische Daten

Vorgeschichte des Kindes

Die Mutter war bei der Geburt Lisas bereits 35 Jahre alt. Vorausgegangen waren dieser Schwangerschaft zwei Fehlgeburten im dritten Schwangerschaftsmonat. Auch die Schwangerschaft mit Lisa war durch eine Fehlgeburt bedroht; die Mutter berichtete, sie habe mit Spritzen und Tabletten behandelt werden müssen. Vom vierten Schwangerschaftsmonat bis zur Geburt Lisas litt die Mutter an schweren Depressionen. Sie habe sehr viel weinen müssen. Sie habe große Ängste gehabt, das Kind zu verlieren, sie sei nicht zu beruhigen gewesen und habe von einem Nervenarzt mit Medikamenten behandelt werden müssen. Noch heute leide sie an schweren Schlafstörungen und müsse daher Medikamente nehmen. Die Geburt selbst sei dann aber problemlos verlaufen. Das Kind sei zunächst gut gediehen, im achten Lebensmonat habe es aber medizinische Probleme gegeben: Lisa habe an einer Harnverhaltung gelitten, weil die Labien miteinander verklebt gewesen seien. Deshalb habe sie in eine Kinderklinik gebracht werden müssen. Ein zweites Mal im Säuglingsalter kam Lisa in eine Kinderklinik, weil sie eine hochfieberhafte Darmentzündung gehabt habe. Danach habe sie keine ernsten Erkrankungen mehr gehabt.

Beide Eltern äußerten ihr Bedauern darüber, dass sie keine richtigen Eltern seien, mit denen ihre Tochter auch einmal raufen, toben und spielen könne, was Lisa so gerne hätte. Die Mutter berichtete hier spontan, dass Lisa immer versucht habe, ihr den Vater zu ersetzen, wenn dieser ins Krankenhaus kam. Lisa habe abends daheim die Rollläden heruntergelassen wie der Vater und sich am Esstisch auf den Stuhl des Vaters gesetzt. Sie habe dafür Sorge getragen, dass die Mutter ihre Tabletten nehme, und sie habe im Bett des Vaters geschlafen. Lisa teile viele Interessen des Vaters, vor allem sein Interesse an Spielzeugeisenbahnen. Sie kenne sich mit allen elektrischen Geräten gut aus und wisse genau, wie man das Videogerät bediene, was die Mutter nicht könne. Lisa versuche Geräte, Steckdosen, Wasserhähne zu reparieren, oft mit Erfolg und immer verbunden mit einer gewissen Vorsicht, wie ein Erwachsener.

Die Eltern zeigten durchaus Einsicht, dass die Schwierigkeiten ihrer Tochter durch die Probleme der Eltern mit verursacht seien. Sie kamen jedoch immer wieder auf die Lehrerin zurück, die sie als inkompetent bezeichneten, weil Lisa solch große Ängste vor ihr habe. Der Vater beschrieb Lisas Mitschüler als «kleine Kriminelle», deshalb seien sie auch mitschuldig. Überhaupt gäbe es in der Schule wegen der vielen Zerstörungen und den dauernden Prügeleien große Probleme. Dadurch würden Lisas dramatische Abschiedsszenen, «die sie inszeniert», an jedem Schulmorgen verursacht. Als die Mutter noch berufstätig war, habe Lisa an jedem Nachmittag voller Ungeduld und Aufregung darauf gewartet, dass die Mutter heimkam.

Mutter

Die Mutter arbeitete bis vor zwei Jahren als Verwaltungsangestellte. Aufgrund der Krankheit ihres Mannes hatte sie ihren Beruf aufgegeben. Über ihr eigenes Befinden berichtete die Mutter, dass sie neben den Schlafstörungen an starken Unruhezuständen leide. Sie werde deswegen mit antidepressiven Medikamenten behandelt. Zeitweise habe sie auch Herzbeschwerden und sie leide außerdem an einer Arthrose der Hüftgelenke.

Seitdem die Mutter nicht mehr berufstätig ist, versorgt sie nachmittags zwei Pflegekinder, zum jetzigen Zeitpunkt einen sechsjährigen und einen einjährigen Jungen. Die Kinder wurden der Mutter vom Jugendamt vermittelt. Die Mutter berichtete, dass ihr diese Pflegekinderarbeit wichtig sei, so wachse Lisa nicht als Einzelkind auf.

Während von der Mutter über keinerlei Eheprobleme berichtet wurde, traten diese aber doch sofort in einem später mit beiden Elternteilen gemeinsam geführten Gespräch zutage.

Vater

Der 41-jährige Vater arbeitete früher als Arbeiter in einem Staatsbetrieb, seit sechs Jahren ist er berufsunfähig und berentet. Er habe an Nierensteinen gelitten. Nach der Berentung habe er Lisa weitgehend versorgt, weil die Mutter noch berufstätig war. Für den Vater sei es eine sehr schwere Zeit gewesen, denn er habe lange kämpfen müssen, um die Arbeit aufgeben zu können. Nachdem er bei einer Führerscheinprüfung versagt habe, versuchte er einen Suizid mit Tabletten. Die Mutter legte aber Wert darauf, ihn jetzt als «lebensfroh» zu beschreiben.

Dennoch wirkt der Vater sehr resigniert und depressiv. Er schilderte sofort das Familienleben als ein tristes Nebeneinanderherleben, für ihn gäbe es kein Entrinnen. Seine Frau sei bereits zweimal mit der Tochter von ihm fortgelaufen, als Lisa drei Jahre alt war. Einmal sei sie in ein Frauenhaus gegangen, ein anderes Mal zu ihrer Schwester. Ursache dafür sei sein schweres Alkoholproblem gewesen. Er sei betrunken gewesen und habe die Frau und die Tochter wie schon oft zuvor schlagen wollen.

Mit Beginn seiner Nierenerkrankung habe er dann «von einem Tag auf den anderen» zu trinken aufgehört. Seit dieser Zeit leide er an Depressionen. So sei es auch zu dem Suizidversuch gekommen (Lisa sei damals acht Jahre alt gewesen). Er sei damals in eine psychiatrische Klinik eingeliefert worden. Im selben Jahr sei er noch ein zweites Mal psychiatrisch behandelt worden, denn er habe weiterhin an schweren Depressionen gelitten. So sei er in den Wald gelaufen, um sich vor der

Polizei zu verstecken, weil er meinte, die wolle ihn holen. Das habe seine Tochter sehr wohl mitbekommen, sie habe damals sehr geweint.

Der Vater klagte darüber, dass seine Nierenerkrankung nicht ernst genommen werde. Voller Verbitterung berichtete er, dass ihm selbst Ärzte nicht geglaubt hätten. Nachdem die Nierenerkrankung bei ihm aufgetreten sei, habe er sich sterilisieren lassen, um seine Krankheit nicht zu vererben, denn seine beiden Schwestern litten auch an solchen Nierensteinen (Cystin-Steinen).

Weitere Bezugsperson

Im Gespräch mit der Klassenlehrerin seitens des behandelnden Arztes schilderte diese zwei etwas gegensätzliche Verhaltensweisen von Lisa. Einerseits wirke sie sehr ängstlich und leidend. Andererseits gäbe es durchaus Zeiten, in denen sie sich mit den wildesten Jungen in der Klasse anlege, ja sich sogar mit einigen prügele. Dabei sei sie «mitten drin» und keineswegs allein, also mit einigen gegen andere verbündet. Sie sei dann im Verhalten von den Jungen kaum zu unterscheiden. Wenn sie – in ihren guten Zeiten, in einer Phase unproblematischen Schulbesuchs – mit turne, sei sie immer eine der rauesten und es mache ihr Spaß, mit den Jungen in einer Spielpartei zu sein.

Die Klasse selbst sei äußerst unruhig und Prügeleien seien an der Tagesordnung. Einige Male hätte es in den Toiletten gebrannt und vor kurzem seien zwei Lehrer beim Versuch, Schüler in einer Pause zu befrieden, in ein Handgemenge mit ihnen geraten. Ein Lehrer sei dabei gestürzt und habe sich die Kniescheibe gebrochen.

Untersuchung des Patienten

Lisa wirkte – fast ähnlich wie der Vater – deutlich unglücklich, bedrückt und psychomotorisch etwas verlangsamt. Die Untersuchung zeigte keine Hinweise auf das Vorliegen von formalen oder inhaltlichen Denkstörungen. Lisa sprach mit einer auffallend tiefen Stimme. In der Untersuchungssituation ohne Eltern war sie anfangs in angemessener Weise scheu, später unbefangen. In dem gemeinsamen mit der Mutter geführten Aufnahmegespräch widersprach sie dieser häufig mit aggressivem Ton.

Lisa selbst gab als Ursache ihrer Probleme, die Schule zu besuchen, an, dass sie doch so viele körperliche Beschwerden habe.

Beim Spielen mit dem Sceno-Verfahren baute sie sehr akribisch eine Familienszene auf. Auf dem Scenofeld gestaltete sie die Wohnung, in der sich die Mutter, Lisa selbst und die beiden Pflegekinder befanden. Lisa trug das einjährige Pflegekind auf dem Arm, das sechsjährige Pflegekind spielte mit Lisas Spielsachen in der Ecke, was sie grimmig kommentierte. Weiter war eine Tante aus Amerika mit ihrer Tochter zu Besuch. Außerhalb des Spielfeldes wurde eine Waldszene mit Büschen gestaltet, Lisa berichtete hierzu, dass dort der Vater mit dem Hund spazieren gehe, «denn der Vati ist immer weg».

Bei der psychologischen Untersuchung arbeitete Lisa motiviert und konzentriert mit. Die kognitiven Fähigkeiten Lisas lagen in dem nonverbalen Intelligenztest CFT 2 Cattell-Weiß im oberen Normalbereich.

In der «Mensch-Zeichnung» zeichnete sie einen «Rowdy», eine ungelenk wirkende männliche Figur, die einen Bart trug. Dazu berichtete sie, dass es in ihrer Schule solche Rowdys gäbe. Sie habe aber keine Angst vor ihnen, da diese bei Schwierigkeiten der Lehrerin gemeldet werden.

In dem Untersuchungsverfahren «Familie in Tieren» zeichnete sie die Tiere beziehungslos nebeneinander. Die Mutter stellte Lisa als einen Hasen dar, der Vater wurde als blauer Vogel gezeichnet. Die beiden (Pflege-)Brüder wurden als Enten dargestellt. Sich selbst zeichnete sie als Fuchs.

Im Rosenzweig P-F Test zeigte Lisa eine starke Tendenz, Aggressionen zu negieren. Wenn sie ihre Aggressionen äußerte, geschah dies unverhüllt, während es ihr nicht möglich war, diese in Form von Hilfsansprüchen zu kanalisieren. Wünsche ihrer Umwelt gegenüber zu äußern schien ihr fast nicht möglich zu sein. Generell erschien Lisa durch Frustrationssituationen so stark tangiert, dass sie keine adäquaten Lösungen mehr finden konnte.

In dem von der Mutter ausgefüllten Elternfragebogen (CBCL) wurden als besondere Probleme angegeben, dass Lisa immer wieder Ängste vor dem Schulbesuch zeige, Lisa habe das Gefühl, nichts wert oder minderwertig zu sein, sie sei gern allein, sie habe Alpträume, sie wurde als zu furchtsam und ängstlich beschrieben, auch habe sie Schlafstörungen.

Diagnose auf der Achse I

F93.0 Emotionale Störung mit Trennungsangst

Lisa zeigt eine große Angst, ihrer Mutter könnte etwas Furchtbares zustoßen, vor allem in der Zeit der Trennung, und ferner, dass sie nicht wieder kommen könnte, wenn sie z. B. einkaufen geht ohne sie. Deshalb verweigerte sie auch den Schulbesuch. Sie leidet unter Einschlafschwierigkeiten und insbesondere oft unter Alpträumen und unter Übelkeit und Erbrechen, Durchfällen und Kopfschmerzen morgens an Schultagen.

Obwohl die Situation in der Schule wegen der verbreiteten Aggressionen durch Schüler sicher nicht einfach ist, besteht keine Angst bei Lisa, deswegen die Schule zu meiden.

F64.2 Störungen der Geschlechtsidentität im Kindesalter

Erst später im Therapieverlauf zeigte sich die Symptomatik einer beginnenden Geschlechtsidentitätsstörung (Ablehnung, eine weibliche Brust zu bekommen; der Wunsch, ein Junge zu sein, sowie die Vorliebe für raue Verhaltensweisen im Kontakt mit Jungen).

Die Diagnose ist aber nicht sicher, weil die Tiefe und die Dauerhaftigkeit dieser Überzeugung des Mädchens unklar ist. Zudem hat es sehr unzureichende elterliche Vorbilder zur Identifikation.

Zutreffende Kategorien der Achse V

1.1 Disharmonie in der Familie zwischen Erwachsenen «0»

Gegenwärtig sind keine entsprechenden Streitigkeiten mehr vorgekommen im Gegensatz zu der Zeit, als der Vater noch exzessiv getrunken hat.

2.0 Psychische Störung / abweichendes Verhalten eines Elternteils «2»

b: Beide Eltern leiden an Depressionen, die sich auf die Erfüllung einer angemessenen Elternrolle bedeutsam auswirken.

3. Inadäquate oder verzerrte intrafamiliäre Kommunikation «0»

e: Die Mutter verleugnet zwar familiäre Schwierigkeiten (die Depression des Vaters, die kritische Ehesituation), doch geschieht dies nur nach außen; Hinweise, dass dies auch innerhalb der Familie so ist, fanden sich nicht.

> **8.2 Allgemeine Unruhe in der Schule bzw. Arbeitssituation «2»**
>
> a: Die Schulsituation ist durch wiederholte Störungen durch aggressive Schüler belastet.

Zusammenhangsanalyse

Lisa fühlte sich gleichzeitig bedroht von vielen Gefahren, die sich um die kränkelnde und depressive Mutter drehen. Sie hatte eine Reihe schwieriger Situationen im Laufe der Auseinandersetzungen der Eltern und ihre Probleme miterlebt. Lisa verhält sich einerseits ängstlich-anklammernd an die Mutter, um die sie Angst hat. Sie zeigt die typischen Symptome einer pathologischen Trennungsangst mit körperlichen Symptomen, die in Trennungssituationen auftraten, besonders am Morgen vor dem Schulbesuch. Weiter war zu beobachten, dass sie der Mutter den emotional abwesenden, depressiven Vater zu ersetzen suchte, indem sie seinen Platz einnahm. Ihre Menschzeichnung eines «Rowdys» und ihre Schilderungen dazu und im Therapieverlauf legen die Vermutung nahe, dass sie selbst gern ein starker, durchsetzungsfähiger Junge wäre, der die Mutter beschützen könnte.

Therapeutische Überlegungen und Verlauf

Mit den Eltern und später mit der Lehrerin wurde überlegt, wie Lisa wieder in die Schule zu bringen sei. Ein Wechsel der Schule wurde von den Eltern schon versucht, andere Schulen wollten Lisa aber nicht aufnehmen.

Schließlich wurde mit allen (auch mit Lisa) vereinbart, dass sie stufenweise vom Vater zur Schule gebracht werden sollte: Zunächst nur bis zur Schule, dann in das Sekretariat und einige Tage später in die erste Schulstunde bis zur Pause. Danach sollte der Schulbesuch ausgedehnt werden. In der Schule sollte sie bloß in das Lehrmittelzimmer gebracht werden, wenn es ihr schlecht ginge, keinesfalls aber nach Hause gehen. Wenn sie dies schaffe, winkten Belohnungen: Sie könne sich was wünschen, was sie mit dem Vater oder der Mutter gemeinsam unternehmen wolle. Sie wünschte sich einen Besuch im Fußballstadion und dann einen Boxkampf zu sehen. Außerdem wollte sie in einen Fußballklub gehen. Wir vereinbarten einen einfachen Tokenplan und vergaben Punkte für jeden erfolgreichen Schritt in Richtung Schulbesuch. Mit einem bestimmten Kontingent erreichter Token konnte sie die Belohnungen erlangen.

Im Verlauf der Spiele und Gespräche mit Lisa erzählte sie – im Anschluss an Themen um ihr Verhalten in der Schule und ihre Bilder (sie produzierte weitere wie die der Rowdy-Zeichnung, gepaart mit verschiedenen Kampfszenen) –, dass sie eigentlich lieber ein Junge wäre. Sie denke daran, dass ihr eine Brust wachsen werde, was ihr zutiefst verhasst sei. Sie möchte lieber stark und eben «ganz wie ein Mann» werden. Sie getraue sich das aber nicht zu Hause zu sagen.

Inzwischen wurde versucht, in Elterngesprächen ein Klima von Ermutigung und Bewältigungsstrategien zu erreichen, das Lisa helfen sollte.

Als Lisa nach kurzer Zeit wieder anfing zur Schule zu gehen, versuchte der Therapeut mit den Eltern das Thema der Probleme mit der geschlechtlichen Identität von Lisa zur Sprache zu bringen.

Dies wurde von der Mutter mit sehr ambivalenten Gefühlen aufgenommen. Sie berichtete, dass sie sich überlegen wolle, wie sie grundsätzlich mit der Behandlung weiter verfahren wolle. Nach einer Woche rief sie an, und sagte einen vereinbarten Termin zum Besprechen des weiteren therapeutischen Vorgehens ab.

26. Kein «Münchhausen by proxy»?

Aufnahmegrund

Dieter ist 7 Jahre alt und kommt in Begleitung seiner Eltern zur Aufnahme in die Tagesklinik. Seine Eltern kommen auf Anraten einer niedergelassenen Kinder- und Jugendpsychiaterin, die Dieter einige Male zur Diagnostik und Beratung gesehen hat. Sie hatten große Schwierigkeiten, sich zu diesem Entschluss durchzuringen, und waren sehr misstrauisch.

Die Eltern berichten, dass Dieter schon in seinem ersten Lebensjahr viel Aufmerksamkeit gefordert habe. Es bestünde eine ausgeprägte Rivalität zwischen Dieter und seinem jüngeren Bruder Lars. Er ärgere Lars, indem er ständig hinter ihm her sei und ihm zeigen wolle, wie man etwas richtig macht. Dieter habe keinerlei Sinn für Gerechtigkeit. Er sei sehr impulsiv und aggressiv und habe Schwierigkeiten, Kontakt zu anderen Kindern zu unterhalten, besonders in Gruppen gäbe es häufig Streit. Überhaupt spiele er am liebsten mit kleineren Kindern. Auch zu Hause gäbe es häufig Auseinandersetzungen, da Dieter nicht auf seine Eltern hören würde und diese oft provoziere. Sie wüssten nicht mehr weiter und hätten keinerlei Idee, wie sie mit ihm umgehen sollen.

Zudem leide er seit seinem dritten Lebensjahr an einer Epilepsie; aber laut Mutter waren im Elektroenzephalogramm (EEG) nie Anzeichen dafür zu erkennen gewesen, obwohl er auch schon dreimal stationär deswegen aufgenommen war. Es gäbe nur ein auffälliges EEG, das leider nicht mehr auffindbar sei, alle anderen seien unauffällig. Dieter habe 3 bis 4 Anfälle in der Woche, die immer nur abends vorkämen, so dass wir sie sowieso nicht sehen könnten.

Anamnestische Daten

Vorgeschichte des Kindes

Dieter war ein Wunschkind seiner Eltern. Bei der Entbindung war die Mutter 31 Jahre alt. Nach ihren Angaben verlief die Schwangerschaft komplikationslos. Im Mutterpass befand sich jedoch ein Eintrag, dass der Schwangerschaftsverlauf durch Blutungen in der 17. Schwangerschaftswoche (durch Abgang von hämorrhagisch injiziertem Cervixgewebe) und durch einen dadurch notwendigen zehntägigen stationären Aufenthalt im Krankenhaus kurzzeitig gestört war. Die Geburt erfolgte per Kaiserschnitt (selektive Sectio wegen Geburtsstillstand bei dorsoposteriorem Geradstand). Die frühkindlichen Entwicklungsschritte durchlief Dieter ohne Besonderheiten. Die Sauberkeitserziehung ist noch nicht abgeschlossen. Dieter trage immer noch nachts Windeln, weil er bis zu viermal in der Woche nachts einnässe. Während der Schilderung der Problematik fiel ein deutliches Spannungsfeld zwischen beiden Eltern auf. Sie waren sich häufig nicht einig und sie korrigierte ihn sehr häufig. Er erzählte geordnet und sachlich, sie konfus und sprunghaft.

Mit $1^3/_4$ Jahren betreute eine Tagesmutter Dieter, da die Mutter wieder arbeiten ging. Mit Eintritt in den Kindergarten im Alter von drei Jahren nahm der Vater ihn morgens mit in den betriebseigenen Kindergarten. Nach einem Jahr musste er diesen wechseln und ging zum Kindergarten am Wohnort. Dieter sei schon in beiden Kindergärten durch problematisches Verhalten aufgefallen. Nach der Einschulung ging Dieter 3- bis 4-mal in der Woche nachmittags in den Kinderhort, wenn die Mutter arbeitete. Im Kinderhort machte man die folgenden Beobachtungen: Dieter hatte Schwierigkeiten, mit anderen Kindern Kontakt aufzunehmen, und suchte vorwiegend Kontakte zu jüngeren Kindern, die ihm geistig und körperlich unterlegen waren. Spiele und Gespräche mit anderen Kindern endeten häufig mit Weinen oder aggressiven Reaktionen, wenn er nicht der Gewinner war. Das führte dazu, dass Kinder, die bereits solche Erfahrungen mit ihm gemacht hatten, den Kontakt wenn möglich mieden. Auffällig war im Hort, dass er sich bei den Erzieherinnen immer wieder rückversichern musste. Es war ihm wichtig, sich durch eine besondere Leistung von den anderen Kindern abzuheben («Ich war heute zuerst da», «Ich war der Beste im Spiel» etc.) Wenn Dieter sich unbeobachtet fühlte, setzte er verbale und körperliche Gewalt ein.

Zu beobachten war auch ein widersprüchliches Verhalten seinen «Freunden» gegenüber, so schwärzte er beispielsweise seine Freunde an, obwohl er selbst an den angezeigten Handlungen beteiligt war. Dann hatte er aber auch selbst Angst vor den Konsequenzen. Wenn er bestimmte Aufgaben übernehmen sollte, die er nicht mochte, wie beispielsweise aufräumen, blockte er ab und versuchte die Erzieherinnen in lange Diskussionen zu verwickeln. Er forderte die uneingeschränkte Aufmerksamkeit von Erwachsenen und er konnte es nicht ertragen, wenn er nicht beachtet wurde. Manchmal ging er auf eine Person zu, fasste deren Kopf mit beiden Händen und drehte diesen zu sich.

Im motorischen Bereich habe er trotz regelmäßiger Förderung Schwierigkeiten (Defizite beim Malen, Essen mit Besteck, Basteln). Beim Mittagessen hatten die Erzieherinnen den Eindruck, dass Dieter nicht genug bekomme. Er aß zu gierig, riss die Schüsseln an sich und häufte sich die Teller übervoll.

Die Eltern berichten, dass er hingegen mathematisch sehr begabt sei und schon im Alter von drei Jahren bis 50 zählen konnte.

Kurz nach seinem dritten Geburtstag sei Dieter bei den Großeltern unbeobachtet zu Boden gestürzt und habe sich dabei einige Prellmarken zugezogen. Am darauffolgenden Tag kam es zweimalig ohne äußere Einflüsse zu Bodenstürzen. Man begann ihm dann in einer Kinderklinik auf Valproinsäure gegen Epilepsie einzustellen. Einige Monate später kam es nach Angaben der Mutter, wie sie sich ausdrückte, im Rahmen einer hochfieberhaften Infektion zu einem 3- bis 4-minütigen generalisierten tonisch-klonischen Anfall. Kurze Zeit später wurde er zusätzlich mit Diazepam eingestellt, da trotz der bisherigen Medikation Zuckungen auftraten, diesmal an den Mundwinkeln. Dieter wurde ambulant in einer Fachklinik für Epilepsie vorgestellt. Es folgte dann ein zweiwöchiger stationärer Aufenthalt zur weiteren Diagnostik; u. a. wurde ein Schlafentzugs-EEG durchgeführt. Es wurden keine Anfälle beobachtet. Die Medikamente wurden daher abgesetzt. Dieter war dann ca. 9 Monate ohne Medikation. Dann kam es wieder vermehrt zu Anfällen, die sich als innerliches Zittern kurz vor dem Einschlafen äußerten. Er wurde in einer weiteren Klinik vorgestellt, die ihn dann auf Sultiam (Ospolot) einstellte. Dieter sei ein «Grenzfall», und es war der Wunsch der Mutter, die Medikation einzusetzen. Der Vater sei dagegen gewesen und es habe darüber Auseinandersetzungen gegeben. In der Klinik wurden massive Auffälligkeiten berichtet, wie emotionale Störung mit Verhaltensauffälligkeiten und Enuresis nocturna. Es wurde empfohlen, ihn bei einer niedergelassenen Kinder- und Jugendpsychiaterin vorzustellen.

Auch in der Schule fiel Dieter durch sein Sozialverhalten auf. Die Eingewöhnung in den Schulalltag sei ihm schwer gefallen, den vereinbarten Regeln beugte er sich erst nach wiederholten Erinnerungen und Ermahnungen. Er bearbeitete Aufgaben mit wechselnder Konzentration, je nach körperlicher Verfassung und innerer Gestimmtheit. Sein Verhalten in der Gruppe wäre öfter Anlass für Missstimmungen in der Klasse. Die Lehrerin vermutete, dass die Schwierigkeiten in der Beziehung zwischen dem Kind und seiner Mutter lägen, weil er eigentlich doch ein liebenswerter Junge sei. Ansonsten war der Eindruck der Lehrerin, dass Dieter nach dem letzten Aufenthalt in der Klinik und Einstellung auf ein Medikament sehr sediert gewirkt hätte und er am Unterrichtsgeschehen nicht mehr so konzentriert und leistungsfähig gewesen sei, wenn er sich auch etwas ruhiger verhalte als früher.

Mutter

Die 38-jährige Mutter ist von Beruf Gymnasiallehrerin. Sie arbeitet aber nicht in ihrem Beruf, weil sie damals keinen Referendariatsplatz bekommen hatte. Sie schulte daraufhin um und ist nun als Mitarbeiterin in einer Computerfirma teilzeitbeschäftigt.

Die Mutter erschien immer pünktlich zu den Terminen. Anfänglich fuhr sie mit dem Taxi, das Dieter zur Klinik brachte. Dies war äußerst schwierig, weil sich die beiden schon im Taxi stritten, so dass wir vorschlugen, dass sie auf öffentliche Verkehrsmittel umsteigen sollte, was sie dann widerwillig tat.

Von der Mutter ist bekannt, dass sie zwei Geschwister hat, die beide psychisch krank sind. Eine Schwester sei depressiv gewesen, habe sich wohl vor ca. 10 Jahren suizidiert und sei nie aufgefunden worden. Ihr Bruder leide unter einer schizoaffektiven Psychose und nehme seit 18 Jahren Haldol.

Die Mutter berichtet weiter, dass sie ihre eigene Mutter in den letzten Wochen vor deren Krebstod gepflegt hat. Zu ihrem Vater hatte sie kein gutes Verhältnis, aber sie hätten nun eine gemeinsame Ebene gefunden, und sie besucht ihn ca. einmal im Monat. Ihr Vater hat eine neue Lebensgefährtin, mit der sie sich sehr gut versteht.

Sie war eine sehr erfolgreiche Sportlerin gewesen, allerdings musste sie den Sport verletzungsbedingt aufgeben. Seither hat sie insgesamt sehr wenige Außenkontakte. Sie berichtet von einer Freundin, mit der sie sich regelmäßig trifft. Sie war früher in einigen Vereinen aktiv, was sie aber nach vielen Konflikten aufgab. Bei den Besuchen an der Tagesklinik wirkte sie häufig sehr ungepflegt. Ihre Kleidung war bunt gemustert. Einmal kam sie sogar mit zwei verschiedenen Schuhen ins Elterngespräch.

Vater

Der 41-jährige Vater ist von Beruf Gymnasiallehrer und arbeitet ebenfalls nicht in seinem Beruf, sondern als EDV-Systemanalytiker. Er ist ein Einzelkind. Schon als junger Schüler kam er auf ein Schulinternat und war dort sehr erfolgreich. Er geht regelmäßig zwei bis dreimal in der Woche zum Tischtennistraining und geht dann noch mit seinen Freunden auf ein Bier in eine Kneipe. Auch er kommt regelmäßig zu den Elternterminen. Er wirkt sehr gepflegt und ist sehr bedacht auf sein Äußeres. Er berichtet immer sehr geordnet und sachlich; seine Darstellungen wirken etwas zwanghaft.

Untersuchung von Dieter

Dieter war ein altersentsprechend entwickelter siebenjähriger Junge in gutem Pflegezustand. Die körperliche Untersuchung war unauffällig; Dieter benötigte aber orthopädische Einlagen. Bei der neurologischen Untersuchung war er unsicher im Blindgang und im Seiltänzergang.

Dieter nahm während des Aufnahmegespräches kaum Blickkontakt auf, saß ruhig da und sagte wenig. Er wirkte verschlossen, unsicher, misstrauisch und sehr affektarm und motorisch verlangsamt.

Danach befragt, ob er wisse, warum er hier sei, konnte Dieter in keiner Weise etwas sagen.

Die testpsychologische Untersuchung ergab eine kognitive Leistungsfähigkeit im Bereich der Hochbegabung. Die Ergebnisse waren im Handlungsteil besser als im Verbalteil. Trotzdem ergab sich eine über weite Bereiche gleichmäßige Verteilung der Fähigkeiten. Seine niedrigsten Ergebnisse, die immer noch über dem Durchschnitt lagen, erzielte er im visuell-motorischen Bereich und im Erkennen sozialer Handlungsabläufe.

In der Klinikschule wirkte er häufig verlangsamt und geistesabwesend. Es war Dieter nicht immer möglich, am Unterricht teilzunehmen. Er mischte sich in die Angelegenheiten der anderen Kinder ein, indem er diese korrigierte oder über sie lachte.

Im Laufe der weiteren Untersuchung wurden einige EEGs durchgeführt und Beobachtungsprotokolle durch die Mutter und in der Klinik angelegt. Dadurch wuchs der Verdacht – auch entsprechend der Vorgeschichte –, dass Dieter deutliche Hinweise für multiple Tics zeigte (er entwickelte Tics mit Augenblinzeln, Zucken mit dem Mundwinkel, seltener Kopfschütteln und ein Aufziehen mit der Nase). Anzeichen für ein Anfallsgeschehen aus dem epileptischen Formenkreis gab es nicht. Während des schrittweisen Absetzens der Anfallsmedikation wurde Dieter deutlich umtriebiger, unkonzentrierter und impulsiver. Subjektiv schilderte er sich selbst als viel weniger müde. Auch in der Klinikschule wirkte er wacher, zugewandter, aber ebenfalls deutlich unruhiger und leicht ablenkbar.

Dieter brauchte lange, um sich in den Stationsalltag einzugewöhnen. Es gab immer wieder Phasen, in denen er nicht gerne kam. Er hatte wenige tragfähige Beziehungen zu Kindern auf Station als auch in der Nachbarschaft. Zuerst hatte er große Schwierigkeiten, mit den anderen Kindern in Kontakt zu kommen, wollte immer gewinnen und gab damit an, was er alles könne. Nach einer Weile wollte niemand mehr mit ihm spielen.

Während dieses diagnostischen Prozesses ergab sich die Frage, ob die von der Mutter gesehenen Anfälle («das Zittern im Gesichtsbereich», insbesondere der Mundwinkel) als Anfallsgeschehen fehlinterpretiert wurden. Nach langer Diskussion erklärten sich die Eltern bereit, der Gabe von Tiapridex zuzustimmen, was zu einer sehr raschen Verbesserung der Ticsymptomatik führte.

Diagnose auf der Achse I

F90.1 Hyperkinetische Störung des Sozialverhaltens

Besonders nach Absetzen der Anfallsmedikation wurde Dieter deutlich motorisch unruhig, unkonzentriert, impulsiv und leicht ablenkbar. Schon davor war er aggressiv (wie sein Verhalten zu den Gleichaltrigen zeigte), er hielt sich oft nicht an Regeln und war dabei häufig sehr oppositionell.

F95.1 Chronische motorische oder vokale Ticstörung

Auf der Station wurden motorische Tics im Gesichtsbereich beobachtet, die auf ein entsprechendes Medikament gut ansprachen.

F98.0 Nicht-organische Enuresis

Es besteht immer noch eine Enuresis nocturna, die aber mittels Toilettentraining mittlerweile immer mehr verschwindet.

Münchhausen by proxy (ICD-10: T74.8)

Es handelt sich dabei um eine artifizielle Störung (absichtliches Erzeugen oder Vortäuschen von körperlichen oder psychischen Symptomen oder Behinderungen bei einem andern, z. B. beim eigenen Kind). Die Diagnose wird selten gestellt.

Die Mutter stand den Anfällen sehr ambivalent gegenüber, dementsprechend war sie auch sehr schwer in irgendeiner Weise beeinflussbar. Zuerst wollte sie darum kämpfen, dass es sich bei Dieter um eine eindeutige Epilepsie handle. Dann bezweifelte sie die Diagnose und glaubte, dass es psychogene Anfälle seien. Sie ist aber immer wieder hin- und hergerissen. Obwohl während des Absetzens des Anfallsmedikamentes keine Anfälle beobachtet wurden und auch in den EEGs keine erhöhte Krampfbereitschaft sichtbar wurde, überzeugte sie das nicht. Auch die Aufklärung über die alternativen (und aus Expertensicht plausibleren) diagnostischen Erklärungen änderte ihre Haltung nicht, bis wir einerseits ein Minimum an Vertrauenshaltung aufbauen konnten und andererseits Änderungen in der Medikation besonders vorsichtig und transparent gleichsam mit ihr zusammen durchführten.

Wir stellten diese Diagnose nicht (Münchhausen by proxy), da die Mutter glaubhaft das Kind durch die seit Jahren energische Darstellung von «Anfällen» nicht absichtlich schädigen wollte. Sie war hingegen subjektiv von der Richtigkeit ihrer Meinung überzeugt und sah sich bestärkt durch die tatsächlich vorliegenden Störungen von Dieter (multiple Tics und die Unruhezustände durch das hyperkinetische Verhalten), durch die früher mindestens einmal aufgetretenen Fieberkrämpfe und schließlich durch die fehlenden differentialdiagnostischen Erwägungen durch Fachleute während der früher durchgeführten Einstellungen und Umstellungen mit einer Anfallsmedikation. Dazu kam die Verschränkung mit eigenen psychischen Problemen der Mutter und solchen von Dieter im Sinne der Störungen des Sozialverhaltens.

Zutreffende Kategorien auf der Achse V

Verschiedene im folgenden angeführte Punkte wurden erst im Laufe der therapeutischen Auseinandersetzungen (s. u.) deutlich:

1.1 Disharmonie in der Familie zwischen den Erwachsenen «2»

e, i, j: Frühere «falsche» Erziehungsmethoden machten sich die Eltern gegenseitig heftig zum Vorwurf (e); das häusliche Klima war außerordentlich gespannt und gereizt (i); einfache Äußerungen genügten schließlich, um längere und unangenehme Auseinandersetzungen zu initiieren (j).

4.1 Unzureichende elterliche Aufsicht und Steuerungen durch ein oder beide Elternteile «1»

B c, B e: Die Erziehung ist wenig konsequent (B e) und verschwommen (B c). Insgesamt erreicht diese Kategorie aber für eine «2» nicht aus, da zu wenig Beispiele aus den Diagnoseuntergruppen anschaulich werden.

4.3 Unangemessene Forderungen oder Nötigungen durch ein oder beide Elternteile «1»

B c: So weiht die Mutter den Jungen in ihre Trennungsabsichten ein und verbietet ihm, seinem Vater oder seinem Bruder etwas zu verraten. Diese Haltung der Mutter gegenüber dem Kind löst sich aber im Laufe der Trennung rasch auf, so dass nicht der geforderte Schweregrad erreicht wird (für eine «2»).

5.1 Abweichende Elternsituation «0»

c: Diese Kategorie trifft nicht zu, da die Trennung der Eltern noch zu kurz ist.

6.0 Akute, belastende Lebensereignisse «2»

b: Während des Aufenthaltes in der Tagesklinik findet eine zunächst vorübergehende Trennung zwischen den Eltern statt. Nach einer Bedenkzeit für drei Monate trennen sich die Eltern auf Dauer (beabsichtigen aber, eine Paartherapie zu beginnen).

6.1 Bedrohliche Umstände infolge von Fremdunterbringung «2»

b: Wegen der Untersuchungen zur Abklärung und Behandlung einer (vermeintlichen) Epilepsie war Dieter 3mal bereits im Vorschulalter stationär aufgenommen worden.

Zusammenhangsanalyse

Dieter ist durch die Gewissheit, an einer schweren Krankheit zu leiden (nach der Überzeugung von Eltern und Ärzten), indirekt stark beeinträchtigt (siehe Diskussion zum Thema «Münchhausen by proxy» weiter oben). Er ist auch im Verhalten durch die Anfallsmedikation verändert und hat einige Krankenhausaufenthalte hinter sich mit Trennungserlebnissen. Dazu kommt noch die familiäre Belastung durch die Streitbeziehung der Eltern, die sich schließlich trennten. Es war den Eltern häufig nicht möglich, konsequent mit den Kindern umzugehen und auch einmal eine akzeptable Strafe zu verhängen ohne zu schlagen.

Therapeutische Überlegungen und Verlauf

Dieter hatte es schwer, sich in der Tagesklinik auf die anderen Kinder und die Betreuer einzulassen. Seine Eltern fanden es schwierig, ihn auf der Tagesstation zurückzulassen; vor allem seine Mutter, die starke Kontrollverlustängste zeigte. Diese äußerten sich darin, dass sie zuerst keine Schweigepflichtentbindungen für die vorbehandelnden Neurologen zur Verfügung stellen wollte. Ferner war es mühsam, sie für Verhaltenspläne oder Toilettentraining zu motivieren. Sie stellte zunächst viele vorgeschlagene Maßnahmen in Frage und war nicht bereit zu einer Kooperation. Dies verbesserte sich aber im Verlauf der Behandlung deutlich.

Dieter bemühte sich in der ersten Woche sehr, sich anzupassen und nicht aufzufallen. Diese Fassade konnte er jedoch nicht lange aufrechterhalten und er zeigte mehr und mehr problematische Verhaltensweisen. So reagierte er nicht oder kaum, wenn man ihn ansprach, insbesondere dann, wenn er etwas machen sollte, was ihm nicht angenehm war. Häufig versuchte er vehement, sich Anforderungen zu entziehen. Einmal täuschte er sogar einen Krampfanfall vor und glitt vom Stuhl. In der Gruppe mit den anderen Kindern hatte er häufig Streit, weil er sich und seine Leistungen ständig mit denen der anderen Kindern verglich und angab, alles besser zu können. Seine außergewöhnliche Begabung, vor allem im mathematischen Bereich, wusste er gut zu nutzen, wenngleich auch im Negativen: So erklärte er einem seiner Mitschüler nach dem Unterricht in der Klinikschule, dass dessen Rechenaufgaben falsch seien. Dieser Junge radierte somit seine Aufgaben aus, weil er wusste, dass Dieter ein guter Schüler war. Er veränderte die Aufgaben und zeigte sie dem Lehrer. Dieser musste mit Erstaunen feststellen, dass die gesamten Aufgaben falsch gerechnet waren.

Auch zu Hause gab es immer wieder Schwierigkeiten. So berichteten die Eltern über wiederkehrende Verstopfung von Dieter und wie schlimm dies für ihn sein müsse. Wahrscheinlich sei dies eine Folge der Medikation. Als wir ihn dazu befragten, wurde schnell klar, dass er diese «Verstopfung» immer nur abends hatte, wenn er ins Bett gehen sollte. Weiter reagierte Dieter zu Hause häufig nicht, er schrie und weinte und war nicht zu beruhigen. Oft wussten sich die Eltern keinen anderen Rat und schlossen ihn in sein Zimmer ein, verhauten ihn, manchmal mit einer Fliegenklatsche. Diese Aufgabe fiel meist dem Vater zu, der sich sehr unwohl dabei fühlte. Er bemühte sich um Mitarbeit und gemeinsam festgelegte Regeln. Die Mutter überfiel nach solchen Auseinandersetzungen ein so schlechtes Gewissen, dass sie die Gitarre herausnahm und den Kindern vorspielte und vorsang und ihnen alles durchgehen ließ.

Dieter hatte anfänglich auch große Schwierigkeiten zuzugeben, wenn er etwas angestellt hatte, selbst wenn praktisch alle es mitbekommen hatten.

Es fiel auf, dass Dieter sehr angespannt war, wenn seine Eltern zum Gespräch kamen. Er reagierte mit kleinkindhaften Verhaltensweisen und sprach mit einer

Piepsstimme. Später wurde klar, dass die Mutter einige Zeit vor der Trennung der Eltern mit Dieter lange Gespräche über die Vorgehensweise, wie die Trennung durchgeführt werden soll, geführt hatte. Gleichzeitig verbot sie Dieter mit irgendjemandem darüber zu reden, insbesondere nicht mit seinem Vater oder seinem Bruder.

Im Laufe der Gespräche kam deutlich zum Vorschein, dass die Ehe der Eltern stark zerrüttet war, nicht zuletzt auch wegen Unstimmigkeiten darüber, wie auf das problematische Verhalten des Kindes reagiert werden sollte. Die Mutter sagte dabei von sich, dass sie der Eckpfeiler der Familie sei. Sie versuche, Konflikte mit ihrem Mann zu besprechen. Dieser entziehe sich aber Konflikten und sei auch nicht bereit, sich zu ändern oder einer gemeinsamen Paartherapie zu stellen. Die Partnerschaft hielt diesen Auseinandersetzungen nicht stand. Schon Kleinigkeiten des Alltags wie harmlose Reparaturen in der Wohnung, Fragen der angemessenen Bekleidung der Kinder führten zu langwierigen Verstimmungen, so dass die Eltern über Tage kaum mehr miteinander redeten und wenn, dann nur in einem gereizten Tonfall. Dies führte weiter zu ständigen gegenseitigen giftigen Bemerkungen, wie die beiden Eltern in den Gesprächen einander vorwarfen. Die Vorwürfe gipfelten dann vor der Trennung darin, dass auch die Verhaltensprobleme von Dieter mit der Unfähigkeit des jeweils anderen Elternteils begründet wurden: Nicht nur die Erziehungsmethoden seien falsch, sondern auch die berufliche Einstellung und anderes mehr. Schließlich drohte jeder der Partner vor den Augen der Kinder aus der Wohnung auszuziehen und eines der Kinder mitzunehmen. Die Eltern trennten sich dann für 3 Monate, danach folgte die endgültige Trennung. Beide wollen sich jedoch weiterhin sehen, auch die Besuchsregelung klappt gut. Eine Paartherapie wird von ihnen angestrebt mit der Möglichkeit eines nochmaligen Versuchs zusammenzukommen.

Im Laufe der Gespräche wurde versucht, den Eltern einen konsequenten Umgang mit dem schwierigen Kind zu vermitteln und Beispiele für den Einsatz solcher Konsequenzen zu geben. Schließlich konnten auch die Fragen in Bezug auf die Epilepsie thematisiert und geklärt werden. Daraufhin erfolgte die medikamentöse Umstellung (Absetzen der Anfallsmedikamente, Ansetzen der Medikamente gegen Tics und das Hyperkinetische Syndrom). Dadurch kam es auch zu den Veränderungen bei Dieter im Verhalten und den Schulleistungen, wie oben geschildert.

Er lernte, mit den anderen Kindern zu spielen, ohne in ständigem Konkurrenzkampf mit ihnen zu treten. Anfangs war die Therapie durch sein tiefes Misstrauen schwierig. Schließlich konnten seine Aggressionen mit Zuhilfenahme von spieltherapeutischen Mitteln unter Verwendung psychodramatischer Rollenspiele mit Puppen direkt bearbeitet werden. So brachte er einen «alten Mann» für den Dieter in der Tagesklinik und einen Teufel für den Dieter zu Hause ins Spiel. Die zwei «Dieter» setzten sich (stellvertretend, wie dies ohne direkte Deutung klar wurde) mit seinen Problemen auseinander. Allmählich veränderten sie sogar ihren Charakter – manchmal zum heftig Negativen im Spiel –, während Dieter selber in der Realität besser mit seiner Umgebung zurechtkam. Zwischenzeitlich zeigte Dieter einige Kontrollzwänge im Rahmen von Versagens- und Kontaktängsten, die sich ebenfalls mit spieltherapeutischen Mitteln verbessern ließen.

Ein Überleitung in eine weiterführende ambulante Therapie ist wahrscheinlich bald möglich.

27. Zu viel ist zu wenig

Aufnahmegrund

Der gerade 6-jährige Leo wurde mit großer Aufgeregtheit telefonisch von der Mutter als Notfall zur stationären Aufnahme in unserer Ambulanz angemeldet und dann stationär aufgenommen. Die Mutter schilderte, dass die Situation an Leos Geburtstag tags zuvor zu Hause so eskaliert sei, dass sie sich nicht mehr anders zu helfen gewusst habe, als mit einem Messer nach Leo zu werfen. Sie habe ihn hierbei an der Hand verletzt. Sie sei darüber sehr entsetzt gewesen, dass sie das getan hatte. Sie berichtet, dass sie zu Hause von Leo provoziert werde. Er höre gar nicht mehr auf sie, er sei zudem dauernd hibbelig und könne nie stillsitzen. Oft sei er wie «ausgeflippt» und aggressiv gegen andere und auch gegen sich selbst. Im Kindergarten gäbe es viele Probleme. Hier zeige er sich deutlich provokant und dominant gegenüber den Kindergärtnerinnen, höre nicht auf das, was diese sagen, zeige zudem auch dort ein sehr unruhiges Verhalten und könne sich nur schlecht mit anderen Kindern beschäftigen. Nach kurzer Zeit käme es dann meist zu heftigen Konflikten. Deshalb habe Leo keine Freundschaften mehr mit anderen Kindern. Auch in anderen Situationen (z. B. beim Einkaufen, bei Besuchen von Freunden der Mutter) versuche Leo die Aufmerksamkeit auf sich zu lenken, indem er die Mutter massiv provoziere. Zudem gibt die Mutter auf Befragung in einem Nebensatz an, dass Leo immer noch nachts einnässe und noch nie nachts trocken gewesen sei.

Anamnestische Daten

Vorgeschichte des Kindes

Bei Leos Entbindung war die Mutter 22 Jahre alt. Sie berichtet über einen bis auf psychische Belastungen ungestörten Schwangerschaftsverlauf. Sie verneint Alkohol, Drogen oder Nikotingebrauch. Belastet habe sie, dass sie schon während der Schwangerschaft die Trennung von ihrem Mann und Kindesvater plante. Außerdem habe sie die ganze Schwangerschaft über das Gefühl gehabt, dass etwas mit dem Kind nicht stimme. Ihr Gynäkologe habe aber immer wieder gesagt, alles sei in Ordnung.

Die Geburt erfolgte schließlich in der 38. Schwangerschaftswoche, das Geburtsgewicht betrug 3240 Gramm, die Körperlänge 49 cm. Das Kind war bei der Geburt blau. Danach hatte Leo Krämpfe und Trinkschwierigkeiten. Entsprechend den Angaben der Mutter bestand bei Leo offenbar zunächst der Verdacht einer obstruktiven Bronchitis. Später jedoch wurde eine Tracheomalazie diagnostiziert und auch operiert. Im ersten Lebensjahr hätte Leo zudem mehrere Fieberkrämpfe und auch Atemstillstände erlitten und habe auch oft Asthma und Bronchopneumonien gehabt. Leo habe von Anfang an viel «gespuckt» und wurde zunächst mittels Sonde und erst später mittels Fläschchen ernährt. Er sei in den ersten drei Lebensjahren häufig im Krankenhaus gewesen. Dabei habe die Mutter zwar immer versucht bei ihm zu sein, meist sei ihr das aber nicht möglich gewesen. Auch der damalige Lebensgefährte der Mutter, den Leo Papa nannte, spielte in dieser Zeit eine wichtige Rolle. Auch er besuchte Leo regelmäßig im Krankenhaus.

Leo konnte bereits mit Beginn des 9. Lebensmonats laufen. Gesprochen habe er erst spät und dann recht undeutlich. Die Sauberkeitsentwicklung war verzögert: Leo sei zwar mit $2^1/_2$ Jahren tagsüber sauber gewesen, nässt aber bis zum jetzigen Zeitpunkt nachts ein. Die Mutter berichtet, dass Leo nach den Krankenhausaufenthalten einen deutlichen Entwicklungsrückschritt zeigte. Zwischen dem 2. und dem 3. Lebensjahr war Leo sechs Wochen wieder von der Mutter getrennt, da sich diese in Kur befand.

Leo ging, seit er dreieinhalb Jahre alt war, in den Kindergarten. Er zeigte dort zunächst eine deutliche Trennungsangst, die einige Monate anhielt. Inzwischen besucht Leo eine Kindertagesstätte bis ca. 16 Uhr und fällt dort durch sein sehr dominantes, oppositionelles und provokantes Verhalten auf. Von der Mutter wird beschrieben, dass Leo überall mitmischen wolle, häufig in Konflikte mit anderen Kindern oder den Kindergärtnerinnen gerate. Von den Kindergärtnerinnen wird weiter beschrieben, dass die Mutter fest davon überzeugt sei, dass Leo weit überdurchschnittlich begabt sei. Dementsprechend gehe sie mit ihm um. Sie spreche mit ihm in einer Art und Weise, dass es Leo überhaupt nicht verstehen könne. Sie behandle ihn eher wie einen Erwachsenen anstatt wie ein Kind. Auch fiel den Kindergärtnerinnen auf, dass Leo oft Fremdwörter und Wörter aus dem psychotherapeutisch / psychologischen Sprachschatz gebrauchte, die er nicht mit Bedeutung füllen konnte. Er schien durch die familiären Umstände oft verwirrt und sprach von seinen «vielen Eltern». Auch geriet die Mutter mit manchen Kindergärtnerinnen in Konflikte, da sie sehr rigide und strikte Erziehungsmaßnahmen anwandte, um, wie sie sagte, ihn bewusst zu provozieren, weil sie glaubte, ihn nur so wieder «auf den Boden» zu kriegen. Sie gibt dafür folgende Beispiele an: Als sie glaubte, dass Leo bewusst erbrochen habe, habe sie sein Gesicht in das Erbrochene getaucht, damit er das nicht wieder tue. Sie habe auch selbst absichtlich in Leos

Bett uriniert, mit dem Gedanken, ihn bewusst zu provozieren, damit er das Einnässen dann bleiben lassen würde. Seit einigen Wochen könne sie sich gar nicht anders mehr helfen, als mit körperlicher Gewalt auf Leo zu reagieren. Als sie einmal heftig auf ihn einschlug, sei sie selbst über sich und diesen Kontrollverlust erschrocken.

Mutter

Leo ist das zweite Kind einer 27-jährigen Sekretärin und eines 29-jährigen Elektrotechnikers. Aus dieser Ehe ging noch der 7-jährige ältere Bruder Leos hervor. Die Mutter dachte schon während der Schwangerschaft mit Leo an eine Trennung vom Vater, die schließlich erfolgte, als Leo auf der Welt war. Geschieden waren die Eltern, als Leo ungefähr ein Jahr alt war. Die Mutter hatte in der Zeit der Trennung vom Vater schon einen neuen Partner, mit dem sie aber nicht zusammenlebte. Aus der Beziehung zu dem neuen Partner entstammt die Schwester Leos, die 4 Jahre alt ist. Die Mutter trennte sich von diesem Lebenspartner, als Leo knapp drei Jahre alt war. Wie die Mutter berichtet, nannte Leo diesen Mann Papa. Der Kontakt Leos zu diesem Partner wurde allerdings von diesem aufgrund der Trennung von der Mutter abgebrochen. Zu der jüngeren Schwester allerdings, die die eigene Tochter des Partners ist, besteht auch heute noch ein reger Kontakt. Die Mutter berichtete, dass Leo diesen Verlust als äußerst kränkend und schmerzlich erlebt habe. Derzeit lebt Leo mit seinem Bruder, seiner Halbschwester und einer 16 Jahre alten Stiefschwester sowie dem 49-jährigen neuen Lebenspartner der Mutter, der sich Psychoanalytiker und Psychotherapeut nennt, in dessen Haus zusammen. Die Mutter gibt an, dass sie vor ca. drei Jahren mit ihren Kindern zu diesem Partner gezogen sei. Sie berichtet weiter, dass es schon seit längerem zu größeren Differenzen zwischen ihr und ihrem Partner komme und sie schon des öfteren an eine Trennung gedacht habe. Momentan ist die Mutter als Ausbilderin für Erste-Hilfe-Kurse regelmäßig Teilzeit beschäftigt. In diesem Rahmen lernte sie auch einen Kollegen kennen, den sie sehr anziehend findet und mit dem sie seit einigen Monaten ein Verhältnis hat. Auch Leo hat regen Kontakt zu diesem Mann und hält ihn für ein neues «Familienmitglied». Alle Kinder haben nach wie vor regen Kontakt zu ihren leiblichen Vätern, wie auch die Mutter. So kommt es z. B. an den Wochenenden zu gemeinsamen Frühstücken mit dem Ex-Mann der Mutter, dem damaligen Lebenspartner, ihrem jetzigen Lebenspartner und auch ihrem Kollegen. Hierbei kommt es trotz oberflächlich oft anmutender Harmonie auch zu massiven Auseinandersetzungen und Diskussionen. Die Auseinandersetzungen werden mitunter sehr heftig und enden mit wütenden Drohungen über eine «endgültige» Trennung, gegenseitigen Herabsetzungen und auch damit, dass der Partner für ein bis zwei Tage die Wohnung verlässt. Auch haben all diese Personen einen regelmäßigen Einfluss auf die Erziehung Leos.

Die Mutter berichtet über ihre Mutter, dass diese Alkoholikerin und drogenabhängig gewesen sei. Auch der Vater sei in der Drogenszene und kriminell gewesen. Zu diesem bestünde überhaupt kein Kontakt mehr. Die Eltern haben sich, als Leos Mutter fünf Jahre alt war, getrennt und, als sie neun Jahre alt war, scheiden lassen. Die Scheidung habe sie aber nicht mehr zu Hause erlebt, weil sie als Kleinkind wegen Verwahrlosung und schwerer Misshandlung vom Jugendamt aus der Familie genommen worden und in ein Heim gekommen sei. Vom 11. bis zum 17. Lebensjahr sei sie dann bei ihren Großeltern mütterlicherseits aufgewachsen. Auch dort habe sie sich nicht wohl gefühlt; sie habe unter starken Allergien und Asthma gelitten. Auch habe sie damals eine Essstörung gehabt. Hierbei handelte es sich wohl um eine Bulimie. Nach dem absolvierten Realschulabschluss sei sie dann im 17. Lebensjahr von den Großeltern weggelaufen und habe von da an versucht, sich selbst durchs Leben zu schlagen. Sie hat eine Ausbildung zur Sekretärin abgeschlossen, sie arbeitet allerdings nicht in diesem Beruf. Die Mutter selbst gibt an, außer Cannabis und Nikotin keine anderen Drogen gebraucht zu haben.

Weiterhin schildert die Mutter, dass sie seit ein paar Jahren wieder Kontakt zu ihrer Mutter aufgenommen habe. Diese habe in der Zwischenzeit mehrere Therapien und einen stationären Aufenthalt in einer psychiatrischen Klinik hinter sich gebracht. Jetzt sei sie gesund. Die Großmutter hat auch einen engen Kontakt zu Leo, seitdem die Mutter wieder Kontakt mit ihr aufgenommen hat.

Vater

Der Vater ist 29 Jahre alt und in der Computerbranche tätig. Er stammt aus einem behüteten Elternhaus und ist der einzige Sohn. Die Eltern sind gesund. Der Vater selbst kommt nur auf massiven Druck unsererseits zu Gesprächen in die Klinik. Im Gespräch wirkt er wie eine eher phlegmatische Person, die nur schwer auf andere zugehen kann. Sein Umgang mit Leo ist liebevoll, er kann aber offenbar keinerlei Grenzen setzen. Wenn seine Kinder ihn am Wochenende besuchen, überlässt er diese auch häufig sich selbst, da er nicht wisse, was er mit ihnen machen soll. Er sieht keine Veranlassung, etwas an sich zu verändern oder öfter zu Gesprächen in die Klinik zu kommen. Gegen Leos Unterbringung hat er nichts einzuwenden und nimmt diese gelassen hin.

Weitere Bezugspersonen

Egon, der Lebensgefährte der Mutter, ist laut dieser ein ausgebildeter Psychoanalytiker (Heilpraktiker), 49 Jahre alt und lebt mit ihr in einer eheähnlichen Beziehung. Über seine Familienanamnese ist uns nichts bekannt, da er sich beharrlich weigerte, zu einem Gespräch zu kommen. Auch die Mutter selbst berichtet uns nichts darüber, weil Egon dies nicht gestatte. Die Mutter berichtete uns ferner, dass Egon Leo oft absichtlich provoziere, um ihn dann «auflaufen zu lassen». Auch er sei der Meinung, dass man mit Leo wie mit einem Erwachsenen reden müsse, sonst unterfordere man ihn. Die Mutter findet dies richtig, da er ihr sein Handeln als Therapie erklärt. Egon erkläre und «deute» häufig die Beziehung zwischen der Mutter und Leo in Gegenwart der beiden.

Auch über den Kollegen und Geliebten der Mutter liegen uns keine familienanamnestischen Daten vor. Dieser ist im gleichen Alter wie die Mutter und geht bei dieser ein und aus. Zu Leo hat er ein sehr kumpelhaftes Verhältnis. Leo selbst reagiert oft mit Eifersucht auf ihn.

Untersuchung des Patienten

Bei der körperlichen Untersuchung zeigte sich uns ein altersentsprechender 6-jähriger Junge, ohne jegliche somatische Beeinträchtigungen. Auffällig war lediglich die Tracheomalazienarbe im Bauch-Brust-Bereich sowie eine Phimose. In der Untersuchungssituation zeigte Leo ein deutlich hypermotorisches und impulsives Verhalten.

Der Junge wirkte freundlich zugewandt, aber auch sehr distanzlos. Der Mutter gegenüber zeigte Leo ein deutlich dominantes und oppositionell-verweigerndes Verhalten. Auf der Station ist er gleich mit jedem befreundet, wie er meint. Er kann schlecht unterscheiden, ob die anderen Kinder, aber auch Erwachsene ihm näher stehen oder nicht.

Bei der testpsychologischen Überprüfung seines intellektuellen Leistungsvermögens zeigte er eine durchschnittliche Begabung. Die Untertestprofile zeigen ein homogenes Bild, bis auf den Untertest «Bilderordnen», der deutlich unterdurchschnittlich ausfällt. Hier wird besonders die Fähigkeit überprüft, auf visuellem Weg soziale Handlungsabläufe zu erfassen und Ordnungen und Sequenzen herzustellen.

Diagnose auf der Achse I

F94.2 Bindungsstörung des Kindesalters mit Enthemmung

Auffallend bei dieser Störung ist ein besonderes Muster abnormer sozialer Funktionen, welches meistens in den ersten fünf Lebensjahren auftritt und trotz deutlicher Änderung in den Milieubedingungen anhält. Häufig lässt sich in der Vorgeschichte der Kinder eine mangelnde Kontinuität der Betreuungspersonen bzw. ein mehrfacher Wechsel in der Familienplatzierung eruieren. Dies trifft bei Leo zu. Wie aus der oben geschilderten Darstellung zu erkennen ist, werden die diagnostischen Leitlinien wie unübliche Diffusität im selektiven Bindungsverhalten, wahllos freundliches, aufmerksamkeitssuchendes Verhalten, Schwierigkeiten beim Aufbau enger vertrauensvoller Beziehung zu Gleichaltrigen erfüllt.

F90.1 Hyperkinetische Störung des Sozialverhaltens

Die Kriterien für eine hyperkinetische Störung (F90) als auch für eine Störung des Sozialverhaltens (F91) müssen hier erfüllt sein. Leo lässt eine deutliche motorisch unruhige, impulsive und aufmerksamkeitsgestörte Symptomatik wie auch häufige Aggressionen erkennen. Auch die Kriterien für eine Störung des Sozialverhaltens mit oppositionellem aufsässigem Verhalten (F91.3) sind erfüllt.

F98.00 Nicht-organische Enuresis nocturna

Leos nässt jede Nacht ein und war noch nie trocken. Organische Ursachen für die Enuresis konnten bei Leo ausgeschlossen werden.

Zutreffende Kategorien der Achse V

1.1 Disharmonie in der Familie zwischen Erwachsenen «2»

c, h, i: In den Beziehungen der Mutter zu ihren Partnern herrscht eine deutliche Disharmonie mit negativen Auseinandersetzungen, eine gespannten Atmosphäre und wiederholte Episoden von Gereiztheit (i) und Trennungen (c) mit Übernachtung auswärts (h) vor.

1.3 Körperliche Kindesmisshandlung «2»

a, c: In der Vergangenheit wusste sich die Mutter oft nicht mehr zu helfen und wandte heftige Strafen an. Dies betrifft unangemessene Bestrafung Leos in Verbindung mit einem schwerwiegenden Kontrollverlust der Mutter, indem sie Leo mit einem Messer bewarf, sein Gesicht in Erbrochenes drückte und in sein Bett urinierte (c), ihn schlug und Leo mit einem Messer verletzte (a).

2.0 Psychische Störung / abweichendes Verhalten eines Elternteils «2»

b: Die Mutter weist von ihrer Vorgeschichte her und ihrem Verhalten in den Gesprächen eindeutig Züge einer emotional instabilen Persönlichkeitsstörung vom impulsiven Typus (F60.3) auf. Wie berichtet litt sie in der Adoleszenz unter einer Bulimie. Sie selbst war unter schwierigen Bedingungen aufgewachsen. Die Erziehung Leos war dadurch direkt betroffen.

4.3 Unangemessene Forderungen und Nötigungen durch ein oder beide Elternteile «0»

B a: Die Mutter behandelt Leo wie einen Erwachsenen, d. h. sie überfordert ihn, indem sie von ihm verlangt, sich wie ein Erwachsener zu benehmen, zu verhalten und zu sprechen. Dies entspricht nicht dem Entwicklungsniveau Leos. Diese Hinweise sind aber zu vage, um dem geforderten Schweregrad der Kategorie zu entsprechen.

5.1 Abweichende Elternsituation «2»

k: Häufiger Partnerwechsel der Mutter. Leo lebt nicht bei beiden biologischen Eltern; die Partnerschaft der Mutter ist aber nicht dauerhaft (e trifft nicht zu).

6.2 Negativ veränderte familiäre Beziehung durch neue Familienmitglieder «2»

d: Die Erziehung Leos wurde seit geraumer Zeit immer konfuser, da mehrere Personen hinzu kommen, die eine Rolle in der Erziehung Leos ohne stabilisierte Beziehung zum Kind übernehmen (frühere und jetzige Partner der Mutter, die Großmutter).

Zusammenhangsanalyse

Leo wächst von Beginn an bei seiner Mutter auf, die vom leiblichen Vater getrennt und geschieden ist. Der erste Partner der Mutter nach der Scheidung spielte für Leo eine große Rolle. Er nannte ihn Papa. Auch auf die Erziehung Leos hatte er, obwohl die Mutter nicht mit ihm zusammenlebte, einen deutlichen Einfluss. In zunehmendem Maße wurde der erzieherische Hintergrund immer chaotischer und war mit Streit der Erwachsenen, harten Strafen seitens der Mutter und häufigem Wechsel der Bezugspersonen belastet.

Therapeutische Überlegungen und Verlauf

Leos Störungen, insbesondere sein hyperkinetisches und enthemmtes Verhalten (aber auch sein heftiges Einnässen) benötigen in einem besonderen Maße klare und ruhige Strukturen und eine sorgfältige Betreuung.

Für Leo kam wegen der Schwere seiner Symptomatik sowie der familiären Schwierigkeiten nur ein stationärer Behandlungsrahmen in Betracht. Die Trennung des Kindes von seinem sozialen Umfeld schafft so die Voraussetzung für die Bearbeitung seiner Pathologie. Während des stationären Aufenthaltes ist zu beachten, dass das Bindungsverhalten des Kindes möglichst mit der Zuordnung von höchstens zwei festen Bezugspersonen verbessert werden kann. Leo gelang es allmählich, solche Beziehungen zu entwickeln. Das vermittelte ihm eine emotionale Sicherheit.

Gleichzeitig sollte aufgrund der Arbeit mit der Mutter möglichst rasch entschieden werden, ob eine Rückführung in den familiären Rahmen in der nächsten Zeit überhaupt sinnvoll erscheint. Dies schien schließlich nicht möglich. Jedoch sollte der Kontakt zur Mutter nicht gänzlich unterbrochen werden. Dazu ist eine gesonderte therapeutische Unterstützung der Mutter aufgrund ihrer eigenen Problematik dringend erforderlich.

Zudem ist es wichtig, die Störung des Sozialverhaltens und die primäre Enuresis nocturna mit verhaltenstherapeutischen Maßnahmen mit Hilfe von einfachen Verstärkerplänen zu behandeln.

Wegen des ausgeprägten Hyperkinetischen Syndroms war zudem eine medikamentöse Einstellung auch in Hinsicht auf die Anforderungen der bevorstehenden Beschulung dringend nötig. Dies war von Anfang an geplant, die Mutter stimmte dem aber zunächst längere Zeit nicht zu. Sie war der strikten Ansicht, dass eine aufdeckende analytische Arbeit mit Leo notwendig sei. Leo erhielt schließlich Stimulantien (Amphetaminsulfat) und zeigte daraufhin eine wesentlich verbesserte Konzentrationsfähigkeit und Impulskontrolle.

Zuletzt wurde von allen Beteiligten einer außerhäuslichen Unterbringung zugestimmt. Im Rahmen einer Helferkonferenz und in Zusammenarbeit mit dem örtlichen Jugendamt wurde eine kleine familienähnliche Pflegegemeinschaft ausgewählt mit wenigen festen Bezugspersonen. Dies wird die ansonsten eher ungünstige Prognose entscheidend verbessern. Leo konnte in einem wesentlich beruhigten und erholten Zustand in diese nachstationäre Einrichtung entlassen werden.

28. Ein Königreich für ein Pferd

Aufnahmegrund

Die 13-jährige Monika wurde von ihrem Adoptivvater ambulant angekündigt. Schließlich kam er alleine und gab an, Monika habe sich geweigert mitzukommen. Er benötige dringend Rat, wie er weiter verfahren sollte. Das Leben in seiner Familie sei wegen der Tochter nicht mehr auszuhalten. Sie fange fast täglich zu schreien und zu toben an, wenn ihr etwas nicht passe, und neige dann auch zu Zerstörungen. So habe sie schon fast alle Türen in der Wohnung verschrammt oder auch eingetreten, Löcher in die Wand ihres Zimmers geschlagen oder die Lautsprecherboxen ihrer Stereoanlage zerstört. Oft brülle sie so laut und schimpfe unflätig, dass beide Eltern Angst haben, die Polizei werde von den Nachbarn geholt, um nachzuschauen, ob jemand umgebracht werde. Auslöser seien oft Kleinigkeiten, wie die Diskussion über den Kauf einer neuen Füllfeder, eines T-Shirts oder weil sie gerade nicht lernen wolle. Sie sei extrem eifersüchtig auf den kleinen Bruder und glaube, ihm gegenüber immer zu kurz zu kommen.

Manchmal ziehe sie sich zurück, sei dann über Stunden nicht ansprechbar, wie in Trance in sich gekehrt, sitze da mit offenem Mund, aus dem Speichel tropft, und reagiere nur sehr langsam. In diesen Zeiten hätte sie wiederholt geäußert, sich umzubringen. Dann weint sie manchmal und sagt, dass ihr alles Leid tue. Zu solchen Zeiten könne man sie in den Arm nehmen, was sie sonst schon seit ihrer Kindheit meist heftig abwehre.

Die Situationen seien nicht neu und das Ganze gehe schon seit Jahren so. Jetzt würde dieses Ausagieren aber häufiger und heftiger; zumindest sei sie nun auch so groß und auch körperlich so kräftig, dass er selbst Angst bekommen habe und er sie auch nicht mehr zurückhalten könne, wenn sie wieder tobe. Monika erhalte seit Jahren eine Psychotherapie. Sie gehe nicht sehr gerne zur Therapeutin und es sei auch keine Besserung zu erkennen.

Sie habe keine Freunde und komme in der Schule mit ihrer Umgebung besser zurecht als zu Hause. Aber es kommt auch dort oft zu Auseinandersetzungen. Monika beklagt sich dann, dass sie häufig als «Negerin» verspottet werde, vor allem am Heimweg von der Schule. Manchmal weigere sie sich deshalb, die Schule zu besuchen, obwohl sie sonst ganz gerne zur Schule gehe. Ausgesprochen friedlich sei sie nur, wenn sie reiten gehen könne. Sie wolle das viel öfter tun, als es möglich sei. Dann gebe es deswegen auch wieder ungeheure Auseinandersetzungen.

Anamnestische Daten

Vorgeschichte des Kindes

Monika wurde im Alter von etwa einem halben Jahr adoptiert. Die leibliche Mutter soll eine dunkelhäutige Frau aus Eritrea sein, über die kaum etwas bekannt ist. Sie soll Drogen genommen haben und das Kind sei von ihr dem Jugendamt übergeben worden, als sie krank geworden sei. Der Säugling habe deutlich Zeichen von Verwahrlosung gezeigt, war aber gut genährt. Weitere Angaben waren nicht zu erhalten.

Das Mädchen entwickelte sich zunächst ganz prächtig und altersgemäß, nur die Sprachentwicklung sei etwas verzögert gewesen und anfangs habe sie nachts sehr viel geschrien. Monika sei körperlich immer ein sehr robustes Kind und nie ernstlich krank gewesen. Über die Tatsache ihrer Adoption war sie von Anfang an, immer ihrem Alter entsprechend aufgeklärt worden. Sie hatte sehr früh auch Fragen darüber gestellt; sie war aber wegen ihres anderen Aussehens bis vor kurzem nie sichtlich irritiert gewesen.

Die Schwierigkeiten begannen im Kindergarten. Sie vertrug sich dort kaum mit jemandem, spielte häufig alleine, sie war aber dort nie aggressiv gegen andere geworden, zumindest nicht offen sichtbar. Zu Hause traten aber starke Wutdurchbrüche auf.

Eigentlich hätte sich die Situation auch nach Beginn der Schulzeit nicht verändert. Sie war immer eine mittelmäßige Schülerin, der oft bei den Hausaufgaben geholfen werden musste. Dies war auch eine Quelle heilloser Auseinandersetzungen. Sie sei sehr ehrgeizig, tue aber viel zu wenig aus eigener Initiative für die Schule.

Sie besuche jetzt die 7. Klasse eines Gymnasiums und ihre Leistungen seien unterdurchschnittlich, sie sei aber nicht gefährdet, eine Klasse wiederholen zu müssen. Seit einiger Zeit klage sie wieder darüber, wegen ihrer dunklen Hautfarbe von Mitschülern verspottet zu werden. Sie habe deswegen in der Schule erstmals kräftig auf einen kleineren Jungen eingeschlagen.

Weil die Eltern meinten, dass sich Monika harmonischer entwickle, wenn sie kein Einzelkind mehr sei und weil sie sich selbst zwei Kinder wünschten, hätten sie einen Jungen adoptiert. Dieser war wenige Wochen nach seiner Geburt in die Familie aufgenommen worden. Er ist jetzt neun Jahre alt und sehr still und anhänglich.

In letzter Zeit hätten sie mit Monika darüber gesprochen, dass es das beste sei, sie würde wegen ihres Verhaltens in ein Heim gehen. Daraufhin habe sie noch mehr getobt und geäußert, sie würde sich dann was antun. Sie sei auch deswegen nicht mitgekommen, weil sie befürchtete, die Eltern würden sie gleich in der Kinderpsychiatrie zurücklassen.

Mutter

Die Mutter ist von Beruf Grundschullehrerin und 46 Jahre alt. Sie hat ihren Beruf wieder (halbtags) vor drei Jahren aufgenommen. Sie wollte die Kinder adoptieren, weil aus unklaren Gründen die Ehe kinderlos geblieben war. Sie ist gesund und wirkt manchmal überlastet wegen der Probleme Monikas, berichtet der Vater. Die Mutter selbst kam nicht zum Gespräch.

Vater

Der Vater ist zwei Jahre älter als die Mutter und Apotheker. Er ist sehr schlank und sportlich. Das Gespräch mit ihm ist offen und die Probleme sind sehr direkt ansprechbar. Trotzdem sind seine Angaben wenig spontan. Einige seiner Angaben hat er schriftlich dokumentiert. Auch er gibt nichts Persönliches von sich an, zu Hause würden keinerlei Probleme außer mit Monika bestehen. Der Vater sagte einen weiteren Termin mit Monika telefonisch ab und erschien dann nicht mehr in der Klinik.

Untersuchung der Patientin

Monika wurde vier Monate später von einer Erzieherin einer Organisation, die einige Heime mit sehr kleinen Wohngruppen für Kinder betreibt, in der Ambulanz vorgestellt. Das Mädchen war kurz zuvor auf Veranlassung ihrer Familie durch das Jugendamt im Heim untergebracht worden. Sie wohnte jetzt seit sechs Wochen in einer Gruppe mit jüngeren Kindern.

Sie war körperlich voll entwickelt, mit sehr dunklem Teint und wirkte wie eine stämmige Sechzehnjährige. Sie trug eine Zahnspange und sprach etwas undeutlich in kurzen knappen Sätzen. Sie war außerordentlich unwillig, etwas von sich zu erzählen. Sie fragte gleich danach, wie lange das hier dauere. Eigentlich brachte sie alle Angaben nur in einem anklagenden Ton vor. So beschwerte sie sich, dass ihr alle Kinder vorgezogen würden, die gingen ihr alle auf die Nerven; sie dürfe nie alleine weggehen. Zu Hause wäre es doch viel besser gewesen. Sie könne aber nicht mehr zurück, weil sie sich nicht mehr in ihrer Umgebung blicken lassen könne, alle wüssten ja, dass sie in einem Heim untergebracht sei. Sie werde aber mit den Eltern demnächst in den Urlaub fahren.

Die Erzieher (sie nannte sie beim Vornamen) würden nur auf ihr herumhacken. Sie bekäme nicht genug zu Essen. Das einzige, was sie sich wünsche, sei die Nähe zu Pferden. In der Nähe gäbe es eine Koppel mit Pferden, zwei davon würden dem Heim gehören. Sie dürfe aber nicht zu den Pferden, obwohl sie die doch so gerne pflegen und reiten würde. Zu Hause habe sie doch auch immer reiten dürfen (hier begann sie kurz zu weinen, fing sich aber gleich und verfiel wieder in ihre mürrische Stimmung). Pferde seien ihre wahren Freunde. Es würde alles gut, wenn sie zu den Pferden dürfte.

In der Schule ginge es ihr sehr gut, sie habe dort keine Probleme. Sie könne sich gut auf das Lernen konzentrieren.

Bei einer späteren psychologischen Testung erreichte sie nur ein durchschnittliches intellektuelles Leistungsvermögen, was Probleme im Gymnasium erwarten ließ. Ihre Leistungen zeigten besonders im Kurzzeitgedächtnis Schwächen. Konzentrationsprobleme waren nicht zu erkennen, sie zeigte in entsprechenden Untersuchungen einen eher reflexiven und keinen impulsiven Arbeitsstil. Sie arbeitete in den Tests langsam, aber auch unwillig. Öfter fragte sie, wie lange der Quatsch noch dauere.

Die Erzieherin erzählte, dass Monika reiten dürfe, allerdings müsse sie sich entsprechend verhalten. Es gäbe aber heftige Probleme mit ihr. Das Repertoire der Verhaltensprobleme war mit denen aus den Angaben des Vaters nahezu identisch: So könne Monika auf keinen Fall im Heim bleiben. Zudem sei sie eindeutig in der Schule überfordert. Es wurde ein kurzer Behandlungsversuch vor einer stationären Aufnahme vereinbart.

Diagnose auf der Achse I

F60.30 Emotional instabile Persönlichkeitsstörung, impulsiver Typ

Die Zuschreibung dieser Diagnose ist gemessen am jungen Alters des Mädchens ungewöhnlich. Jedoch treffen die Kriterien zu wegen der durchgehenden Verhaltensabweichung mit starken, impulsiven Durchbrüchen, der Unberechenbarkeit ihrer Stimmung, der geringen Frustrationstoleranz, der Unfähigkeit, aus den negativen Erfahrungen Konsequenzen zu ziehen, und der Neigung, andere zu beschuldigen und verantwortlich zu machen.

Zutreffende Kategorien der Achse V

5.1 Abweichende Elternsituation «2»

d: Monika lebte noch vor kurzer Zeit bei nicht mit ihr verwandten Eltern.

7.0 Verfolgung oder Diskriminierung «1»

d: Das Mädchen gab an, wegen ihres Aussehens (dunkle Hautfarbe, deutlich außereuropäische Abstammung) in ihrer ursprünglichen Schule gehänselt und verspottet worden zu sein. Sie hat sich manchmal so gefürchtet, dass sie die Schule mied, obwohl sie sonst ganz gerne dorthin ging.

9. Belastende Lebensereignisse oder Situationen infolge von Verhaltensstörungen oder Behinderungen des Kindes

9.0 Institutionelle Erziehung «2»

a: Monika ist wegen ihrer Verhaltensweisen seit kurzem in einem Heim der Jugendhilfe untergebracht.

9.1 Bedrohliche Umstände infolge von Fremdunterbringung «2»

a: Das Mädchen wurde wegen seiner Symptomatik in ein Heim aufgenommen.

9.2 Abhängige Ereignisse, die zur Herabsetzung der Selbstachtung führen «2»

a, c: Monika reagierte auf die Ankündigung der Eltern, dass sie für sie eine Heimunterbringung ernstlich überlegten, sehr stark (wenn auch im Stil ihrer impulsiven Reaktionen) (a). Es ist klar, dass ihr Verhalten, das sie nicht steuern konnte, Ursache der Unterbringung ist (c).

Zusammenhangsanalyse

Früh schon war Monikas Impulsivität zum Problem geworden. Ihre Familie erschien sehr bemüht, aber sichtlich hilflos dem steigenden Machtpotential des Mädchens gegenüber. Die Unterbringung in einem Heim kränkte Monika sehr. Sie fühlte sich in ihrer außerhäuslichen Umgebung wegen ihrer dunklen Hautfarbe abgelehnt. Ihr eigenes impulsives Verhalten konnte sie kaum je erkennen. Sie hatte immer externe Gründe, mit der sie ihr Verhalten begründete und weswegen sie dann zu Hause in fruchtlose Debatten geriet, die dann wiederum Ausgangspunkt für heftige Durchbrüche wurden. Alle Bemühungen, ihre Situation inhaltlich zu bearbeiten und auf verschiedene Grundsituationen (etwa die Adoption, ihr Aussehen und ihre Probleme damit) therapeutisch zu bearbeiten, waren ohne jeden Erfolg geblieben.

Therapeutische Überlegungen und Verlauf

Nach den jahrelangen vergeblichen psychotherapeutischen Bemühungen war es offensichtlich, dass die Erzieher im Heim das Kind nicht weiter halten konnten, und hofften, entweder durch eine ambulante oder stationäre Behandlung in der Kinderpsychiatrie Hilfe zu erhalten. Damit wurde die auch von den Eltern unterstützte Hoffnung genährt, es gäbe ein Medikament, das eine Wende bewerkstelligen könnte.

Allerdings war Monika gegen Drogen, Rauchen, Alkohol und Medikamente, weil dies nicht natürlich sei. Sie schien hier unerbittlich und nicht kompromissbereit. Sie hörte aber (für ihre Verhältnisse) sehr interessiert zu, als ihr erklärt wurde, was Medikamente könnten und was nicht, und dass erwünschte wie unerwünschten Wirkungsweisen zu steuern von ihren Angaben abhinge. Bei Absetzen der Medikation würde sie so sein wie vorher, es gäbe keine überdauernde Auswirkung nach dem Motto: Einmal ein Medikament, immer verändert und alle Eigenkontrolle verloren. Danach wurde eine zweizügelige serotonerge und dopaminerge Medikation begonnen.

Sie tolerierte sehr gut die Gabe eines SSRI (Citalopram). Die Rückmeldung der Erzieher war vorsichtig. Monika sei gut gelaunt, sehr aktiv, aber sie «wirke wie eine aktivierte Zeitbombe. Wenn sie so explodiere wie früher, wäre sie gar nicht mehr zu halten». Nach Zugabe eines atypischen Neuroleptikums in geringer Dosierung (Olanzapin) war eine deutliche Beruhigung zu erkennen – auf beiden Seiten, bei den Erziehern, aber auch bei Monika. Rückfälle in das alte, explosive Verhalten kamen nur mehr sehr selten und in sehr großen Abständen vor. So konnte sie wieder regelmäßig zu ihren geliebten Pferden. Trotzdem: es ist nicht klar, ob diese Idylle dauerhaft ist.

29. Scheiden tut weh

Aufnahmegrund

Kurt war 11 Jahre alt, als es zu einem beschämenden Vorfall mit ihm in der Schule kam: Einige Kinder hatten sich in der großen Pause um ihn geschart und ihn – wie so oft – gehänselt und versucht, ihn zu allerlei Unsinn anzustiften. Als die Lehrerin hinzukam, um nachzuschauen, warum eine johlende Gruppe am Schulhof um ihn versammelt war, sah sie Kurt mit offenem Hosenschlitz und entblößtem Glied. In diesem Augenblick bewegte Kurt heftig seine Ellbogen, als ob sie Flügel wären, und stürzte zu Boden. Dann bewegte er sich nicht mehr. Seine Eltern wurden verständigt, dass ihr Sohn im Krankenhaus sei und einen epileptischen Anfall hatte. Wegen dieses Anfalls sei er in zu großer Gefahr und er könne deswegen die Schule zunächst nicht mehr besuchen.

Im Krankenhaus wurde den Eltern einige Tage später gesagt, es gäbe keine Hinweise für Anfälle, aber der Junge würde sich so seltsam benehmen, dass sie dringend zu einer psychologischen Untersuchung raten würden. So wurde Kurt nach einigen widerstrebenden Überlegungen der Eltern und weil die Schule es ablehnte, ihn wieder aufzunehmen, bevor er «gründlich untersucht werde», zur Aufnahme in die kinderpsychiatrische Klinik gebracht.

Anamnestische Daten

Vorgeschichte des Kindes

Kurt war schon immer das Sorgenkind seiner Eltern gewesen. Er wurde in einer Hinterhauptlage geboren, die Geburt war außerordentlich verzögert und schließlich mittels Zange beendet worden. Seine Herztöne waren während des Steckenbleibens im Geburtskanal bedrohlich leise und verlangsamt zu hören gewesen. Kurt war als Säugling zunächst sehr still und unauffällig. Er hatte sehr spät, zwischen vier und fünf Jahren, zu sprechen begonnen, dann zwar sehr artikuliert, aber mit einer noch einige Zeit anhaltenden Echolalie. Motorisch war er sehr ungeschickt und er lernte mit $1^{3}/_{4}$ Jahren verspätet laufen. Sauber war er mit 4 Jahren. Im Kindergarten zog er sich von allen Aktivitäten mit anderen zurück und spielte am liebsten allein, meist indem er mit irgendwelchen Bauklötzen hin- und herfuhr oder sie aneinander legte und das oft stundenlang, wenn man ihn nicht davon wegholte. Letzteres war aber oft sehr schwer möglich, weil er dann zu schreien begann oder mit dem Körper wippend den Kopf gegen den Boden stieß und sich dabei auch verletzte.

Die Mutter machte diese Angaben sehr zögerlich und die Chronologie dieser Schwierigkeiten war außerordentlich mühsam zu erheben. Sie versuchte zunächst alles Problematische auszuklammern und Kurts Verhalten als völlig normal darzustellen. Kurt hätte in der Schule sonst nie nennenswerte Schwierigkeiten gemacht (er gehe gerade in die erste Realschulklasse und habe keine Lernprobleme).

Erst einige Zeit später berichtete sie, dass ihre um 6 Jahre ältere Tochter Karina kurz zuvor mitten im Schuljahr und ohne vorher etwas zu sagen zu Verwandten gefahren war und der Mutter dann einen langen, bitteren Brief mit heftigen Vorwürfen geschrieben hatte. Die Mutter hatte den Brief mitgebracht: Darin griff Karina vor allem die Mutter an, dass sie den Bruder ganz falsch erziehe, deshalb sei er so verrückt. Er würde sich dauernd mit den Sternen und den Galaxien beschäftigen und über nichts anderes mehr reden. Sie könne sich nie mit ihren Freundinnen zu Hause treffen, weil sie sich so geniere seinetwegen. Er würde immer dasselbe labern, nie auf jemanden eingehen; man könne nie mit ihm diskutieren, weil er nicht zuhöre. Er bemerke nie, in welcher Stimmung man gerade sei, und er komme immer zu ihr, auch wenn das ganz unpassend sei, um ihr wieder endlos über Galaxien zu erzählen. Zudem habe er nie Freunde und er wolle deshalb so oft mit ihr was machen, aber sie könne sich eigentlich auch nicht mit ihm beschäftigen und eben nie ein normales Gespräch mit ihm führen. Manchmal, wenn sie mit ihm schimpfe, dann fange er, wie so häufig, zum Flügelschlagen an mit seinen Ellbogen und spreche nur mehr in einem krähenden, gackernden Ton, wie ein Huhn. Sie könne ihn ohnehin nicht mehr hören. Schon seine ewig gleiche Stimme, wenn er normal rede, gehe ihr so sehr auf die Nerven, dass ihr übel wurde, wenn sie nur dran denke. Sie wolle nie mehr nach Hause kommen, weil das alles nicht auszuhalten sei.

Bei diesem Gespräch fing die Mutter zu weinen an und bemerkte, dass alles so schwierig sei mit Kurt. Sie wisse jetzt nicht mehr weiter. Alle seien gegen sie, weil sie alles falsch mache. Sie denke dauernd daran, mit dem Leben Schluss zu machen und Kurt dabei mitzunehmen. Eigentlich sei Kurt in seinem Verhalten schon immer so gewesen. Sie habe das nicht wahrhaben wollen. Schon als Kleinkind habe er sie nie angelächelt oder ihr die Arme entgegengestreckt, und – im Kontrast zur Tochter – sei es immer schwer gewesen, mit ihm in einen engeren Kontakt zu kommen. Es war immer schwierig, mit ihm zu schmusen oder ihn zu streicheln. Er sei nie zu ihr gekommen, wenn sie deprimiert war, und habe sie gefragt, was los sei, oder sei auf sie irgendwie zugegangen, wie Karina das oft getan habe.

Mutter

Die 45-jährige Mutter arbeitet als radiologisch-technische Assistentin in der Praxis eines Radiologen. Sie vermittelt einen depressiven und ängstlichen, aber unbeirrbaren, dominanten, bisweilen sehr perfektionistischen Eindruck. Sie kommt immer pünktlich zu den Gesprächen, holt eine Liste aus der Handtasche und arbeitet den Fragekatalog genau durch. Sie achtet ganz genau auf die vereinbarte Gesprächsdauer. Erst allmählich wird sie etwas spontaner und flexibler. Sie erzählt, dass sie schon seit ihrer Jugend unter starken Ängsten leide und befürchte, an einem Herzleiden nach einer vor Jahren durchgemachten Myokarditis zu sterben. Sie leide an Bluthochdruck und chronischen Einschlafstörungen. Gegen beides nehme sie Medikamente. Oft sei sie so müde, dass sie nicht wisse, wie sie sich zu ihrem Rentenalter retten könne. Sie hat keine Freunde, Verwandtenbesuch meidet sie. Sie meint, keine Zeit und Kraft dafür zu haben. Ihren Mann beschuldigt sie, im Verhalten dem Sohn zu ähneln. Er habe keine Freunde, würde wenig mit ihr reden. Er gehe ganz in seinem Beruf auf.

Vater

Der 48-jährige Vater ist Werbegrafiker für einen Großkunden. Psychisch sind keine Besonderheiten zu erkennen. Er wirkt ein bisschen wie ein Eigenbrötler, denn er arbeitet zu Hause und hat dort ein kleines, computergestütztes Büro eingerichtet. Dort entwirft er die Grafiken für allerlei Broschüren für einen Pharmahersteller. Finanziell geht es ihm gerade so gut, dass er sein Haus abbezahlen kann. Für Urlaube reiche es aber kaum. Einmal im Jahr trifft er sich mit seinen Ruderfreunden und ist eine Woche mit ihnen zusammen, auch manchmal am Wochenende während der schönen Jahreszeit. Er sei mit seinem Leben zufrieden. Mit den Kindern habe er einen guten Kontakt, mit Kurt spiele er oft stundenlang einfache Kartenspiele. Um mehr mit ihm zu machen, habe er keine Zeit. Alles Übrige würde seine Frau tun. Große Probleme seien ihm nicht bewusst geworden.

Die Schwester

Karina kam einige Male mit den Eltern mit, um den Bruder zu besuchen. Sie war, nachdem sie vor zwei Jahren ihren vorwurfsvollen Brief geschrieben hatte, bald wieder heimgekehrt. Ihr Verhältnis zur Mutter blieb angespannt, aber oberflächlich verträglich. Sie glaube, dass ihr Bruder gestört sei und dass sie damit leben müsse. Sie kümmere sich schon um ihn und nehme ihn zuweilen in ein Planetarium mit in einer nahe gelegenen Stadt, weil er dann etwas mehr Ruhe gäbe. Sie sehne den Tag herbei, an dem sie das Abitur mache und zum Studieren das Haus verlassen könne.

Untersuchung des Patienten

Kurt sprach mit sehr monotoner Stimme, blickte einem kaum an, und seine Mimik und Gestik waren sehr starr und karg. Sein Ausdrucksvermögen war ebenso karg und eine Diskussion mit einem Austausch von Informationen mit gegenseitigem Eingehen aufeinander war unmöglich. Er konnte keine lebendige, weiterführende Diskussion aufbauen, die verschiedene neue Standpunkte mit einschloss. Im Gruppenkontakt blieb er sehr isoliert. Ironie oder Hänseleien konnte er inhaltlich nie verstehen. Ebenso wenig war er je imstande, die Stimmung anderer zu erkennen und darauf zu reagieren oder gar die Gedanken anderer zu erraten, auch dann, wenn dies für jeden anderen Beteiligten offensichtlich war. Sein Verhaltensrepertoire auf der Station ähnelte denn auch sehr bald dem eingangs geschilderten. Er konnte aber einen reinen Lernstoff im Einzelunterricht in der Klinikschule am Realschulniveau ganz gut bewältigen.

Bei Kurt wurde mit Hilfe strukturierter Interviews und einem Beobachtungsinstrument (ADI – Autismus Diagnostisches Interview; ADOS-G – Autismus-Diagnostisches-Beobachtungs-Instrument) eindeutig ein Autismus diagnostiziert.

Körperlich war er sehr ungeschickt, ohne besondere neurologische Abweichungen vom normalen Status. Im Intelligenztest erreichte er ein ganz knapp durchschnittliches Niveau. Auffällig war eine große Diskrepanz im Intelligenzprofil: So erreichte er im Allgemeinen Verständnis (abstrakt logische Zusammenhänge erkennen) und im Bilderordnen (serielle Fähigkeiten, soziale Wahrnehmung) seine schlechtesten und im Mosaiktest (räumliches Wahrnehmen, Gestalterfassung) sowie im Figurenlegen seine besten Werte.

Diagnose auf der Achse I

F84.0 Frühkindlicher Autismus

Kurt erfüllt die Kriterien für einen Autismus mit seinen Auffälligkeiten der gegenseitigen sozialen Interaktion, der Kommunikation und Sprache sowie seinen repetitiven und stereotypen Verhaltensmustern.

Zutreffende Kategorien der Achse V

2.0 Psychische Störung / abweichendes Verhalten eines Elternteils «2»

b: Die Mutter litt an einer Dysthymie und Ängsten und dies stand in Beziehung dazu, dass sie ihre Elternrolle in Bezug auf eine angemessene Förderung und Beschulung entsprechend der Störung des Jungen nicht in Erwägung zog.

3. Inadäquate oder verzerrte intrafamiliäre Kommunikation «2»

e: Beide Eltern verleugneten die Probleme des Kindes und versuchten unter allen Umständen, ihn möglichst normal erscheinen zu lassen, obwohl insbesondere der Mutter die Probleme schon lange klar waren. Direkte, offene Gespräche darüber in der Familie waren kaum erfolgt, wie im Laufe der Behandlung immer deutlicher wurde.

5.2 Isolierte Familie «0»

Die Familie hatte zwar kaum Außenkontakte (der Vater hatte Ruderfreunde), und es kam so gut wie niemand zu Besuch, aber dies wirkte sich nicht auf Kurt aus. Seine Isolation war durch seine Störung bedingt.

9.1 Bedrohliche Umstände infolge von Fremdunterbringung «2»

a: Kurt reagierte, wie ebenfalls im Laufe der Behandlung deutlich sichtbar wurde, für seine Verhältnisse relativ stark auf die bevorstehende Trennung von seiner Familie, als allen Beteiligten klar war, dass es die beste Möglichkeit war, in eine Wohngruppe für behinderte junge Menschen aufgenommen zu werden.

Zusammenhangsanalyse

Bisher waren die Eltern, insbesondere die Mutter davon ausgegangen – wie sich herausstellte wider besseren Wissens –, dass Kurt keine Probleme hätte. Die Isolation der Eltern, aber auch die depressive Verstimmung, die Ängste der Mutter hatten zum Leugnen der immensen Mängel ihres Sohnes geführt und jede Erleichterung und Hilfestellung für ihn und seine unmittelbare Umgebung verhindert. Die Mutter hatte ihn zwar nicht überprotektiv behandelt, zumindest gab es keine Anzeichen dafür, und sie hatte auch keinen Druck auf ihn ausgeübt, der seinen Wünschen zuwider lief. Dennoch war Kurt in vielen Alltags- wie Schulsituationen durch das Nicht-zugeben-Können seiner Schwierigkeiten stark überfordert.

Therapeutische Überlegungen und Verlauf

Bedeutsam erschien es, die Eltern zu überzeugen, dass die Zukunft Kurts in angemessener Weise geplant werden müsse. Die Mutter, wie auch in geringerem Ausmaß der Vater, konnten es offensichtlich auch sich selber nicht eingestehen, dass ihr jüngeres Kind derartig große Probleme hatte. In der Folge äußerte die Mutter starke Schuld- und Insuffizienzgefühle, für die Schwierigkeiten des Sohnes verantwortlich zu sein. Sie beschuldigte ihren Mann, sie nicht genügend zu unterstützen, weil er zu schnell die Eigenart des Sohnes akzeptierte und nicht davon ausging, dass «Kurt so normal wie jedes andere Kind» sei. Dann überlegte sie den Geburtshelfer zu verklagen, da dieser die Komplikationen bei der Geburt herbeigeführt habe.

Es bedurfte einige Zeit, bis auch die Mutter die Probleme Kurts wegen seiner ausgeprägten autistischen Verhaltensweisen anerkannte und auch, dass eine Schuldzuschreibung keine Wege eröffnete, wie er am besten zurechtkommen könnte. Seine Beschulung war wahrscheinlich nur in einer speziellen Schule möglich, da er sich in einer Klassengruppe einer Realschule nicht behaupten konnte, zumal seine Begabung auch zu knapp erschien. Einer Schulumgebung, die ihn zudem Aggressionen anderer zu stark aussetzen würde, wie in einer Haupt- oder Sonderschule, wäre er auf Grund seiner spezifischen Schwierigkeiten nicht gewachsen.

Als wir eine geeignete Institution vorschlugen, in der Kurt in einer kleinen Wohngruppe leben und eine eigene Schule besuchen sollte, brach die Mutter ein und sprach wieder davon, dass sie lieber aus dem Leben scheiden und Kurt mitnehmen würde. In dieser Zeit wurde Kurt auf der Station sehr schwierig, er versuchte sich dauernd in einem engen Spind zu verstecken, redete mit niemandem, stieß sich den Kopf blutig und fing plötzlich beim Ausgang mit der Gruppe zu schreien an und war kaum zu beruhigen.

Dennoch gelang mit vorsichtiger Annäherung an die neue Situation und Besichtigung dieser sehr gut geführten Institution, der Planung der Alltagsdetails wie Besuche zu Hause, der Schulsituation und dem Kennenlernen der anderen künftigen Mitbewohner, die Trennung von zu Hause allmählich herbeizuführen. Es war vor allem aber auch die Trennung von einer alles beherrschenden Fiktion. Der Junge von damals ist mittlerweile längst erwachsen und wohnt in einem kleinen, beschützten Haus einer anderen Institution. Dort führt er eine nicht ganz unkomplizierte Arbeit durch. Er besucht fast jedes Wochenende seine inzwischen alt gewordenen Eltern.

30. Ich kann meine tote Mutter nicht mehr sehen

Aufnahmegrund

Der 16-jährige Bruno wird von seinem Vater zur ambulanten Vorstellung angekündigt. Er kommt alleine und meint, er wolle sich behandeln lassen, aber sein Vater dürfe nicht mit kommen. Er gehe seit sechs Wochen nicht mehr zur Schule. Schuld daran sei sein Konflikt mit dem Vater. Es sei eine sehr schwierige und lang dauernde Vater-Sohn-Auseinandersetzung. Sie fordere viel Kraft von ihm. Er habe den Eindruck, diese Kraft würde förmlich von ihm abgesogen und er könne sich dagegen gar nicht wehren. Dies stehe damit in Zusammenhang, dass er, nachdem er die Schule verlassen habe, große Angst habe und sich nicht mehr nach draußen wage. Außerdem koste es ihn große Anstrengung, sich vor den Nachbarn tagsüber zu verbergen. Er wolle es verheimlichen, dass er nicht mehr zur Schule könne. Nachmittags habe er schon versucht, mit dem Autobus irgendwohin zu fahren, ins Hallenbad oder zur Versammlung einer nationalen Parteijugend. Wegen seiner großen Angst habe er aber dann gar nicht in den Autobus einsteigen können.

Er sei mitten im Schuljahr aus der 11. Klasse des Gymnasiums ausgeschieden. Er sei einfach nicht mehr hingegangen und habe sich dann abgemeldet. Schulschwierigkeiten habe er bis zuletzt keine gehabt. Er sei immer ein durchschnittlicher Schüler gewesen. Das Gymnasium habe aber kein hohes Niveau. Eigentlich musste man sich dort gar nicht anstrengen. So gut sei er nämlich in Wirklichkeit gar nicht. Auch habe er dort nie Freunde gehabt, außer ein paar miserable, die ihn nur immer zu Unsinn verleitet hätten.

Jetzt komme er überhaupt mit keinem Menschen mehr zusammen, außer mit seinem Vater. Er wolle diesen Zustand nun irgendwie ändern, er wisse aber nicht wie. Er denke oft an seine tote, leibliche Mutter. Er habe es aber vermieden, ihre Bilder oder auch zwei Videos anzuschauen, die sie zeigten, weil er davor Angst habe. Er würde sie aber gerne ansehen.

Anamnestische Daten

Vorgeschichte des Kindes

Nach Angaben des Vaters waren Brunos Geburt und seine frühkindliche Entwicklung unauffällig. Als er 3 Jahre alt war, starb seine Mutter an einem Unfall, an dem der Vater als Lenker des Autos Schuld hatte, da er betrunken war. In der Folgezeit wurde Bruno bei den Großeltern mütterlicherseits untergebracht, bis ihn dann der Vater wieder zu sich holte. In den folgenden vier Jahren, bis zu seinem achten Lebensjahr, lebte Bruno in einer sehr turbulenten Umgebung: Sein Vater hatte wechselnde Frauenbekanntschaften, war häufig betrunken, er wollte Bruno aber nicht jemandem anderen zur Erziehung anvertrauen. Bruno selber erinnert sich noch sehr genau an diese Zeit, auch daran, dass er häufig bei seinem Vater im Bett lag und neben diesem eine Frau, an die er sich nie lange genug gewöhnen konnte, weil sie nach kurzer Zeit wieder verschwand. Eine Haushälterin, die ganztags in die Wohnung kam, bot eine gewisse Stabilität und versorgte den Haushalt. Um Bruno kümmerte sie sich nicht besonders, meinte dieser. Sie kam in der Früh und ging am späten Nachmittag, als der Vater nach Hause kam.

Bruno war kurze Zeit im Kindergarten, Auffälliges wird aus dieser Zeit nicht berichtet. Er hatte einige Schwierigkeiten beim Schulbeginn, weil er sehr zurückgezogen schien und wenig Anteil an der Schule hatte und auch kaum Kontakte zu seinen Mitschülern. Seine Situation verbesserte sich nachhaltig, als der Vater sich wieder verheiratete. Bruno war damals acht Jahre alt. Er absolvierte daraufhin seine Schule und auch das Gymnasium bis zu seinem Ausscheiden ohne große Probleme. Er war immer ein durchschnittlicher Schüler ohne besondere Höhen und Tiefen mit leichten Problemen mitunter in der Mathematik.

Mutter

An die leibliche Mutter konnte sich Bruno kaum erinnern. Sie war fast im gleichen Alter wie Brunos Vater und eine – nach den Angaben vom Vater – sehr liebe Person, an der er (der Vater) sehr gehangen hatte und deren Tod ihm immer noch Schuldgefühle machte. Mit der Stiefmutter vertrug sich Bruno zunächst sehr gut. Sie war von Beruf Sekretärin und 33 Jahre alt, als sie in die Familie kam. Sie übte zunächst keinen Beruf aus und versorgte Bruno und eine etwa mit ihm gleichaltrige eigene Tochter, die sie in diese Ehe mitbrachte. Die Kinder verstanden sich sehr gut miteinander. Sie verwendete viel Zeit für Bruno und lernte mit ihm mit großer Hingabe.

Erst allmählich kristallisierte sich heraus, dass die Mutter zunehmend unzufriedener mit ihrem Leben wurde. Sie drängte sehr nach einem eigenen Arbeitsbereich und meinte auch, dass die Kinder sie nicht mehr so benötigten wie früher. Als Bruno 12 Jahre alt war, richtete der Vater der Stiefmutter in seinem Betrieb eine Boutique ein, auf die sie sich mit voller Kraft stürzte. Sie verbrachte sehr viel Zeit damit und pendelte zwischen dem Haushalt und dieser Boutique hin und her. Bruno nahm ihr dies sehr übel. Er beklagte sich heftig, dass sie nun gar keine Zeit mehr für ihn übrig hatte. Er versuchte oft ihre Aufmerksamkeit zu gewinnen; so kam er häufiger mit seinen Hausaufgaben zu ihr, als dies nötig schien, ob dies nun passte oder nicht. Etwa ein Jahr später brach er in ihre Boutique ein, zerschnitt sämtliche Kleider und häufte sie annähernd zur Form eines Sarges zusammen. Weil die Mutter wegen der Verwüstung, die er da angestellt hatte und die mit einem beträchtlichen Sachschaden verbunden war, sehr schimpfte, kam es zu heftigen Auseinandersetzungen. Der herbeigerufene Vater traute sich nicht zu schlichten, weil Bruno mit einem Messer herumfuchtelte und drohte, sich und andere zu erstechen. Daraufhin wurde er, nachdem Verwandte geholt worden waren, mit Hilfe der Polizei in eine Kinderpsychiatrie gebracht. Er beruhigte sich dort schnell, lief aber nach zwei Tagen von dort weg. Obwohl die Mutter dagegen protestierte, blieb er zu Hause, weil der Vater sich nicht getraute, etwas dagegen zu tun. Das Verhältnis blieb in der Folgezeit zwischen Bruno und seiner Stiefmutter, aber auch zwischen den Eltern, sehr gespannt.

Vater

Der 48-jährige Vater hatte vor acht Jahren, kurz nach seiner Wiederverheiratung, eine Entziehungskur wegen seines Alkoholismus gemacht. Deswegen war er etwa ein halbes Jahr in einem Krankenhaus untergebracht gewesen. Er blieb in der Folgezeit trocken und ging über einige Jahre weiterhin in verschiedene Therapien. Der Vater hatte keinen regelrechten Schulabschluss und auch keine abgeschlossene Ausbildung (als Kaufmann), war aber in seinem ererbten Betrieb so erfolgreich, dass er alle Ausbildungsermächtigungen seitens der Handelskammer bekam und auch die Betriebe sehr erfolgreich ausbaute.

Seine familiären Beziehungen zu seiner zweiten Frau verschlechterten sich indessen dramatisch und zunehmend, nachdem die Stiefmutter die Boutique eröffnet hatte. Besonders nach dem Vorfall mit Bruno kam es zu ausgesprochenen Koalitionsbildungen zwischen Vater und Sohn auf der einen und Mutter und Tochter auf der anderen Seite. Beide «Männer» warfen der Mutter vor, besonders nachdem der Vater immer stabiler und selbstbewusster geworden war, alles dauernd kontrollieren und dominieren zu wollen. So versuchte sie bis ins Kleinste hinein den Tagesablauf ihres Mannes und Stiefsohnes zu kontrollieren und festzulegen. Sie schimpfte dann, wenn sie fand, dass in ihrer Abwesenheit «alles» ihren Vorstellungen zuwiderlief. Schließlich fand eine Trennung innerhalb des Hauses statt, so dass Vater und Sohn auf einer Seite der Wohnung Zimmer bewohnten und Mutter und Tochter auf der anderen. Mitunter kam es nach einem Streit tagelang zu keinem Gespräch mehr zwischen den «Parteien». Schließlich trennten sich die Eltern, indem die Mutter mit ihrer Tochter wegzog. Sechs Wochen später verließ Bruno seine Schule.

(Evtl.) Weitere Bezugsperson

Beide Großeltern spielten zu diesem Zeitpunkt der Trennung der Eltern keine wesentliche Rolle mehr; Bruno war aber über lange Jahre seiner Entwicklung in engem Kontakt mit beiden (leiblichen) Großelternpaaren gewesen. Er äußerte sich einmal, dass beide Großelternteile ihm ebenso dominierend, bestimmend und kontrollierend erschienen waren, wie dies zuletzt mit seiner Mutter zu erkennen gewesen war.

Untersuchung des Patienten

Bruno war nach einiger Zeit zu bewegen, sich stationär aufnehmen zu lassen. Bei der Aufnahme war er außerordentlich still und zurückhaltend. Er traute sich fast nicht zu, mit den Mitpatienten Kontakt aufzunehmen. Es fiel aber auch bald auf, dass er sehr argwöhnisch war. Er glaubte immer, dass ihm jemand eine Falle stellen würde, um ihn bloßzustellen. So weigerte er sich zunächst, an sportlichen Betätigungen teilzunehmen, weil ihn ein Mitpatient gefragt habe, ob er Fußball spielen könne. Dies habe ihn sehr gekränkt und er fühlte sich dauernd beobachtet und bespitzelt. Erst langsam taute er auf und erzählte dann viel von seinem Vater, insbesondere, dass er sich von ihm ablösen müsse, um keine «Vater-Kraft» zu verbrauchen und so keine «Sohnes-Kraft» zu verlieren. Er verstrickte sich in der Folge zusehends in philosophische Erörterungen, die etwas platt und nicht sehr folgerichtig schienen, wenn man auf dieses Thema zu sprechen kam bzw. dieses zuließ. Es ging darin immer wieder um die Beziehung zwischen «Vater-Kraft» und «Sohnes-Kraft» und den Entzug von Lebens-Kräften durch das zu nahe Zusammenleben mit dem Vater, von dem er unabhängig werden wollte. Seine Stimmung war relativ ausgeglichen, seine Gefühle aber merkwürdig eintönig und er zeigte keine weiteren, besonderen Interessen. Er wirkte eher isoliert von den anderen und zurückgezogen und hatte keine Vorstellung, wie es mit seiner Ausbildung weiterginge. Manchmal äußerte er Anmutungsideen in dem Sinne, dass er meinte, alle würden ihn so komisch anschauen und sich hinter seinem Rücken über und gegen ihn durch Gesten und besonderen Wortbedeutungen verständigen. Gleichzeitig zeigte er große Ängste, wenn Gruppenaktivitäten es erforderten, dass er die Klinik verließ.

Als mit ihm die Bilder und Videos von seiner leiblichen Mutter angeschaut wurden, nachdem er damit einverstanden war, zeigte er keine Emotionen und vermittelte einen gleichgültigen Eindruck.

Die körperliche Untersuchung erbrachte keine Auffälligkeiten. In der testpsychologischen Untersuchung erreichte er ein leicht überdurchschnittliches intellektuelles Leistungsverhalten mit einem relativ ausgeglichenen Profil; es zeigte sich lediglich eine Schwierigkeit im Untertest «Bilderordnen» im Wechsler-Intelligenztest.

Diagnose auf der Achse I

F20.2 Hebephrene Schizophrenie

Bruno zeigte eine deutliche Verflachung und Inadäquatheit des Affekts, einen Subjektzentrismus (er bezog alles auf sich), leichte Irritierbarkeit, seltsame, versponnene Gedankensysteme, eine argwöhnische, isolierte Zurückgezogenheit, Anmutungserlebnisse mit Beeinflussungswahn und im späteren Verlauf deutliche akustische Halluzinationen.

Zutreffende Kategorien der Achse V

1.1 Disharmonie in der Familie zwischen Erwachsenen «2»

f, g, i: Die Eltern wohnten im Haus separiert und hatten wegen ihrer Spannungen kein gemeinsames Schlafzimmer (f); die Mutter kritisierte in letzter Zeit Vater und Sohn zunehmend immer mehr (i), so dass keine Gespräche möglich waren, die zu einem gegenseitigen Ausweichen und einem tagelangen Schweigen führten (g);

4.0 Elterliche Überfürsorge durch ein oder beide Elternteile «0»

Die Mutter stellt zwar dauernd kontrollierende Anweisungen auf, sie versucht diese aber nicht durchzusetzen, sondern geht ihren eigenen Geschäften nach.

5.1 Abweichende Elternsituation «2»

e: Bruno hatte seit Jahren bis 6 Wochen vor seiner Aufnahme eine Stiefmutter.

6.0 Verlust einer liebevollen Beziehung

b: Die Stiefmutter, an der Bruno trotz aller Verstimmung sehr hing, verließ die Familie.

Zusammenhangsanalyse

Bruno zeigte einen klaren Verlauf einer zunehmenden psychotischen Entwicklung. Der Schulabbruch war sehr wahrscheinlich durch den Weggang seiner Stiefmutter ausgelöst, aber nicht verursacht worden. Die verschiedenen Belastungen aus seiner Vergangenheit, auch die derzeitigen abnormen psychosozialen Umstände können das diagnostische Bild nicht erklären. Inhaltlich waren seine psychotischen Vorstellungen mit seiner Vorgeschichte und der Beziehung zum Vater verbunden. Der Vater hat immer zu ihm gehalten, dennoch war Brunos familiärer Rückhalt durch die allzu sanfte und nachgiebige Haltung des Vaters eher schwach ausgeprägt. Brunos eigenes Bindungsvermögen zum Vater war durch seine schizophrene Psychose wesentlich beeinträchtigt und wegen der Unfähigkeit Brunos, eine eigene Unabhängigkeit zu gewinnen, sehr ambivalent.

Therapeutische Überlegungen und Verlauf

Primär war wegen der Diagnose einer schizophrenen Psychose die Einstellung mit einem angemessen antipsychotisch wirksamen Neuroleptikum indiziert. Bruno lehnte dies aber ab. Er hatte keine Einsicht in seine Krankheit. Auch der von dieser Notwendigkeit überzeugte Vater hatte keinen genügenden Einfluss auf seinen Sohn.

Bruno konnte daher erst nach längeren Bemühungen bewogen werden, entsprechende Medikamente zu nehmen. In der Folge nahm er weit reger und ohne dauerndes Grübeln über seine Themen (Vater-Sohn-Kraft) an verschiedenen Aktivitäten teil. In der Folge begann Bruno eine kaufmännische Ausbildung, wohnte beim Vater und wurde ambulant weiterbehandelt.

Leider kam es zum Abbruch der Medikation und zu einer neuerlichen Verschlechterung des psychopathologischen Zustandsbildes, die sich auf den Alltag außerordentlich störend auswirkte. Zu diesem Zeitpunkt hatte Bruno im väterlichen Betrieb seine kaufmännische Ausbildung fortgesetzt, nachdem er bei zwei Versuchen in anderen Betrieben wegen seiner Ängste gescheitert war.

Der Vater wich seinem Sohn aus und versuchte, die Schwierigkeiten auf seine leitenden Mitarbeiter zu delegieren. Wenig später versuchte Bruno mehrmals, den Vater tätlich anzugreifen, als sie nun in eine neue, gemeinsame, etwas komfortablere Wohnung umgezogen waren und dort zu zweit lebten. Bruno zerschmiss bald danach einiges Geschirr und Gläser, zerriss die Fotoalben, die ihn als kleines Kind noch mit der leiblichen Mutter zeigten, so dass diese für immer verloren waren. Schließlich trat er mehrmals nachts heftig gegen die nun versperrte Schlafzimmertür des Vaters und schlug mit einem Beil ein Loch in die Schlafzimmertür. Der Vater holte deswegen mehrmals die Polizei, ohne weiteres zu veranlassen. Bruno war nicht zu bewegen, wieder Medikamente zu nehmen, weil er dadurch zu dick und sexuell zu inaktiv wurde (er beklagte sich, nicht mehr masturbieren zu können).

Schließlich brach er auch die ambulante Behandlung und seine Ausbildung ab. Ein wenig später setzte er die Wohnung in Brand, als der Vater abends längere Zeit auswärts unterwegs war. Bruno fiel dadurch auf, dass er die von Nachbarn alarmierte Feuerwehr aktiv an der Löschung des Brandes zu hindern versuchte. Daraufhin wurde er von der Polizei festgesetzt. Ein Untersuchungsrichter nahm ihn wegen drohender Aggressivität und Gefährdung anderer in Untersuchungshaft. Von dort wurde er dann stationär wieder in die Jugendpsychiatrie gebracht.

In der Folgezeit setzte er noch mehrere Male seine Medikation ab und erlitt dabei regelmäßig Rückfälle im Sinne einer produktiven Psychose. So gab er an, imperative Stimmen zu hören mit aggressiven Inhalten, die vor allem gegen seinen Vater gerichtet waren. Er wurde in der Folge in eine psychiatrische Klinik für Erwachsene aufgenommen. Nach einer der Entlassungen aus der Klinik fuhr er ziellos durch ganz Deutschland und verkaufte dabei alles, was er mit sich führte, einschließlich seines Autos, zu Schleuderpreisen. Dann wurde er obdachlos und völlig hilflos aufgegriffen. Mittlerweile ist er in einer behüteten Wohngruppe für psychisch Kranke untergebracht und zeigt ein deutliches Defizitsyndrom. Er hat sich aber soweit stabilisiert, dass er nach Abschluss seiner kaufmännischen Lehre einen durchaus erfolgreichen Versuch unternommen hat, seine schulische Ausbildung weiterzuführen, um zumindest eine Fachhochschulreife zu erreichen. Er wagt es nicht, in einem anderen als dem väterlichen Betrieb zu arbeiten. Da der Vater ihn aber dort nicht mehr aufnimmt, versucht er sein Leben in der Zwischenzeit während der Schulausbildung zu ordnen.

Anhang 1
Übersicht über die Kategorien der psychozialen Achse in den dargestellten Fällen

Vornamen, Alter und Geschlecht der dargestellten Fälle (inkl. Diagnose auf Achse 1)

Titel der Geschichte	Vorname	Alter in Jahren li: <14; re:> 14	Sex: Mäd. Jun.	Diagnose (Achse 1) (ICD-10 Nummer und Kurzbezeichnung)	Anzahl positiver Kodierungen auf der Achse V
1. Der Junge, der kein Junge sein durfte	Alex	6	J	F43.23 Anpassungstörung	5
2. «Papa, du kannst gut Ohren schlecken»	Anja	9	M	F92.0 Störung d. Sozialverh. Depr. F98.2 Enuresis	10
3. Was für ein hässliches Kind!	Florian	8	J	F92.8 Störung d. Sozverh. u.emot. F98.1 Enkopresis F98.0 Enuresis	6
4. Das vertauschte Kind	Anton	8	J	F93.8 Generalis. Angststörung	4
5. Ein verhängnisvoller Sprung	Andreas	17	J	F23.2 Akute vor. psychotisch. Stö.	7
6. «Mensch, ärgere dich nicht»	Ulli	16	J	F84.0 Autimus	2
7. Hin- und Hergerissen	Andrea	6	M	F93.3 Emot.Störung m. Geschw. F98.0 Enuresis	4
8. Ein deutsch-deutsches Migrantenschicksal	Charlotte	17	M	F43.25 Anpassungsstör. gem.	3
9. Von der Schwierigkeit, immer der Beste zu sein	Max	13	J	F93.0 Trennungsangst	5
10. Alles klemmt	Matthias	12	J	F42.1 Zwang	4

Vornamen, Alter und Geschlecht der dargestellten Fälle (Fortsetzung)

Titel der Geschichte	Vorname	Alter in Jahren li: <14; re:> 14	Sex: Mäd. Jun.	Diagnose (Achse 1) (ICD-10 Nummer und Kurzbezeichnung)	Anzahl positiver Kodierungen auf der Achse V
11. Gameboy statt Klavier	Alexander	9	J	F90.1 Hyperkinet. Stör. mit Soz. F98.5 Stottern F98.0 Enuresis	5
12. Heiße und kalte Güsse	Kemal	11	J	F91.2 Störung d. Sozialverhaltens	4
13. Das Mädchen, das immer fortläuft	Jeanette	15	M	F94.1 Reakt. Bindungsstörung F64.2 Geschl.identidät	1
14. Angst als letztes Bollwerk gegen Drogen	Gabi	17	M	F19.04 Sucht F32.1 Depression	8
15. Einmal Türkei hin und zurück	Jasmin	15	M	F43.0 Belastungsstörung	10
16. «Wenn ich tot bin, kann ich nicht mehr hungern...»	Angelika	17	M	F50.0 Anorexie	4
17. AIDS ist überall	Richard	11	J	F42.2 Zwang	3
18. Ich mag dich, ich mag dich nicht	Anna	6	M	F94.2 Bindungsstörung m. Enth. F98.0 Enuresis F98.1 Enkopresis	8
19. Hans im Unglück	Hans	11	J	F43.21 Depression	4

Vornamen, Alter und Geschlecht der dargestellten Fälle (Fortsetzung)

Titel der Geschichte	Vorname	Alter in Jahren li: <14; re:> 14	Sex: Mäd. Jun.	Diagnose (Achse 1) (ICD-10 Nummer und Kurzbezeichnung)	Anzahl positiver Kodierungen auf der Achse V
20. Der Junge, den keiner mehr riechen konnte	Heinz	11	J	F90.1 Hyperkinet. Stör. u. Soz.ver F98.1 Enkopresis	4
21. Der Jüngste, der beschloss, der Dünnste zu werden	Gerd	14	J	F50.0 Anorexia	3
22. Das Schweigen der Anklage	Melanie	13	M	F60.7 Abhäng. Persönl.stö.	7
23. Mit der Straßenbahn in das Land der Abenteuer	Benjamin	8	J	F90.0 Hyperkinetische Stör.	5
24. Der Baum, der nicht wachsen darf – oder: Der Vater verschimmelt	Bert	10	J	F93.0 Trennungsangst	5
25. Lisa, der Rowdy	Lisa	10	M	F93.0 Trennungsangst F64.2 Geschl.idendität	2
26. Kein «Münchhausen by proxy»?	Dieter	7	J	F90.1 Hyperkinet. Stö.u. Sozverh. F95.1 Tics F98.0 Enuresis	5
27. Zu viel ist zu wenig	Leo	6	J	F94.2 Bindungsstör Enth F90.1 Hyperk. Stö.u. Sozverh. F98.0 Enuresis	5
28. Ein Königreich für ein Pferd	Monica	13	M	F60.30 impulsive Persönlk.	5

Vornamen, Alter und Geschlecht der dargestellten Fälle (Fortsetzung)

Titel der Geschichte	Vorname	Alter in Jahren li:<14; re:>14	Sex: Mäd. Jun.	Diagnose (Achse 1) (ICD-10 Nummer und Kurzbezeichnung)	Anzahl positiver Kodierungen auf der Achse V
29. Scheiden tut weh	Kurt	11	J	F84.0 Autismus	3
30. Ich kann meine tote Mutter nicht mehr sehen	Bruno	16	J	F20.2 Hebephrenie	3

Insgesamt werden 19 Jungen und 11 Mädchen beschrieben: unter den Kindern (jünger als 14 Jahre alt) sind es 15 Jungen und 6 Mädchen; unter den Jugendlichen ist das Geschlechterverhältnis nahezu ausgeglichen (4 Jungen bzw. 5 Mädchen).

Die einzelnen Kategorien der Achse V pro Falldarstellung

Übersicht der abnormen, psychosozialen Kodierungen mit «2» pro Fall und pro Kategorie

Fallnummer / Name	1.0 Mangel an Wärme in der Eltern-Kind-Beziehung	1.1 Disharmonie in der Familie (innerhalb der Erwachsenen)	1.2 Feindl. Ablehnung o. Sündenbockzuweisung gegenüber d. Kind	1.3 Körperliche Kindesmisshandlung	1.4 Sexueller Missbrauch (innerhalb der Familie)	2.0 Psychische Störung / abweichendes Verhalten eines Elternteils	2.1 Behinderung eines Elternteils	2.2 Behinderung oder verzerrte intrafamiliäre Kommunikation	3. Inadäquate oder verzerrte intrafamiliäre Kommunikation	4.0 Elterliche Überfürsorge	4.1 Unzureichende elterliche Aufsicht und Steuerung	4.2 Unzureichende Anforderungen	4.3 Erziehung, die eine unzureichende Erfahrung vermittelt	5.0 Unangemessene Anforderungen und Nötigung durch die Eltern	5.1 Abweichende Elterninstitution	5.2 Isolierte Familie	Anz. v. Kodierungen «2» pro Fall
1 Alex	2	2				2								2			4
2 Anja	2	2	1	1		2								2			8
3 Florian	2	2				2								2			5
4 Anton	2	2	2							2			2	2			7
5 Andreas	2									2			2	2			1
6 Ulli							1										
7 Andrea	2									2		2		2			4
8 Charlotte	1											0		2			1
9 Max	2		1								2			2			3
10 Matthias	1	2				2				2					0		3
11 Alexander		2				2			2	1					2		4
12 Kemal	2	2	2							2							4
13 Jeanette																	1
14 Gabi	2	2				2	2		2	2			2	2			8
15 Jasmin	2	0				2			2	2			2	2			10
16 Angelika	2	2				2			2			2					4
17 Richard	2		2			2	2		2	2							3
18 Anna	2	1								2				2			6
19 Hans	2	2												0			3
20 Heinz	2	1	2			2											3
21 Gerd	2									2							3
22 Melanie	2	2			0						1	1		2			6
23 Benjamin		2	1							1	2						3
24 Bert	2	2				2				2	2						4
25 Lisa	0					0											2
26 Dieter	2		2			2						1		0			3
27 Leo	2											0		2			5
28 Monica						2				1				2			4
29 Kurt																	3
30 Bruno	2													2	1		3
n = Anz. v. Kodierungen «2» pro Kategorie	13	14	5	3	0	15	3	2	7	4	8	5	1	14	1		

Übersicht der abnormen, psychosozialen Kodierungen mit «2» pro Fall und pro Kategorie (Fortsetzung)

Fallnummer / Name	5.3 Lebensbedingungen	6.0 Verlust einer Liebes-, oder engen Beziehung	6.1 Bedrohliche psychosozialer Gefährdung	6.2 Neg. verändertes Lebensgefühl infolge von Fremdunterbringung	6.3 Ereignisse, die zur Herabsetzung der Selbstachtung führen	6.4 Sexueller Missbrauch (auch innerhalb der Familie)	6.5 Unmittelbare beängstigende Erlebnisse	7.0 Verfolgung oder Diskriminierung	7.1 Migration oder neue Familienmilieu	8.0 Abnorme Streitbeziehungen	8.1 Sündenbockzuweisung durch Lehrer / Ausbilder	8.2 Allgemeine Verpflanzung	9.0 Institutionelle Unruhe in der Schule	9.1 Bedrohliche Erziehung	9.2 Abh. Ereign., die zur Herabsetzung d. Selbstachtung führen «2» pro Fall	n = Anz. v. Kodierungen «2» pro Fall
1 Alex																4
2 Anja	2														1	8
3 Florian															2	5
4 Anton				2												4
5 Andreas							2									7
6 Ulli																1
7 Andrea							2		2							4
8 Charlotte						1										1
9 Max																4
10 Matthias															2	3
11 Alexander	2														2	3
12 Kemal																4
13 Jeanette																4
14 Gabi																1
15 Jasmin	2			2			2								2	8
16 Angelika	2						2									4
17 Richard																3
18 Anna	1													2		6
19 Hans																3
20 Heinz			1												2	3
21 Gerd																3
22 Melanie	2											2				6
23 Benjamin																3
24 Bert																4
25 Lisa															2	2
26 Dieter	2															3
27 Leo					2				1							5
28 Monica												2	2		2	4
29 Kurt												2	2			3
30 Bruno	2													1		3
n = Anz. v. Kodierungen «2» pro Kategorie	2	5	1	3	1	1	1	0	1			1	1	2	4	

Anhang 2

Kurzglossar: Assoziierte aktuelle abnorme psychosoziale Umstände

Kodierungsvorlage für die Achse Fünf

Bitte markieren Sie jede Kategorie mit einer zutreffenden Zahl und die entsprechenden Subkategorien auf dem beiliegenden Kodierblatt:

2 = trifft sicher zu; 1 = zutreffend, aber mit nicht ausreichendem Schweregrad; 0 = nicht zutreffend, normal; 8 = logisch nicht möglich; 9 = unbekannt, mangelnde Information
(Betrifft Zeitraum der letzten 6 Monate und das Kind muss direkt und durchgehend betroffen sein)

Markieren Sie bitte für jede positiv kodierte Kategorie die ihr zugrundeliegende Information auf dem beiliegenden Kodierblatt (z. B. wenn Kategorie 1.2 mit «2» oder «1» zutrifft, dann mindestens eine Information aus a–f). Auf Ausnahmen, z. B. bei notwendigen Mehrfachkodierungen, wird unter der betreffenden Kategorie gesondert hingewiesen. Falls Sie keine passende Information vorfinden oder bei irgendeiner anderen Unstimmigkeit, vermerken Sie dies bitte auf den Untersuchungsbögen.

1. Abnorme intrafamiliäre Beziehungen

1.0 Mangel an Wärme in der Eltern-Kind-Beziehung durch ein oder beide Elternteile .... 2 – 1 – 0 – 8 – 9

(Mehrere Punkte müssen zutreffen)

    a Elternteil abweisend, uneinfühlsam
    b Mangel an Interesse am Kind
    c Kein Mitgefühl für Schwierigkeiten des Kindes

d Selten Lob und Ermutigung
e Gereizte Reaktion auf Ängste des Kindes
f Kaum körperliche Nähe bei Nöten des Kindes

1.1 Disharmonie in der Familie zwischen Erwachsenen oder Geschwistern über 16 ...... 2 – 1 – 0 – 8 – 9

a Auseinandersetzungen enden mit gravierendem Kontrollverlust (generalisierend / persistierend)
b Persistierende Atmosphäre gravierender Gewalttätigkeit
c Verlassen des Hauses in Wut oder Aussperrung des anderen

Generalisierung ablehnender oder kritischer Gefühle:

d Beleidigung der Familie, Freunde, Herkunft
e Irrelevantes, vergangenes Geschehnis zur Herabsetzung verwendet
f Getrenntes Schlafen nach Streit
g Längeres Schweigen nach Streit
h Auswärts Übernachten nach Streit

Persistierende Spannung:

i Häufig negative Bemerkungen/gespannte Atmosphäre
j Stark negative Reaktion auch auf neutrale Bemerkungen des anderen
k Schwach negative Interaktion artet in längere Feindseligkeit aus

Mehrere Streitpunkte müssen in generalisierter oder / und persistierender Form zutreffen; isolierte Streitsituationen alleine sollten besser unter «6» kodiert werden.

1.2 Feindliche Ablehnung oder Sündenbockzuweisung gegenüber dem Kind durch eines oder beide Elternteile .... 2 – 1 – 0 – 8 – 9

(Das negative Verhalten ist ganz persönlich gegen das Kind gerichtet, persistierend und nicht nur auf wenige Verhaltensweisen beschränkt)

a Automatisches Verantwortlichmachen des Kindes für Probleme zu Hause
b Generelle Tendenz dem Kind negative Merkmale zuzuschreiben
c Allgemeine Beschuldigung mit Erwartung von Missetaten
d Herumhacken auf, Streit mit dem Kind bei Gereiztheit des Erwachsenen

e Im Vergleich zu anderen Haushaltsmitgliedern übermäßige Belastung, wenig Aufmerksamkeit dem Kind gegenüber
   f Schwere psychische Strafen (z. B. Einsperren im Keller)

1.3 Körperliche Kindesmisshandlung . . . . 2 – 1 – 0 – 8 – 9

   a mit Verletzungen
   b Schläge mit harten / scharfen Gegenständen
   c Bestrafung mit schwerwiegendem Kontrollverlust
   d Gewalt mit körperlichem Trauma (z. B. Verbrennung, Fesselung)

**1.4 Sexueller Missbrauch
   (innerhalb der engeren Familie)** . . . . 2 – 1 – 0 – 8 – 9

(Ausgenommen ist zufällige Entblößung, Manipulation in soziokulturell akzeptablen Situationen)

   a Irgendein Genitalkontakt zwischen Erwachsenem und Kind
   b Manipulationen an Brust oder Genitalien des Kindes durch Erwachsenen
   c Nötigen des Kindes, Genitalien (Brüste) des Erwachsenen zu berühren
   d Absichtliches Entblößen der Genitalien vor dem Kind
   e Versuch, Genitalien des Kindes zu entblößen
   f Physischer Kontakt / Entblößung zwischen Erwachsenem und Kind mit sexueller Erregung

1.8 Andere . . . . 2 – 1 – 0 – 8 – 9

2. Psychische Störung, abweichendes Verhalten oder Behinderung in der Familie Behinderung / abweichendes Verhalten eines Familienmitgliedes und potentielles Risiko für das Kind

**2.0 Psychische Störung / abweichendes Verhalten
   eines Elternteils** . . . . 2 – 1 – 0 – 8 – 9

(Psychische Störung mit deutlicher sozialer Behinderung eines Elternteils und Beeinträchtigung der Lebensweise des Kindes. Muss deutlich auf das Kind eingewirkt haben, aktueller Kontakt nicht *nötig)*

Infolge von psychischer Störung, abweichendem Verhalten des Erwachsenen:

a Soziale Einschränkung des Kindes
b Abnorme, inadäquate Erfüllung der Elternrolle / Erziehung
c Durch deutliche soziale Stigmata veränderte Lebensumstände als direkter Hinweis auf soziales Unvermögen

2.1 Behinderung eines Elternteils .... 2 – 1 – 0 – 8 – 9

A *Geistige Behinderung*
B *Ernste sensorische Ausfälle*
C *Schwere Epilepsie*
D *Chronische körperliche oder somatopsychische Störungen*
E *Lebensbedrohliche Erkrankung*

Infolge einer Behinderung aus A–E:

a Offensichtliche soziale Stigmatisierung des Kindes
b Unzulängliche Versorgung / Aufsicht des Kindes
c Eingeschränktes elterliches Einfühlungsvermögen für Probleme/Spiele des Kindes
d Familiärer Streit, Spannung
e Nicht gesellschaftsfähiges, peinliches Verhalten
f Einschränkung im sozialen Leben des Kindes
g Überforderung des Kindes

2.2 Behinderung / abweichendes Verhalten der Geschwister .... 2 – 1 – 0 – 8 – 9

a Einschränkung im sozialen Leben des Kindes
b Persönlicher Besitz des Kindes durch Geschwister bedroht
c Eingehen der Eltern auf das Kind wegen Behinderung eines anderen gehemmt, verzerrt
d Schwierigkeiten durch Verhalten des behinderten Geschwisters in der Öffentlichkeit
e Hänseln durch andere Kinder wegen Behinderung des Geschwisters
f Physische Störung durch Behinderung des Geschwisters
g Überforderung durch altersinadäquate Verantwortung für behindertes Geschwister

2.8 Andere .... 2 – 1 – 0 – 8 – 9

3. Inadäquate oder verzerrte intrafamiliäre Kommunikation

Intrafamiliäre Kommunikation deutlich außerhalb normaler Grenzen, gestörte Kommunikationsmuster persistieren und führen zu Fehlanpassungen in Verbindung mit:

  a widersprüchlichen Botschaften (Inhalt, Gefühl, Ton, Mimik)
  b zu niemand Bestimmtem sprechen, Nichteingehen auf Mitteilungen von anderen
  c fruchtlosen Auseinandersetzungen ohne Lösung oder Übereinstimmung
  d unangebrachtem Zurückhalten familiärer Schlüsselinformationen
  e Regelmäßigem Verleugnen familiärer Schwierigkeiten oder Weigerung zur Auseinandersetzung

4. Abnorme Erziehungsbedingungen

4.0 Elterliche Überfürsorge durch ein oder beide Elternteile .... 2 – 1 – 0 – 8 – 9

(Mehrere Punkte aus A und B müssen zutreffen)

A *Unterdrückung, Verhinderung unabhängigen Verhaltens:*

  a Starke Einschränkung der Freizeitbeschäftigungen
  b Unangemessene Kontrolle über Freundschaften
  c Entmutigung, auswärts zu übernachten
  d Förderung altersinadäquater Beschäftigung mit dem Kind
  e Altersinadäquate Auswahl von Kleidung / Beschäftigungen
  f Verbot unabhängiger Entscheidungen des Kindes
  g Abnahme altersadäquater Verantwortung des Kindes
  h Verhinderung von Freizeitaktivitäten außerhalb direkter Kontrolle und Aufsicht

B *Infantilisierung:*

  a Altersinadäquates Kleiden und Waschen des Kindes
  b Regelmäßiges Schlafengehen mit dem Kind
  c Altersinadäquates Begleiten zur Schule / anderen Orten
  d Ungewöhnlich häufiges, unangemessenes Überprüfen der Freizeitaktivitäten

e Ungewöhnliches, häufiges Überprüfen durch Kontakte zum Lehrer
f Unangemessene Vorstellung beim Arzt / Bettruhe bei kleineren körperlichen Beschwerden
g Das Kind wird davon abgehalten, sich mit altersentsprechenden Herausforderungen auseinander zu setzen
h Unangemessene Anwesenheit der Eltern im Krankenhaus, bei Untersuchung des Kindes
i Unangemessenes Abhalten des Kindes von der Teilnahme an gewöhnlichen sportlichen Aktivitäten

(Ausschluss: elterliche Ängste ohne Infantilisierung und Unterdrückung / Überfürsorge nur auf bestimmte Aktivitäten bezogen oder bei adäquaten Krisensituationen)

4.1 Unzureichende elterliche Aufsicht und Steuerung durch ein oder beide Elternteile . . . . 2 – 1 – 0 – 8 – 9

A *Eltern wissen normalerweise vom Kind nicht:*

   a Wo es sich außer Haus aufhält
   b Welche Freunde es hat
   c Wann es abends/nachts heimkommt
   d Altersinadäquates Verweilen ohne Aufsicht außer Haus
   e Altersinadäquates Verweilen zu Hause ohne Aufsicht

B *Unwirksame elterliche Steuerung:*

   a Mangel an erkennbaren Alltagsregeln
   b Anerkennung / Ermutigung durch Eltern nach Stimmung und Laune
   c Ungenaue und nicht konkrete erzieherische Maßnahmen
   d Widersprüchliche, uneinige Erziehung (elterliche Reaktionen unvorhersehbar)
   e Inkonsequente erzieherische Maßnahmen

C *Mangel an Einflussnahme auf das Kind:*

   a Kein Eingreifen der Eltern bei bekannten gefährdenden Kontakten des Kindes
   b Keine elterliche Intervention bei bekannten Verhaltensschwierigkeiten des Kindes
   c Keine elterliche Reaktion bei bekannten physischen Gefährdungen des Kindes

(Positive Kodierung, wenn bei einem oder beiden Elternteilen mehrere Punkte in den Gruppen von A–C zutreffen oder ein besonders gravierendes Beispiel in einer Gruppe)

4.2 Erziehung, die eine unzureichende Erfahrung vermittelt, durch beide Elternteile .... 2 – 1 – 0 – 8 – 9

A *Mangel an Konversation*

    a Mangel an Unterhaltung mit Familienmitgliedern
    b Eltern sprechen mit dem Kind nicht über dessen Interessen
    c Eltern lesen dem Kind selten vor / hören selten zu
    d Kaum Unterhaltung bei Mahlzeiten
    e Selten Spielen / Balgen
    f Ignorieren von Anregungen, die vom Kind ausgehen

B *Mangel an Aktivität außerhalb der Wohnung*

    a Mangel an Spaziergängen, kulturellen Unternehmungen, Fahrten
    b Mangel an Aktivitäten wie Sport, Hobbys
    c Kaum altersentsprechende Möglichkeiten (Einkäufe, Reisen)

C *Beschränkungen, sich aktiv mit der Umwelt zu beschäftigen*

    a Verbot von Spielen außerhalb der Wohnung
    b Aufenthalt in Räumen ohne Spiel oder Unterhaltung
    c Kleines Kind wird lange sich selbst überlassen
    d Unangemessen frühes Zubettgehen

D *Mangel an zur Verfügung stehendem Spielzeug*

    a Keine altersentsprechenden Spielmaterialien
    b Verhinderung der Benützung altersentsprechenden Spielmaterials

(Kategorie nur kodieren, wenn Mangel an Interaktion gegenüber beiden Elternteilen besteht und gewöhnlich mehrere Beispiele aus wenigstens zwei Beispielsgruppen (A–D) zutreffen oder ein gravierendes Beispiel in einer Gruppe)

4.3 Unangemessene Forderungen und Nötigungen durch ein oder beide Elternteile .... 2 – 1 – 0 – 8 – 9

A *Dem Geschlecht des Kindes nicht entsprechende Forderungen*

    a Bedrängen, sich entsprechend dem anderen Geschlecht zu verhalten
    b Bedrängen, sich in extremer Weise dem eigenen Geschlecht entsprechend zu verhalten
    c Andauerndes Bedrängen, sich homosexuell zu verhalten, bei heterosexuellen Intentionen oder umgekehrt

B *Nicht altersentsprechende Nötigungen*

    a Bedrängen, sich wesentlich nicht altersentsprechend zu kleiden oder zu verhalten
    b Dauerndes Anhalten zur Übernahme altersinadäquater Verantwortung
    c Unangemessenes Besprechen persönlicher Probleme der Eltern in Anwesenheit des Kindes

C *Der Persönlichkeit nicht entsprechende Nötigungen*

    a Dauerndes Drängen durch die Eltern, bestimmte Aktivitäten wahrzunehmen entgegen den Bedürfnissen des Kindes
    b Andauerndes Verplanen und Beschäftigen des Kindes

A, B oder C nur kodieren, wenn Kind exklusiv eingeschränkt wird und/oder wenn es nicht einverstanden ist.

4.8 Andere .... 2 – 1 – 0 – 8 – 9

5. Abnorme unmittelbare Umgebung

5.0 Erziehung in einer Institution .... 2 – 1 – 0 – 8 – 9

    a Erziehung in Gruppenpflege, Institution (außer Internat), Krankenhaus (ohne Eltern) und lückenlose Betreuung während der ganzen Werkwoche und Betreuung während des ganzen Jahres, Schulferien nur zum Teil zu Hause und Betreuung seit mindestens 3 Monaten

5.1 Abweichende Elternsituation .... 2 – 1 – 0 – 8 – 9

Durch mindestens 3 Monate Erziehung durch:

a Nichtverwandte Pflegefamilie
b Andere Verwandte (Großeltern, Tanten, ältere Geschwister)
c Alleinstehenden Elternteil (mit oder ohne Verwandte)
d Nicht-biologische Eltern (beide)
e Biologischen Elternteil mit nicht biologisch verwandtem Partner (dauerhafte Beziehung)
f Adoptiveltern
g Wohngemeinschaft (ohne abgegrenzte Erziehungsrolle der Eltern)
h Mutter nach künstlicher Befruchtung
i Homosexuelles Paar
j Eltern, ein Elternteil aktiv homosexuell
k Ein Paar mit instabiler Beziehung (wiederholte Trennung oder häufiger Partnerwechsel)
l Andere vergleichbare Situation

5.2 Isolierte Familie .... 2 – 1 – 0 – 8 – 9

A Mangel an befriedigenden Sozialkontakten nach außen

  a Kaum Teilnahme an sozialen Gruppenaktivitäten und
  b Kaum Teilnahme an Ausflügen mit Nichtverwandten und
  c Kaum informelle, positive, soziale Interaktion mit anderen

B Mangel an Besuchern

  a Seltene Einladungen zu sich nach Hause und
  b uneingeladene Gäste werden selten zum Bleiben ermutigt und
  c kaum «Schau einfach mal vorbei»-Beziehungen

C Mangel an persönlichen Freundschaften

  a Mangel an vertrauensvollen Beziehungen außerhalb der Kernfamilie und
  b Mangel an regelmäßiger Teilnahme an Aktivitäten mit Personen außerhalb der Kernfamilie

D Übergreifen sozialer Isolation auf das Kind
  a Verbot für das Kind, jemanden einzuladen
  b Verbote, andere zu besuchen

(Nur positiv zu kodieren, wenn A–D durchgehend zutrifft)

5.3 Lebensbedingungen mit möglicher psychosozialer Gefährdung .... 2 – 1 – 0 – 8 – 9

A Mögliche schädliche Auswirkungen auf familiäre Interaktionen
  a Kein abgetrennter Schlafraum für gegengeschlechtliche nachpubertäre Kinder
  b Ältere Kinder übernachten im elterlichen Schlafzimmer
  c Behelfsmäßiges Wohnen mit Gefahr der Auflösung der Familie

B Mögliche schädliche Auswirkungen außerhalb der Familie
  a Behelfsmäßiges Wohnen zusammen mit anderen Familien
  b Behelfsmäßiges Wohnen mit öffentlicher Stigmatisierung der Familie
  c Mangel an Einkommen mit persönlicher Beschämung
  d Mangel an Einkommen mit dadurch bedingtem Mangel an Aktivitäten

5.8 Andere .... 2 – 1 – 0 – 8 – 9

6. Akute, belastende Lebensereignisse

6.0 Verlust einer liebevollen Beziehung .... 2 – 1 – 0 – 8 – 9

  a Tod einer Person mit Elternrolle
  b Trennung vom Elternteil durch Scheidung und ähnlichem
  c Trennung vom Elternteil durch Krankheit, Arbeitsaufnahme
  d Tod eines Geschwisters
  e Ungewöhnlicher, anderer Verlust eines Geschwisters
  f Tod eines besonders guten Freundes
  g Tod / Verlust eines geliebten Erwachsenen
  h Tod eines geliebten, emotional bedeutsamen Haustieres
  i Heftige Zurückweisung durch jemanden, zu dem eine enge Beziehung bestand

j Fehlgeburt bei erwünschter Schwangerschaft
k Totgeburt oder Tod eines Kindes des / der Jugendlichen

6.1 Bedrohliche Umstände infolge von Fremdunterbringung . . . . 2 – 1 – 0 – 8 – 9

Trennung von Zuhause nicht wegen Symptomatik des Kindes

a Aufnahme in eine Pflegestelle oder ein Kinderheim
b Zweite Krankenhausaufnahme (eine davor im Vorschulalter; jetzige Aufnahme nicht mit eingerechnet)

6.2 Negativ veränderte familiäre Beziehung durch neue Familienmitglieder . . . . 2 – 1 – 0 – 8 – 9

a Deutliche Abnahme der Eltern-Kind-Interaktion
b Einschränkung der Verfügbarkeit des Elternteils
c Größere Veränderung der familiären Kommunikation für die Kindererziehung
d Annahme einer Elternrolle ohne bereits stabilisierter Beziehung zum Kind
e Beeinträchtigung der Nähe zu den Eltern durch neue Stiefgeschwister

6.3 Ereignisse, die zur Herabsetzung der Selbstachtung führen . . . . 2 – 1 – 0 – 8 – 9

A *Versagen*

a mit starker Auswirkung auf das Selbstbild oder andere Funktionsebenen
b bei starkem Engagement
c mit Widerspiegeln mangelnder Kompetenz

B *Enthüllung mit Beschämung / öffentlicher Demütigung bei*

a Illegitimität
b Homosexualität eines Elternteils
c ernsthafter Kriminalität eines Elternteils
d Schwierigkeiten, den Unterhalt zu bestreiten
e Beschämenden Umständen einer Schwangerschaft des Jugendlichen

6.4 Sexueller Mißbrauch (außerhalb der Familie) ...... 2 – 1 – 0 – 8 – 9

A Mißbrauchende Person wesentlich älter als das Kind
B Sexuelle Handlung durch Ausnutzung der Autoritätsstellung
C Handlungen gegen den Willen des Kindes
Zusätzlich bei A – C zur Kodierung erforderlich

    a (versuchte) Berührung von Brust und Genitalien des Kindes
    b (versuchte) Berührung der Genitalien des Erwachsenen
    c Zur Schau stellen der Genitalien des Erwachsenen
    d Versuch, das Kind in unangemessener Situation auszuziehen
    e Zumindest deutlicher Versuch einer Verführung unter psychisch bedrohlichen Umständen

6.5 Unmittelbar beängstigende Erlebnisse .... 2 – 1 – 0 – 8 – 9

    a Mit unsicherem Ausgang für das Leben (z. B. Entführung)
    b Naturkatastrophen mit Lebensgefahr
    c Verletzung mit Gefährdung und / oder Herabsetzung des Selbstbildes
    d Verletzung in Verbindung mit lang anhaltenden Schmerzzuständen
    e Direkte Anwesenheit bei schwerem Unfall
    f Bedrohung des Eigentums mit gleichzeitiger persönlicher Bedrohung
    g Zwischenfall mit nachhaltiger sozialer Auswirkung

6.8 Andere .... 2 – 1 – 0 – 8 – 9

7. Gesellschaftliche Belastungsfaktoren

7.0 Verfolgung oder Diskriminierung .... 2 – 1 – 0 – 8 – 9

    a Schläge oder physische Erniedrigung
    b Ausschluss von begehrten Aktivitäten
    c Zwang zum Deklarieren durch Kleidung, Aufenthalt mit Ausschlußcharakter
    d Jedwede öffentliche Stigmatisierung oder Demütigung

(Kind muss direkt betroffen sein, langfristige Bedrohung und Diskriminierung wegen bestimmter Gruppenzugehörigkeit)

7.1 Migration oder soziale Verpflanzung .... 2 – 1 – 0 – 8 – 9

   a Zum Umzug ohne Familie gezwungen
   b Umzug mit Familie und gleichzeitigem Verlust der persönlichen Sicherheit
   c Umzug in völlig andere Kultur mit neuer Sprache ohne Erhalt der alten Subkultur
   d Umzug mit wesentlicher Verschlechterung der sozialen Umstände

(Demütigendes Erzwingen eines Ortswechsels / einschneidender Abbruch persönlicher Beziehungen)

7.8 Andere .... 2 – 1 – 0 – 8 – 9

8. Chronische, zwischenmenschliche Belastung im Zusammenhang mit Schule oder Arbeit

8.0 Abnorme Streitbeziehungen mit Schülern / Mitarbeitern .... 2 – 1 – 0 – 8 – 9

   a Wiederholtes Gequältwerden
   b Wiederholtes Bedrohtwerden
   c Zwang zur Teilnahme an Handlungen wider Willen
   d Erpresst werden
   e Aktive Ablehnung oder Isolierung
   f Wiederholt demütigende Erlebnisse

8.1 Sündenbockzuweisung durch Lehrer / Ausbilder .. 2 – 1 – 0 – 8 – 9

   a Grundlose Tendenz, das Kind für Probleme in der Schule verantwortlich zu machen
   b Wiederholte Kritik mit Abwertung des Kindes oder Erwartung von Fehlhandlungen
   c Allgemeine Tendenz des Zuschreibens negativer Eigenschaften
   d Herumhacken auf dem Kind bei schlechter Laune des Erwachsenen
   e Unfaire Behandlung im Vergleich mit anderen in der Schule / Arbeitssituation oder Mangel bei der Wahrnehmung kindlicher Bedürfnisse

(Handlungen müssen spezifisch auf das Kind als Person bezogen werden, durchgängig und eindeutig sein)

8.2 Allgemeine Unruhe in der Schule bzw. Arbeitssituation .... 2 – 1 – 0 – 8 – 9

a Wiederholtes, durchgehend störendes Verhalten
b Ausgeprägter Mangel an Disziplin
c Häufig Streitigkeiten zwischen Lehrern

(Stress rührt nicht von schulischen Schwierigkeiten des Kindes, sondern aus der Umgebung der Schule her)

8.8 Andere .... 2 – 1 – 0 – 8 – 9

9. Belastende Lebensereignisse oder Situationen infolge von Verhaltensstörungen oder Behinderungen des Kindes

9.0 Institutionelle Erziehung .... 2 – 1 – 0 – 8 – 9

(Analog 5.0)

a Erziehung in Gruppenpflege, Institution (außer Internat), Krankenhaus (ohne Eltern) und Betreuung während der ganzen Werkwoche und Betreuung während des ganzen Jahres, Schulferien nur zum Teil zu Hause und Betreuung seit mindestens 3 Monaten

9.1 Bedrohliche Umstände infolge von Fremdunterbringung .... 2 – 1 – 0 – 8 – 9

(Analog 6.1)

a Aufnahme in einer Pflegestelle
b Zweite Krankenhaus- oder Heimaufnahme (eine davon im Vorschulalter; jetzige Aufnahme nicht mitgerechnet)

9.2 Abhängige Ereignisse, die zur Herabsetzung der Selbstachtung führen .... 2 – 1 – 0 – 8 – 9

(Analog 6.3)

a Für Funktionen mit starker Auswirkung auf das Selbstbild

b Bei starkem Engagement
  c Bei Widerspiegeln mangelnder Kompetenz

9.8 Andere .... **2 – 1 – 0 – 8 – 9**

(Alle analogen Kodierungen nur bei Abhängigkeit der Ereignisse von der Verhaltensstörung des Kindes)

Weltgesundheitsorganisation

Taschenführer zur ICD-10 Klassifikation psychischer Störungen

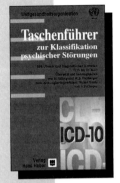

Mit Glossar und Diagnostischen Kriterien ICD-10: DCR-10

1999. 439 Seiten (mit Faltblatt), Kt DM 49.80 / Fr. 44.80 / öS 364.– (ISBN 3-456-82871-3)

Der «Taschenführer» verbindet die pragmatische Darstellung der Diagnosen in den ICD-10 Forschungskriterien und den in der klinischen Praxis manchmal schwer handhabbaren diagnostischen Leitlinien. Er enthält zudem diagnostische Kurzübersichten und Referenzhinweise zu anderen Diagnosesystemen.

Harald J. Freyberger / Horst Dilling (Hrsg.)

Fallbuch Psychiatrie

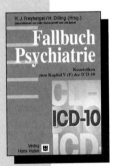

Kasuistiken zum Kapitel V (F) der ICD-10

1993. 365 Seiten, 65 Tab., Kt
DM 59.– / Fr. 57.– / öS 431.– (ISBN 3-456-82355-X)

Die Einführung des Kapitels V (F) der ICD-10, die in den nächsten Jahren die bisher gebräuchliche ICD-9 ablösen wird, ist mit einer Reihe von gravierenden Veränderungen der psychiatrischen Diagnostik verbunden. In diesem Band haben Experten aus der Psychiatrie, Kinder- und Jugendpsychiatrie und psychosomatischen Medizin interessante wie spannende Kasuistiken zusammengestellt, anhand derer die neuen diagnostischen Prinzipien, Konzepte und Modelle illustriert werden.

Verlag Hans Huber http://Verlag.HansHuber.com
Bern Göttingen Toronto Seattle

Gunther Klosinski

Stationäre Behandlung psychischer Störungen im Kindes- und Jugendalter

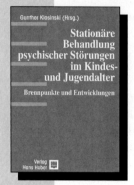

Brennpunkte und Entwicklungen

1997. 220 Seiten, 20 Abb., 14 Tab., Kt
DM 59.– / Fr. 51.– / öS 431.–
(ISBN 3-456-82851-9)

Stationäre Formen der Behandlung psychisch gestörter Kinder und Jugendlicher gibt es seit vielen Jahren. Hier geht es primär um die aktuellen Schwierigkeiten und Chancen dieser Behandlungsform, aber auch um ihre nicht ganz unproblematische Geschichte.

Helmut Remschmidt / Martin H. Schmidt (Hrsg.)

Multiaxiales Klassifikationsschema für psychische Störungen des Kindes- und Jugendalters nach ICD-10 der WHO

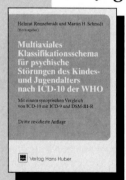

Mit einem synoptischen Vergleich von ICD-10 mit ICD-9 und DSM-III-R

3., revidierte Auflage. 1994. 187 Seiten, Kt Fr. 58.– / DM 59.– / öS 460.– (ISBN 3-456-82491-2)

Der multiaxiale Klassifikationsansatz hat sich in der Kinder- und Jugendpsychiatrie international durchgesetzt. Nun ist es möglich, auch das ICD-10-System in multiaxialer Form anzuwenden.

Verlag Hans Huber http://Verlag.HansHuber.com
Bern Göttingen Toronto Seattle

Wolfgang Schneider / Harald J. Freyberger

Was leistet die OPD?

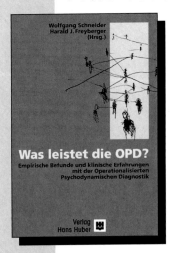

Empirische Befunde und klinische
Erfahrungen mit der Operationalisierten
Psychodynamischen Diagnostik

2000. 268 Seiten, 25 Abb., Kt 39 Tab.,
DM 59.– / Fr. 51– / öS 431.–
(ISBN 3-456-83224-9)

Im vorliegenden dritten Band zur Operationalisierten Psychodynamischen Diagnostik (OPD) werden sowohl konzeptionelle als auch empirische Beiträge vorgestellt. Empirisch werden Fragen der Reliabilität und Validität der OPD in unterschiedlichen klinischen Kontexten untersucht. Dazu gehören die stationäre psychotherapeutische Behandlung von Patienten mit Neurosen, Persönlichkeitsstörungen, psychosomatischen Erkrankungen, aber auch die Entwöhnungsbehandlung von Suchtpatienten. Weitere Arbeiten befassen sich mit der Anwendbarkeit und Qualität der OPD im ambulanten Feld, aber auch im psychosomatischen Konsil- und Liaisonbereich.

Verlag Hans Huber http://Verlag.HansHuber.com
Bern Göttingen Toronto Seattle

Arbeitskreis OPD (Hrsg.)

Operationalisierte Psychodynamische Diagnostik – OPD

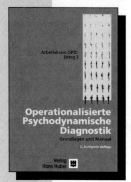

Grundlagen und Manual

2., korrigierte Auflage 1998. 264 Seiten, 3 Abb., 1 Tab., Kt DM 39.80 / Fr. 35.90 / öS 291.–
(ISBN 3-456-82997-3)

Ziel der OPD ist es, zwischen ausschließlich deskriptiven Systemen und psychodynamischer Diagnostik zu vermitteln. Die OPD basiert auf fünf Achsen. Die letzte stellt den eigentlichen Anschluß an die ICD-10 her.

Henning Schauenburg / Harald J. Freyberger / Manfred Cierpka / Peter Buchheim (Hrsg.)

OPD in der Praxis

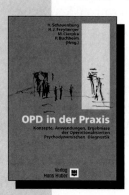

Konzepte, Anwendungen und Ergebnisse der Operationalisierten Psychodynamischen Diagnostik

1998. 184 Seiten, 16 Abb., 15 Tab., Kt DM 49.80 / Fr. 44.80 / öS 364.–
(ISBN 3-456-82993-0)

Der vorliegende Band führt die Diskussion um das Diagnosesystem, das 1996 veröffentlicht wurde, weiter. Es stellt Anwendungen, Verfeinerungen und erste Ergebnisse vor.

Verlag Hans Huber http://Verlag.HansHuber.com
Bern Göttingen Toronto Seattle